LA FINANCIACIÓN DEL GASTO SANITARIO DESDE LA PERSPECTIVA DE LA EXPERIENCIA COMPARADA

La financiación del gasto sanitario desde la perspectiva de la experiencia comparada

David Cantarero Prieto
Jesús Salvador Gómez Sala
Juan de Dios Jiménez Aguilera
Fernando Lera López
José Jesús Martín Martín
Carmen Molina Garrido
Roberto Montero Granados
Pedro Pascual Arzoz
Rosa M.ª Urbanos Garrido
Alfonso Utrilla de la Hoz
José Sánchez Campillo
José Sánchez Maldonado

Dirigido por:

Juan Manuel Cabasés Hita

Fundación BBVA

DATOS INTERNACIONALES DE CATALOGACIÓN

La financiación del gasto sanitario desde la perspectiva de la experiencia comparada / David Cantarero Prieto... [et al.] ; dirigido por Juan Manuel Cabasés Hita. — Bilbao : Fundación BBVA, 2006.
473 p. ; 24 cm
ISBN 84-96515-18-4
1. Gastos de sanidad 2. España I. Cantarero Prieto, David II. Cabasés Hita, Juan Manuel, dir. III. Fundación BBVA, ed.
614

La financiación del gasto sanitario desde la perspectiva de la experiencia comparada

EDITA:
© Fundación BBVA, 2006
Plaza de San Nicolás, 4. 48005 Bilbao

IMAGEN DE CUBIERTA: © Eduardo SANZ, 2006
Sin título, 2004
Archivo digital creado a partir de un *collage,*
tratado mediante aplicación Adobe Photoshop
Colección de Arte Gráfico Contemporáneo
Fundación BBVA - Calcografía Nacional

DISEÑO DE CUBIERTA: Roberto Turégano

ISBN: 84-96515-18-4
DEPÓSITO LEGAL: M-48876-2006

IMPRIME: Ibersaf Industrial, S.L.
Huertas, 47 bis. 28014 Madrid

Impreso en España - Printed in Spain

Los libros editados por la Fundación BBVA están elaborados con papel 100% reciclado, fabricado a partir de fibras celulósicas recuperadas (papel usado) y no de celulosa virgen, cumpliendo los estándares medioambientales exigidos por la actual legislación.

El proceso de producción de este papel se ha realizado conforme a las regulaciones y leyes medioambientales europeas y ha merecido los distintivos Nordic Swan y Ángel Azul.

Í N D I C E

SEGUNDA PARTE

La financiación territorial sanitaria. La experiencia internacional comparada

Introducción

Juan M. Cabasés Hita
Fernando Lera López
Pedro Pascual Arzoz
Universidad Pública de Navarra

ESTE trabajo constituye la memoria final del proyecto de investigación «Análisis y valoración del impacto del nuevo modelo de financiación autonómica en el subsistema sanitario», desarrollado por un equipo amplio de investigadores de las Universidades de Cantabria, Complutense, Granada, Málaga y Pública de Navarra durante los años 2003 y 2004.

En un marco descentralizado, el problema de la financiación sanitaria consiste en conciliar los objetivos de suficiencia, es decir, la adecuación de la capacidad financiera de cada región con las necesidades que debe atender, de equidad, definida en nuestra legislación como garantía universal de acceso a la atención sanitaria pública y corrección de las desigualdades sociales y geográficas, y de autonomía, o respeto a la libertad de elección de las comunidades autónomas sobre la asignación de recursos y la forma de gestionarlos. Todo ello sustentado en un soporte ético adecuado que, en nuestro país, aunque sin un debate explícito, bien podría ser el principio de igualdad de oportunidades para lograr similares niveles de bienestar.

Suficiencia, equidad y autonomía son los tres objetivos básicos del modelo de financiación territorial vigente desde 2002, que integra por primera vez en un solo sistema los subsistemas de servicios comunes, sanitarios y de servicios sociales. Sin duda, constituyó un paso muy importante en la configuración de un sistema de financiación estable para todas las funciones en manos de las comunidades autónomas. En primer lugar, estima la necesidad normativa, aplicando una fórmula que ajusta la población según necesidad relativa, a partir de la restricción inicial medida por la liquidación presupuestaria última. Segundo, garantiza una financiación suficiente mediante un mecanismo de corresponsabilidad fiscal que pone en manos de las comunidades autónomas los impuestos y capacidad normativa para una gestión autónoma de gastos e ingresos. Por último, contempla la equidad creando un fondo de cohesión y regulando las asignaciones de nivelación.

Estamos, pues, ante un nuevo modelo cuya arquitectura añade elementos para lograr una mayor eficiencia, puesto que amplía la autonomía de decisión de las comunidades autónomas, lo que añade valor en sí mismo, introduce decididamente la corresponsabilidad fiscal en la financiación sanitaria, traslada riesgos a las comunidades autónomas rompiendo la asimetría anterior de responsabilidad en el gasto pero no en los ingresos, ajusta la capacidad financiera con las necesidades de gasto, garantizando así en principio la suficiencia, e incorpora variables de necesidad relativa.

Del análisis del nuevo modelo, sin embargo, destaca la rapidez con la que se ha visto superado por la aparente insuficiencia financiera y la aparición de déficit, que ha obligado a reabrir el debate. El modelo plantea problemas en su diseño y en su aplicación. Las variables de necesidad escogidas (población general, población mayor de 65 años e insularidad) y sus ponderaciones (75, 24,5 y 0,5%, respectivamente), no responden a análisis previos de necesidad sanitaria sino, más bien, al intento de hacer mínimo el presupuesto adicional necesario para cerrar el modelo.

Pero, además, tampoco se aplicaron los criterios aprobados, que se vieron modificados por mecanismos de garantía de mínimos. Por ejemplo, la vinculación de los presupuestos sanitarios autonómicos a la evolución del PIB los tres primeros años del sistema fue de aplicación a 11 comunidades autónomas cuyos recursos regionales crecieron por debajo del PIB, con un coste global de 200 millones de euros. Igualmente, requirieron cantidades adicionales los acuerdos entre el Gobierno Central y las comunidades autónomas con ocasión de las transferencias de servicios a las 10 comunidades autónomas que las tenían pendientes.

El resultado es que, finalmente, las comunidades autónomas están financiando la sanidad de manera heterogénea, con un presupuesto inicial para 2004 de 955 euros per cápita, y un rango entre comunidades autónomas de entre 882 y 1.227 euros per cápita, sin que los criterios de ponderación de las variables de necesidad utilizados respondan a una base que los justifique.

El modelo tampoco previó la posibilidad de revisar la estimación de necesidades de la restricción inicial, definiendo un escenario continuista de la situación a finales de la década, hoy superado por la evolución de la población, que se ha visto incrementada en un 8% entre 1999 y 2004.

El Fondo de Cohesión Sanitaria, una reserva del sistema para ser gestionada directamente desde la Administración Central para el cumplimiento de ciertos fines relacionados con la mejora de la eficiencia o la equidad, no cumple su cometido por dedicarse a la compensación de pacientes de hospitalización desplazados. Por último, las asignaciones de nivelación, previstas en la Ley desde 1980 para garantizar a todos los ciudadanos el acceso a un nivel similar de servicios públicos fundamentales, educación y sanidad, son de aplicación cuando haya variaciones regionales en la población que excedan en un 3% a las que se produzcan en el conjunto del país, supuesto muy improbable.

Con la intención de paliar los problemas financieros más acuciantes y de sentar las bases para la revisión en 2007 del modelo vigente, el Consejo de Política Fiscal y Financiera, en su reunión celebrada el pasado día 13 de septiembre de 2005, ha aprobado las medidas de mejora de la financiación sanitaria consensuadas en la II Conferencia de Presidentes, y que supondrán una mejora de los recursos que reciben las comunidades autónomas con cargo a los Presupuestos Generales del Estado, de 1.677 millones de euros cada año, más otros 1.365 millones de euros que recibirán, con dos años de antelación, de la liquidación del Sistema de Financiación, ya a partir de 2005. Este aumento de recursos procedentes del Estado podría incrementarse hasta un 40% si las comunidades autónomas hiciesen uso de su capacidad normativa, que, de nuevo, se ve ampliada en los siguientes términos: posibilidad de duplicar la capacidad normativa de las comunidades autónomas en el impuesto sobre ventas minoristas de determinados hidrocarburos, de los 24 € por mil litros actuales hasta los 48 € por mil litros, y posibilidad de establecer un recargo de hasta dos puntos en el impuesto sobre la electricidad, cuyo tipo pasaría del 4,864 al 6,864%.

En el marco de la estabilidad presupuestaria establecido en nuestro país, ¿garantiza el modelo la suficiencia y la equidad en términos dinámicos? La suficiencia vendrá determinada por la evolución de las necesidades de gasto, vinculadas a la evolución demográfica y a la cantidad y la calidad de las prestaciones sanitarias, y por la evolución de los recursos financieros, vinculados a las fuentes tributarias propias de las comunidades autónomas, y a la evolución de los índices de consumo, relacionados con la evolución económica regional.

Comenzando por los recursos, las comunidades autónomas, según el principio de afectación, vienen obligadas a dotar a sanidad, como mínimo, la cantidad que resulte de la aplicación de los índices de necesidad e incrementarla cada año en una cuantía igual a la que se incrementen los Ingresos Tributarios del Estado (ITE nacional). El análisis de la evolución de la financiación total del sistema entre el año de referencia 1999 y 2002 muestra un incremento de las cantidades canalizadas a través del modelo de financiación de un 23%, algo superior al ITE nacional (21,29%) y algo menor al crecimiento del PIB (23,13%), que era la referencia de crecimiento del gasto sanitario en el modelo anterior. Según el nuevo modelo, la suficiencia financiera parece haber estado garantizada desde la perspectiva de los ingresos obtenidos durante el periodo considerado.

La evolución del gasto sanitario público en dicho periodo (24,42%), sin embargo, ha sido algo superior al crecimiento del PIB y, por tanto, la suficiencia no ha estado garantizada con los ingresos previstos. Los presupuestos sanitarios aprobados por las comunidades autónomas para los años siguientes confirman esta tendencia.

Las simulaciones realizadas por nuestro grupo de trabajo sobre los ingresos tributarios derivados del actual sistema de financiación para cada una de las comunidades autónomas para los próximos años hasta 2008, muestran un horizonte de estabilidad y suficiencia financiera, que puede verse solamente afectado por la tendencia al aumento del gasto sanitario. Más que un problema de financiación sanitaria, podría hablarse de un problema de tendencia incesante al alza del gasto sanitario.

Esta tendencia también se ha constatado en los países de la OCDE. Bajo el efecto conjunto de la aceleración del ritmo de crecimiento de los gastos sanitarios y del menor crecimiento de la actividad económica, el peso del gasto sanitario se ha intensificado, pasando del 7,8 al 8,5% del PIB, como media, entre 1997 y 2002. Una situación muy diferente a la del periodo 1992-1997, en el que el peso del gasto sanitario con relación al del PIB permaneció prácticamente estable. En España, en esa década, el gasto sanitario se ha ajustado a la pauta presupuestaria de la Administración en conjunto y no ha sido un componente de tensión del gasto público (se ha mantenido prácticamente inalterado a lo largo de la década en el 5,4% del PIB). La política salarial de moderación y la escasa participación del gasto en inversión han sido la clave del control del gasto.

Es importante conocer los factores de crecimiento actual del gasto sanitario regional distinguiendo los exógenos, principalmente los relacionados con la demografía, la salud y los precios de los productos farmacéuticos, de los endógenos, promovidos por decisiones de las comunidades autónomas, como la revisión de las líneas retributivas o la introducción de nuevas prestaciones. No hay que olvidar que el sistema de financiación opera como un acuerdo *ex ante* que no garantiza iguales resultados *ex post,* una vez adoptadas las decisiones descentralizadas de los agentes. Al riesgo financiero que asumen las comunidades autónomas por la corresponsabilidad fiscal se une también la incertidumbre en los resultados de la gestión. Con ser importante el problema de la financiación, éste parece ser secundario al del gasto sanitario. Lograr la eficiencia en la asignación de recursos sanitarios es quizá la tarea más importante a la que se enfrentan las comunidades autónomas.

Respecto a la equidad, la comparación interterritorial es probablemente insuficiente, debiendo también abordarse las desigualdades intraterritoriales en la salud y en el acceso a los servicios sanitarios. El análisis de la evolución de la esperanza de vida al nacer y la tasa de mortalidad infantil a nivel provincial entre 1975-2000, lejos de haber alcanzado una convergencia, muestra una mayor dispersión al final del periodo. Cuando se analizan áreas pequeñas en España, se observan claras desigualdades en la esperanza de vida y en el riesgo de mortalidad. A este respecto, existen ejemplos recientes de políticas de equidad que persiguen corregir desigualdades de salud evitables, como Reino Unido. También se observan diferencias provinciales en la utilización de los servicios sanitarios, más influidas por la oferta existente que por diferencias en el estado de salud. A este fin, existen también ejemplos de política de financiación condicionada a la satisfacción de objetivos específicos, como la desarrollada recientemente en Canadá. Una propuesta para España sería la creación de un Fondo de Igualdad del Sistema Nacional de Salud gestionado centralmente con participación de las comunidades autónomas, de financiación condicionada para mejorar la equidad y la cohesión del sistema.

Abordar estas cuestiones no es tarea exclusiva del sistema de financiación. Las reformas del marco institucional y las reformas en la gestión han de acompañar a los cambios en el sistema de financiación. En un entorno descentralizado, corresponde tanto a las comunidades autónomas como a la Administración Central del Estado garantizar la suficiencia y la equidad y lograr la cohesión del Sistema Nacional de Salud.

En síntesis, la revisión del sistema de financiación debería mantener sus líneas básicas e introducir mejoras en la estimación del gasto normativo de referencia mediante una más precisa estimación de la necesidad relativa. Esta no es una cuestión menor, y no existen referencias comparadas claras, tratándose de juicios de valor sobre las variables que mejor expresan la necesidad sanitaria. Nuestros modelos concluyen que la población no ajustada pudiera ser la variable de necesidad. En todo caso, las estimaciones deberían tomar como referencia el gasto real. Habría que introducir algunas transferencias condicionadas instrumentadas a través del Fondo de Cohesión Sanitaria y del Fondo de Igualdad del Sistema Nacional de Salud. Por último, habría que establecer, además, garantías de evolución dinámica del sistema. Estas ideas podrían desarrollarse para nutrir la propuesta de revisión completa del sistema de financiación de la sanidad prevista para el año 2007.

Estructura del trabajo

Las aportaciones que se presentan se agrupan en cinco secciones. Las dos primeras (capítulos 1 a 3) analizan el marco comparado internacional, que ofrece estimaciones de las tendencias recientes en la financiación del gasto sanitario, ejemplos de reformas en curso, modelos de estimación de variables de necesidad sanitaria y experiencias que pudieran ser relevantes para su aplicación en España. La tercera (capítulos 4 a 8) analiza y valora el modelo actual de financiación territorial sanitaria en España, vigente desde enero de 2002. La cuarta (capítulos 9 y 10) trata de dar respuesta a cómo podría haberse diseñado el modelo, a través del análisis de los métodos de estimación de necesidades sanitarias. Por último, la quinta (capítulos 11 a 14) recoge las reflexiones y las perspectivas de un futuro modelo, junto con las posibles mejoras a introducir al actual para lograr un sistema capaz de satisfacer los requisitos de suficiencia, autonomía y equidad.

1. Análisis y valoración del impacto del nuevo modelo de financiación autonómica en el subsistema sanitario

Juan M. Cabasés Hita
Fernando Lera López
Pedro Pascual Arzoz
Universidad Pública de Navarra

1.1. Introducción

Cualquier planteamiento financiero a largo plazo para la sanidad pública en España ha de tener en consideración la situación de partida del sistema sanitario y las perspectivas futuras de crecimiento.

A continuación se detallan algunas notas caracterizadoras de la evolución reciente del gasto sanitario en España en la última década. El gasto sanitario se ha ajustado a la pauta presupuestaria de la Administración en conjunto y no ha sido un componente de tensión del gasto público. La política salarial de moderación ha sido una pieza clave del control del gasto. Esa política a largo plazo puede generar problemas de descontento y desincentivación de la mano de obra, principal factor de la producción de servicios sanitarios. En general, el mantenimiento de una política de austeridad en el conjunto del gasto público en función de la ortodoxia presupuestaria durante un número prolongado de años pudiera estar pesando como una losa en el gasto sanitario. La inversión pierde participación en el gasto de manera progresiva y notable.

Estas características permiten prever una época de tensiones notables en el sistema que sugieren un abordaje integral de los problemas de personal y de obsolescencia física del equipo capital, atendiendo a su vez a las presiones de la demanda y a los factores que harán plantear la incorporación de nuevos recursos financieros a la sanidad pública.

¿Cuáles serán los factores que harán crecer el gasto en las próximas dos décadas? Las influencias sobre la necesidad de nuevos recursos pueden provenir de (Wanless 2002): Exigencias impuestas por la mejora de la *calidad* (tiempos de espera, tratamientos específicos garantizados, seguridad de las intervenciones...); *expectativas* cambiantes (capacidad de elección, mayor utilización de los servicios); avances *tecnológicos* (genética, medicamentos, maquinaria), ámbito de elevada incertidumbre; *precios,* incluidos los costes de personal especializado con posibles novedades de dedicación (exclusividad, nuevos horarios), compromisos de calidad y carrera profesional; renovación de las *infraestructuras* sanitarias, de acuerdo con las exigencias de la demanda (habitación individual, nuevos edificios); mayor implicación de los *individuos* con su salud; aumento de la esperanza de vida; mayor *utilización* de servicios sanitarios que son capaces de dar respuesta con tecnología avanzada a necesidades, de manera más eficiente.

En este contexto, las previsiones de crecimiento del sector sanitario pueden ajustarse a escenarios diversos. Podrían resumirse en tres los escenarios para la sanidad española.

— Escenario *continuista.* Un escenario consistente en mantener un crecimiento reducido pero constante, de acuerdo con el crecimiento del gasto total del presupuesto público y, en última instancia, con el crecimiento de la economía española. Es el escenario del sistema de financiación actual vigente desde 2002.
— Escenario *revisado.* Un escenario más dinámico que incorpora al escenario continuista los nuevos compromisos de la reflexión estratégica, concretada en los Planes de Salud, Planes Estratégicos, Planes de Calidad, Acuerdos Sociosanitarios y Atención a la Dependencia.
— Escenario *de convergencia europea.* Un escenario que contempla una relevante expansión del gasto sanitario dirigido a asegurar unos niveles de protección social cercanos a la media europea. Un escenario expansivo como éste requiere estimar un crecimiento del sector en términos reales notablemente superior al previsto en los acuerdos vigentes de financiación sanitaria.

La elección del escenario es importante para definir un modelo estable de financiación. Pero, además, la financiación sanitaria ha de encontrar un marco fiscal y presupuestario coherente, compatible con el programa económico a medio y largo plazo del Estado, hoy definido por el programa de estabilidad a medio plazo entre ingresos y gastos públicos para el conjunto de las Administraciones Públicas. Esto puede suponer una restricción notable al crecimiento del gasto sanitario.

1.2. La financiación territorial sanitaria. La experiencia internacional comparada

En la última década hemos asistido a una revisión a nivel internacional de los modelos de financiación de gasto sanitario con la finalidad de hacer frente a una problemática común: cómo garantizar unos sistemas sanitarios de amplia cobertura y elevados niveles de calidad y equidad que sean, simultáneamente, viables desde el punto de vista financiero. Es decir, se pretende compaginar eficiencia, equidad y suficiencia mediante un equilibrio entre la autonomía y responsabilidad regionales, y la supervisión y control central.

Y todo ello en un contexto político de contención del gasto sanitario y de un entorno sujeto a tensiones inflacionistas del mismo como consecuencia del cambio en los patrones demográficos y en las pautas de morbi-mortalidad, el avance continuo en la innovación en los campos del diagnóstico y los tratamientos clínicos y farmacológicos, la aplicación de las nuevas tecnologías de la información y la comunicación, entre otros factores.

Por ello, dado que los retos a los que nos enfrentamos en España son comunes a los que están haciendo frente otros países de nuestro entorno social, económico o cultural, resulta de enorme interés examinar cuáles han sido las tendencias recientes en la financiación del gasto sanitario a nivel internacional. Esta sección recoge estas tendencias, centrando la atención en tres aspectos.

En primer lugar, se van a examinar los procesos de reforma en la financiación territorial como consecuencia de la progresiva descentralización y sus efectos sobre la financiación sanitaria y la prestación de servicios sanitarios. En general, los sistemas de financiación están condicionados por el desarrollo de los procesos de descentralización, muy heterogéneos entre los países de nuestro entorno. Ante el peligro de vulnerar el principio de equidad, países como Australia, Canadá, Suecia o Italia han optado por mantener un equilibrio entre autonomía y responsabilidad regional, por un lado, y la coordinación y supervisión central por otro, articulando adicionalmente mecanismos de nivelación que permitan mantener unos mínimos comunes en la provisión de atención sanitaria.

En segundo lugar, se han producido significativas reformas en los mecanismos de presupuestación en países como Reino Unido o Nueva Zelanda, a partir de un análisis y medición de las necesidades financieras. Finalmente, caber pensar que en un futuro próximo van a tener un papel cada vez más relevante los esquemas de copagos, ya introducidos en una fase inicial en países como Alemania o Francia. Dedicaremos el apartado 1.2.3 a analizar esta reciente tendencia.

En definitiva, la experiencia comparada puede ayudar a desarrollar un sistema que haga compatible tres principios directores, como la suficiencia financiera, la autonomía, y la equidad mediante un modelo que nos permita medir adecuadamente las necesarias sanitarias de los individuos o grupos poblacionales, y la articulación de mecanismos de nivelación que garanticen niveles homogéneos de atención sanitaria.

1.2.1. Descentralización y financiación sanitaria

El grado de descentralización sanitaria en cada país está, básicamente, ligado a condicionantes de carácter político, que escapan al alcance de este trabajo y al tipo de modelo sanitario vigente en cada caso. En los últimos años hemos asistido a un proceso continuo de descentralización, con la cesión de responsabilidades sanitarias a la autoridades regionales o locales con el objetivo de aumentar la eficiencia en la gestión de la asistencia sanitaria.

El mayor grado de descentralización tiene lugar en los modelos privados, mientras que en los Sistemas Nacionales de Salud, mayoritarios en la UE, el grado de descentralización difiere notablemente entre países. Si bien en algunos países, al igual que en

España, las competencias sanitarias corresponden a regiones (Italia), Estados (Australia) o provincias (Canadá), en otros países, como Suecia, Noruega o Finlandia, destaca la presencia de los Gobiernos Locales en la provisión y financiación de la atención sanitaria.

No obstante, en todos los modelos de descentralización, se articulan mecanismos que tratan de garantizar unos niveles mínimos de financiación mediante sistemas de redistribución de los territorios con mayor capacidad fiscal a aquellos que tienen menos capacidad, a la vez que se establecen mecanismos de nivelación para asegurar la provisión de un nivel adecuado de servicios sanitarios por parte de todas las regiones.

Asimismo, la tendencia internacional en este campo parece recoger una mayor participación de las autoridades regionales y locales no sólo en la prestación de servicios sanitarios sino también en la recaudación mediante sistemas basados en mayor o menor medida en impuestos regionales (Italia, Canadá). Precisamente, las últimas reformas en países como Italia, Suecia, Reino Unido o Irlanda han incrementado la cesión de responsabilidades a las autoridades regionales o locales.

Lógicamente, esta tendencia obliga a desarrollar dichos mecanismos o programas de transferencias de nivelación para compensar las diferencias en la capacidad recaudatoria de los distintos territorios a la vez que se mantienen niveles mínimos de atención sanitaria homogéneos.

Un primer modelo de descentralización lo constituye Australia, donde las autoridades encargadas de la provisión de los servicios financieros (autoridad regional) no coinciden con las que tienen asignadas las competencias de recaudación y financiación (autoridades nacionales o federales).

De este modo, si bien la financiación es una competencia asignada a los Estados, la autonomía de gasto de éstos se reduce a la organización de los servicios y a la distribución del gasto a través de mecanismos de subvención.

Las transferencias que se destinan a los Estados son de dos tipos: transferencias para propósitos generales y pagos para fines específicos. Las primeras tratan de garantizar la prestación de un estándar medio sanitario y permiten la corrección de desigualdades en la capacidad de los Estados para aumentar la financiación propia. Las transferencias con fines específicos son pagos vinculados a determinadas actividades y permite al Gobierno Central desarrollar objetivos sanitarios específicos, de los cuales los Estados actuarán de proveedores.

La experiencia de Canadá pone de manifiesto otra filosofía de descentralización, donde las regiones disponen de un mayor ámbito de autonomía financiera, conjugada con el mantenimiento de un nivel estándar en términos de condiciones de acceso a los servicios para todos los ciudadanos, con independencia de su localización geográfica. Para ello, se combina un «espacio fiscal sanitario regional» con un cierto volumen de recursos monetarios transferidos desde el nivel central. La descentralización financiera implica la combinación de una transferencia en efectivo y puntos tributarios, siempre que las provincias actúen según la legislación sanitaria básica, realizada a nivel central, y de cuyo cumplimiento va a depender el que éstas puedan recibir las transferencias de los fondos federales.

Asimismo, se constituye una transferencia incondicionada que se caracteriza por aglutinar las contribuciones federales destinadas a financiar la asistencia sanitaria, que no obliga a las provincias a gastarla en servicios específicos, y que proporciona a éstas un elevado grado de flexibilidad para desarrollar sus propios planes de provisión de asistencia sanitaria, puesto que son las provincias las que tienen esta competencia. Esta transferencia incondicionada resulta de la combinación de transferencias monetarias y del manejo de los tipos impositivos por parte de las provincias y se puede considerar incondicionada desde el punto de vista de la finalidad del gasto, si bien, permanece cierto carácter condicionado en la medida en que el gasto deberá adecuarse a los principios desarrollados en la legislación básica.

Finalmente, se ha creado en 2004 una nueva transferencia específica que durante cinco años ofrecerá apoyo financiero a las provincias para llevar a cabo reformas en determinados ámbitos sanitarios y para corregir desigualdades de salud (Health Canada 2005).

Por otro lado, el caso de Suecia resulta de interés por la participación local en la prestación sanitaria, y la existencia, junto con cierto espacio fiscal, de transferencias de igualación financiera entre las autoridades locales. La experiencia sueca refleja una superior independencia de las autoridades regionales y locales, ya que apenas un 20% de los recursos financieros de la sanidad proceden del Gobierno Central, procediendo el resto de la imposición local y de los copagos.

El análisis de este modelo pone de manifiesto el paso de un modelo basado en presupuestos sanitarios dependientes de la trayectoria histórica de los mismos, a un modelo basado en el número de habitantes y ajustado a ciertas variables de mortalidad y situación social de los habitantes, como variables *proxy* de la necesidad sanitaria.

Por último, Italia nos ofrece un modelo de transición de un sistema centralizado a otro de corresponsabilidad fiscal. El nivel nacional es el encargado del cumplimiento de los objetivos generales y los principios fundamentales que deben regir el sistema sanitario. Además, el Estado es el responsable de la planificación global mediante el establecimiento de un nivel mínimo de servicios que tienen que proveer las regiones y de la distribución de los recursos entre las regiones.

Por su parte, el Gobierno Regional tiene la competencia de planificar los servicios de salud en la región de manera consistente con las prioridades nacionales, distribuir los recursos entre las unidades de salud locales y realizar el seguimiento y la evaluación de las actuaciones.

Posteriormente, a partir de 1999, se inician los primeros pasos hacia una estructura de federalismo fiscal, dotando de cierta autonomía financiera a las regiones. En concreto, se crea un impuesto aplicado básicamente sobre el IVA, del cual las regiones reciben el 90% de los ingresos por este concepto. Este impuesto se combina con una proporción de los ingresos nacionales que provienen del impuesto sobre la renta.

Asimismo, aquellas regiones que no dispongan, con estos recursos, de la financiación necesaria reciben ingresos de un fondo de solidaridad nacional cuyo valor se determina anualmente, y que se financia con los recursos del IVA. Este fondo se reparte en principio en función de costes históricos, aunque posteriormente el mecanismo de reparto se ha modificado, con la introducción de un sistema capitativo ponderado que trata de garantizar la igualdad de acceso a los servicios sanitarios para igual necesidad.

1.2.2. Métodos de presupuestación y fórmulas de pago a proveedores

El actual contexto de contención en el crecimiento de los gastos sanitarios ha llevado a buena parte de los países de nuestro entorno a replantearse la forma de elaborar los presupuestos que se asignan a los proveedores de la atención sanitaria. Esto ha llevado a la sustitución de presupuestos de tipo retrospectivo, que se limitaban a rembolsar los costes de la atención prestada, y donde el riesgo es asumido por el financiador, a los presupuestos prospectivos, que permiten el traslado de riesgos, total o parcialmente, a los proveedores de servicios.

Para ello, estos mecanismos se fundamentan en el cálculo de *capitaciones,* que permiten asignar a cada individuo una cantidad de recursos en función de su necesidad relativa de gasto, dependiente a su vez de variables relacionadas con las características de los individuos como sexo, edad, situación económica o morbilidad.

Al estimarse el consumo esperado de la población y teniendo en cuenta las diferencias en la necesidad sanitaria de distintos grupos poblacionales, se contribuye tanto a generar incentivos a la contención de costes, como al mantenimiento de la equidad, entendida ésta como la garantía de igualdad de oportunidad de acceso para los individuos con igual necesidad de asistencia sanitaria (Roemer 1998).

Estos modelos capitativos han experimentado recientemente un progreso considerable, tanto por la mejora de las fuentes de información utilizadas en la elaboración de las fórmulas de reparto como por los avances metodológicos relacionados con su diseño. El elemento central de estos modelos reside en la identificación de las variables que determinan el consumo sanitario de los individuos, como variables *proxy* de la necesidad sanitaria, y la ponderación de las mismas en la fórmula de reparto.

Existe una diversidad de métodos y variables que se utilizan para la estimación de la necesidad sanitaria. En la mayoría de los países que los aplican se considera la edad como la variable relevante en la asignación de recursos, junto con la variable morbilidad y mortalidad. No obstante, a estos criterios se han añadido otras variables como una combinación de edad y género (Alemania, Suiza), o distintos grupos de variables, ya sean de tipo individual (Suecia) o agregado (Reino Unido, Finlandia, Italia, Bélgica, Noruega), considerando variables de empleo y factores sociales (clase social, ingresos, estructura familiar, nivel educativo, desempleo, nivel socioeconómico, estado civil, etc.).

No obstante, conviene advertir que estos sistemas tienden a perpetuar en el tiempo situaciones de inequidad al ignorar necesidades nuevas o necesidades no satisfechas en los grupos más desfavorecidos. Esto ha llevado a la creación de mecanismos con recursos adicionales destinados a dichos grupos en función de variables como el área rural (Finlandia, Nueva Zelanda, Holanda, Escocia, Gales, Irlanda del Norte), la insularidad (España, Finlandia) o la etnicidad (Nueva Zelanda, Canadá, Nueva Gales del Sur).

En la práctica, la inclusión de variables adicionales a la variable tradicional número de habitantes obedece a criterios muy variados. En cada país se tiende a proponer variables que o bien se adaptan mejor a las características específicas de la población, o bien obedecen a criterios normativos que se consideran apropiados, o bien se rigen por criterios tan prácticos como la disponibilidad de datos. Por todo ello, cada país parece seguir una metodología específica basada más en su experiencia histórica y política, apoyada en mayor o menor medida por estudios científicos, que hacen difícil una comparación homogénea.

Sin embargo, recientemente se observa ciertas tendencias generales, como el hecho de que en los países con mayor grado de descentralización parece producirse una tendencia a reducir el número de variables, estableciendo una única fórmula de necesidad. Dicha tendencia parece acentuarse cuando el tamaño de las áreas geográficas es mayor, como es el caso de Canadá en grandes áreas o Suecia y Noruega a escala municipal, de forma que conforme aumenta el tamaño medio de las regiones disminuye el número de variables consideradas.

Por el contrario, en aquellos países con menor descentralización política, como es el caso del Reino Unido, el número de variables consideradas es mayor, estableciéndose distintas fórmulas según programas de salud específicos.

En el caso del Reino Unido, se ha desarrollado el modelo RAWP *(Resource Allocation Working Party)* para la distribución de fondos entre regiones mediante la técnica más refinada desde el punto de vista técnico. Este modelo destaca por su elevado grado de objetividad y transparencia al considerar que los elementos de la fórmula de reparto deben de ser independientes tanto de la oferta como las pautas de utilización de los servicios y que la necesidad relativa debe medirse a través de variables *proxy* constituidas por índices que recojan variables de salud y variables socioeconómicas (ancianos solos, desempleo, minorías étnicas, emigrantes, familias monoparentales, etc.). No obstante, la escasez de fuentes estadísticas necesarias para implementar el modelo y la propia complejidad del mismo, con distintas fórmulas según el tipo de servicios (hospitalarios, atención primaria y recetas) e índices de ajuste han dificultado la aplicación del mismo en otros países.

Por ello, es interesante el modelo desarrollado en Nueva Zelanda, que tiene una menor complejidad, y que considera otras variables como las especiales necesidades sanitarias que pueden requerir determinados grupos étnicos. Se consideran tres tipos diferentes de asistencia sanitaria (salud personal, salud pública y servicios de minusválidos) en función de la población según estructura de edad, género y grupos étnicos para, a continuación, ponderarla de acuerdo a los costes asociados a cada tipo de servicio.

En este modelo, las fórmulas de reparto sólo determinan cómo se distribuyen los recursos financieros destinados a la sanidad entre las regiones, preservando la autonomía de las mismas para gastarlos. Asimismo, este modelo establece mecanismos de competencia entre compradores de servicios, resultado de la creación de mercados internos como forma de competencia en la gestión.

A nivel regional, la experiencia canadiense en las regiones de Alberta, Ontario o Saskatchewan muestra la importancia de la distribución geográfica y la necesidad de establecer fórmulas específicas para distintos servicios sanitarios (atención de larga duración, atención hospitalaria, cuidados de apoyo, atención domiciliaria, etc.).

Otro modelo interesante, aplicado a nivel municipal en países como Finlandia y Noruega, estima la necesidad financiera como una combinación de edad y género en función de la distinta morbilidad de dicha combinación. Estos criterios se corrigen según variables de insularidad y lejanía (Finlandia) o de proporción de divorciados y adultos que viven solos (Noruega).

Finalmente, no podemos dejar de mencionar los avances metodológicos que se han producido, con la aplicación a la sanidad de técnicas estadísticas, como el análisis factorial, los análisis frontera (DEA) o la programación lineal frente a las tradicionales regresiones. Lógicamente la utilización de una técnica u otra viene condicionada por la elección previa de las variables que se pretenden modelizar, la clase de datos que se disponga (microdatos, datos de panel, agregados, etc.) y el tamaño de la muestra.

1.2.3. Fórmulas de participación directa en el coste por parte de los usuarios

Es importante tener en cuenta que el gasto sanitario constituye en la actualidad uno de los más significativos gastos dentro del desarrollo del estado del bienestar. En concreto, en el ámbito de la OCDE, y para el año 2003, el gasto sanitario como porcentaje del PIB fluctuaba entre el 15% para Estados Unidos, 11,5% en Suiza, 11,1% en Alemania, a valores del 7,7% en España, y 7,5% en Finlandia y la República Checa, o del 5,9% en Eslovenia y el 5,6% en Corea del Sur (OCDE 2005).

Asimismo, en el futuro cabe esperar crecimientos elevados en este gasto por distintos factores, como el envejecimiento de la población, la evolución de los precios relativos de los servicios y productos sanitarios, el aumento de la incidencia de determinadas patologías de alto coste económico de atención, la intensificación de tecnología médica o la aplicación de las nuevas tecnologías de la comunicación y la información en la gestión sanitaria.

En la mayoría de los países de nuestro entorno, independientemente del modelo de financiación y prestación sanitaria, es destacable el peso que los gastos privados representan sobre el gasto total, con valores medios superiores al 25% del gasto sanitario total en el año 2003 (OCDE 2005).

Los componentes básicos de la financiación privada corresponden al pago de seguros privados y a participaciones directas en el coste por parte de los usuarios, con valores superiores al 20% en países como España, Italia, Finlandia o Suiza.

A pesar de que la preocupación por garantizar la equidad limita el papel de las distintas fórmulas de participación directa por parte de los usuarios, y con el objetivo de contener el crecimiento del gasto sanitario, se observa una tendencia generalizada a incrementar la parte de los costes que soportan los pacientes, tanto en prestaciones de atención primaria como asistencia especializada, como ponen de manifiesto las recientes experiencias de Francia y Alemania.

Especialmente significativo es el desarrollo y generalización de la fórmula del copago en el ámbito farmacéutico. La participación en este coste se materializa bien en una cantidad por fármaco prescrito, bien en un porcentaje del precio de los medicamentos. Junto a estas medidas, también orientadas al control del gasto farmacéutico, se han implementado otras medidas como la incorporación de los precios de referencia, el fomento en la utilización de genéricos, etc.

De hecho, aproximadamente la mitad de los Estados miembros de la UE-15 han establecido pagos directos a los usuarios por el consumo de la atención primaria y especializada, y la práctica totalidad los aplica en el consumo de medicamentos.

1.3. El modelo actual de financiación territorial sanitaria

Los trabajos que integran esta sección, la más extensa, revisan la evolución de la financiación sanitaria en España y analizan el nuevo modelo y sus primeros resultados a la luz de la liquidación presupuestaria de 2002 y de la información de recaudación impositiva, mostrando escenarios de evolución de los ingresos para el periodo 2004-2008. Se valora también el modelo, su diseño y los problemas de aplicación y se formulan algunas vías de avance. Se presenta también un estudio de la convergencia en niveles de salud entre las provincias españolas que concluye en divergencia territorial, en esperanza de vida al nacer y en mortalidad infantil.

La evolución del sistema de financiación sanitaria y las implicaciones del nuevo modelo para las comunidades autónomas se estudian en el capítulo 4 (Cantarero). Los precedentes próximos del modelo se sitúan en los acuerdos del Consejo de Política Fiscal y Financiera de 1993 y 1997 que establecieron un sistema de financiación sanitaria por vez primera en España, que hasta entonces no lo había por no haberse aplicado a la sanidad de la Seguridad Social la LOFCA, que regula el sistema de financiación territorial para el resto de los servicios públicos transferidos.

El segundo acuerdo, vigente desde 1998 hasta 2001, vino a consolidar los criterios establecidos para el cuatrienio anterior, que establecían un referente de crecimiento al presupuesto sanitario público, el incremento cada año del PIB nominal, y un criterio de distribución a las comunidades autónomas con Insalud transferido, la población protegida no ajustada, como base del reparto. En el acuerdo se incorporó, además, un segundo fondo que, aunque reducido en su cuantía, afectaba directamente a los criterios anteriores, al permitir crecimientos presupuestarios superiores al de referencia y alejarse del criterio capitativo puro al introducir un ajuste por modulación financiera como garantía para impedir que las comunidades autónomas con descensos relativos de la población vieran reducido su presupuesto al tener que ajustarlo a su nueva población protegida. Este fondo incluía también asignaciones adicionales para algunas comunidades autónomas en función de la formación de especialistas y de los desplazamientos de pacientes. Los cálculos para la estimación de estas asignaciones distaban mucho de ser objetivos.

Con respecto a las alternativas abiertas a la hora de revisar el acuerdo en vigor, dos son las que se fueron barajando: la integración en el mecanismo de financiación general autonómica, es decir, en el marco de la LOFCA con mayor corresponsabilidad fiscal, que es la que se adoptó, o el mantenimiento de una financiación específica para la sanidad. Cada una de ellas mostraba ventajas y desventajas. El nuevo sistema de financiación autonómico (acuerdo del CPFF de 27 de julio de 2001) nació con intención de permanencia. Regula en un único modelo, ya sea mediante transferencia de financiación o mediante transferencia de competencias tributarias, la financiación de la totalidad de las competencias que la Ley atribuye a las comunidades autónomas, (Martín et al. 2002; Urbanos y Utrilla 2001).

El nuevo sistema integra los tres subsistemas de financiación territorial que anteriormente eran independientes: competencias comunes, sanidad y servicios sociales. El subsistema de financiación sanitario, aunque integrado, mantiene características propias, en particular el principio de afectación que obliga a todas las comunidades autónomas a dedicar unas cantidades mínimas a dicho gasto público. El subsistema sanitario se compone de un Fondo General, un Fondo Programa de Ahorro en Incapacidad Temporal y un Fondo de Cohesión Social.

El Fondo General, cuantitativamente el fundamental, establece como criterios de reparto, la población protegida (75%), los mayores de 65 años (24,5%) y, finalmente, la insularidad (0,5%). Esto supone una definición normativa específica de necesidad sanitaria a nivel territorial por parte del legislador sin que se conozcan estudios teóricos o empíricos que sustenten tanto la selección de las variables como su ponderación relativa. Introduce también garantías de mínimos, así que no todas las comunidades autónomas estiman su necesidad según los criterios anteriores.

El Fondo Programa de Ahorro en Incapacidad Temporal se distribuye en función de la población protegida. Finalmente, el Fondo de Cohesión Social tiene como objetivos compensar económicamente a las comunidades autónomas que reciban pacientes desplazados desde otras comunidades autónomas y garantizar la igualdad de oportunidades y acceso al servicio público sanitario de todos los ciudadanos, independientemente de su comunidad autónoma de residencia. Este último objetivo no se ha considerado todavía.

El subsistema de financiación sanitaria establece como variable dinámica de crecimiento anual los Ingresos Tributarios del Estado (ITE nacional) si bien, como salvaguarda ante posibles caídas de recaudación tributaria durante los primeros tres años, se fijó el PIB nominal a precios de mercado si éste fuera superior al ITE nacional.

También se regularon las asignaciones de nivelación previstas en el artículo 15 de la LOFCA, que tratan de igualar el acceso a servicios públicos fundamentales, siendo únicamente la educación y la sanidad considerados como tales, y estableciendo la evolución de la población en más de un 3% de un año para otro el criterio para su aplicación.

El trabajo de Utrilla en el capítulo 5 muestra los resultados del nuevo modelo. Los resultados de la liquidación definitiva del primer año de funcionamiento del modelo (2002) por comunidades autónomas muestran diferencias sustantivas entre regiones. En conjunto, las transferencias estatales (Fondo de Suficiencia) representan el componente más importante de la financiación autonómica derivada del modelo, con un 33,50% sobre el total. No obstante, el peso que esta fuente de recursos tiene para las distintas comunidades autónomas resulta muy desigual.

Una de las características del actual modelo consiste en determinar las necesidades de gasto en el año base (1999) y dejar funcionar el sistema de recursos de forma autónoma sin revisar el cálculo de dichas necesidades. Así, comunidades autónomas con crecimientos significativos de población, no ajustan, salvo las asignaciones de nivelación pendientes de desarrollar, por los efectos de esta variable sobre las necesidades adicionales de gasto.

Por el lado de los ingresos, un elemento de indudable relevancia en la financiación real de las comunidades autónomas es el relacionado con la recaudación real de los tributos cedidos y su evolución, claramente superior en los últimos años a la recaudación normativa incorporada en el sistema y que constituye el auténtico margen de maniobra del sistema para las comunidades autónomas. Ahora bien, la flexibilidad del sistema fiscal regional, aunque mayor que en modelos anteriores, no es tan amplia como la del Estado por su diferente composición y por la mayor limitación en el uso de capacidad normativa sobre los tributos cedidos o compartidos. Además, mientras que los cambios en los elementos básicos de los impuestos introducidos por las comunidades autónomas repercuten directamente en sus ingresos, los adoptados por la Administración Central afectan también a los de aquéllas, sin que hasta la fecha se hayan articulado mecanismos explícitos de compensación financiera suficientes.

Como sugerencias para una reforma, concluye Utrilla, el Gobierno debería examinar las diferencias interterritoriales de recursos sanitarios en la situación de partida, identificar los factores objetivos de crecimiento del gasto sanitario, es decir, separando los factores de crecimiento exógenos de los imputables a la gestión de las respectivas comunidades autónomas, e identificar los problemas de suficiencia de los instrumentos financieros a disposición de las comunidades autónomas para hacer frente al crecimiento del gasto sanitario. De este modo, podrá abordarse de una manera estable el problema de los déficit sanitarios, asumiendo cada parte la responsabilidad que le corresponda.

Utrilla, en el capítulo 6, estima los ingresos tributarios derivados del actual sistema para cada una de las comunidades autónomas, partiendo de los últimos datos disponibles de liquidaciones de la evolución de los ingresos tributarios del Estado 1999-2003 y la actualización del Programa de Estabilidad del Reino de España, además de las previsiones contenidas en los Presupuestos Generales del Estado.

Para ello se toman como referencia los recursos obtenidos por cada uno de los impuestos contemplados en el modelo de financiación de comunidades autónomas de régimen común en el año base (1999), se determinan las liquidaciones finales correspondientes a 2002 y 2003, ajustando las variables recaudatorias a las fijadas en el sistema, y se fijan escenarios alternativos en la evolución de los distintos impuestos en el periodo 2004-2008. Una vez estimadas las cantidades correspondientes a cada impuesto se distribuyen por comunidades autónomas de acuerdo con unos porcentajes que evolucionan en función del comportamiento reciente de las macromagnitudes regionales de producción y consumo. Paralelamente, se realizan previsiones para las dos comunidades autónomas de régimen foral, País Vasco y Navarra, de acuerdo con la actual normativa de estimación del cupo y de la aportación económica al sostenimiento de las cargas generales del Estado.

En las simulaciones realizadas se estima una evolución de los tres principales componentes del actual sistema de financiación (IRPF, IVA e impuestos especiales) marcada por los resultados recientes en estos impuestos, con un mayor aumento de los dos primeros en relación con el PIB y un menor crecimiento de los últimos. Con las estimaciones realizadas para los ejercicios 2005-2008 se establece un marco de referencia nacional que se aplica a las comunidades autónomas de régimen común en función de sus cuotas relativas en el IRPF y en el consumo regional para cada uno de los impuestos indirectos.

La simulación realizada parte del comportamiento real de los tributos hasta 2004. El marco de evolución planteado es un escenario continuista donde el conjunto de impuestos asociados al ITE crece ligeramente por encima del PIB y, en consecuencia, la financiación regional total evoluciona ligeramente por encima del ITE en 2003, 2004, 2006 y 2008 y sólo se sitúa por debajo del PIB en 2007, como consecuencia de la reforma del IRPF anunciada para dicho ejercicio.

De acuerdo con las hipótesis realizadas, la financiación regional presenta un horizonte de estabilidad y suficiencia financiera que, en el caso de la sanidad, sólo se ve afectado por el fuerte aumento del gasto sanitario. Así, más que referirse a un problema de financiación sanitaria, cabe hablar de un problema de fuertes tensiones en la evolución del gasto de esta política.

Como complemento de los trabajos anteriores, el estudio de Montero et al. en el capítulo 7 mide el proceso de convergencia en salud a nivel provincial y regional en España durante el periodo 1975-2000, para analizar en qué medida el proceso histórico de descentralización de competencias sanitarias a nivel regional ha podido influir en el mismo. Se han utilizando los modelos de convergencia sigma y beta utilizando como indicadores de salud la esperanza de vida al nacer y la tasa de mortalidad infantil. Los resultados señalan que no se ha producido convergencia en salud durante el periodo analizado y se han generado cambios de posición relativa entre provincias, con el resultado final de una mayor dispersión.

El capítulo 8, de Jiménez Aguilera et al., analiza los efectos del cambio en la estimación de la necesidad sanitaria introducido en el nuevo modelo en relación con el criterio de la población protegida de los anteriores.

La hipótesis de trabajo es la siguiente. En 1999 casi la mitad de las comunidades autónomas (aproximadamente en términos de población) recibían la financiación en función de la población protegida y la otra mitad en función de otros criterios establecidos en sus respectivos acuerdos de traspaso (coste histórico, etc.). Una vez concluido el proceso de transferencias todas las comunidades autónomas debían tener el mismo sistema de financiación por lo que, con la restricción *nadie pierde* existe una forma de distribuir financiación intermedia óptima que provoca que la inyección de nuevos recursos sea mínima. Metodológicamente se utiliza una adaptación del problema de programación lineal en el que combinando población protegida y población mayor de 65 años el mínimo coste adicional se alcanza en un 80-20%, respectivamente. De este modo, además de la modelización de la necesidad regional mediante las variables indicadas, el modelo también resuelve la dificultad de determinar la ponderación a asignar a cada una de ellas, mediante unos coeficientes cuyos valores también deben estar, no obstante, sometidos a discusión.

Así, a pesar de la importante ponderación otorgada a la variable *población mayor de 65 años*, el sistema de financiación no ha incluido la ponderación que minimiza el coste total, sino una aproximación. Además, el sistema de garantías de mínimos y las negociaciones bilaterales con las comunidades autónomas con motivo del traspaso de servicios, han distorsionado el efecto final, provocando que la financiación actual de las comunidades autónomas sea heterogénea.

1.4. Métodos de estimación de necesidad financiera sanitaria

En esta sección sintetizamos algunas métodos empleados para estimar las necesidades relativas de gasto sanitario de las comunidades autónomas y, en consecuencia, los recursos financieros requeridos. Una de las conclusiones de diferentes trabajos que han evaluado los criterios de asignación territorial de recursos sanitarios en los distintos modelos de financiación autonómica de la sanidad en España, es que no ha existido una correspondencia entre el criterio de asignación establecido y la financiación real percibida por las comunidades autónomas.

En efecto, transcurridos tres años de vigencia del modelo se han puesto de manifiesto diversos desajustes, reclamando las comunidades autónomas que los recursos actualmente disponibles para atender la demanda de servicios sanitarios resultan insuficientes, fundamentalmente debido tanto a factores poblacionales, derivados del aumento del número de habitantes y su desigual distribución geográfica, como a cambios en su composición, siendo el más relevante su envejecimiento. Pero existen otras causas como las mejoras tecnológicas y las decisiones de gestión que adoptan las propias comunidades autónomas que pueden llegar a tener una importancia al menos comparable a la derivada exclusivamente del factor poblacional. En este sentido, hubiese sido deseable haber profundizado más en la caracterización y cuantificación de criterios de necesidad sanitaria y su aplicación al problema de la distribución territorial de los recursos.

Por este motivo resulta de interés el análisis de determinadas variables que pueden ser indicativas de necesidad relativa de gasto sanitario de las distintas comunidades autónomas. Para ello, utilizando aproximaciones metodológicas alternativas, se han estimado índices de necesidad sanitaria, y comparado con la distribución de recursos derivada de la aplicación de los modelos empleados en la financiación sanitaria.

1.4.1. Medición de la necesidad relativa de gasto sanitario regional a partir de un análisis factorial en componentes principales

Aplicando el análisis de componentes principales (ACP), es posible construir un índice sintético de necesidad sanitaria relativa que permita ordenar las comunidades autónomas y establecer comparaciones interregionales con la clasificación real derivada de los criterios de asignación de los sucesivos modelos de financiación de la sanidad transferida (véase el capítulo 9 de Molina y Sánchez).[1]

Las variables seleccionadas tratan de representar cuatro aspectos básicos que podemos considerar como explicativos de la necesidad sanitaria, como son la *población*, principal indicador utilizado hasta ahora en el reparto de los recursos sanitarios, el *estado de salud*, la *utilización* que se realiza de los servicios sanitarios y la cobertura o *dotación* existente para hacer frente a esas necesidades sanitarias.

---

[1] Asimismo, véase el trabajo de García et al. (1998), donde se propone la utilización del análisis multivariante como método para la construcción de índices sintéticos de dotación de infraestructuras físicas de carreteras, ferrocarriles, telecomunicaciones, sanidad y educación, aplicado al caso de las regiones españolas.

Los análisis realizados ponen de manifiesto que el factor demográfico sigue siendo el principal indicador de la necesidad sanitaria. Esta componente, que explica un porcentaje elevado de la varianza total, está compuesta por la población mayor de 65 años y por la población menor de cuatro años. La inclusión de ambas variables en el análisis se justifica porque, según diversos estudios, estos grupos poblacionales realizan una mayor utilización de los servicios sanitarios, y por extensión, se incrementa el coste del servicio. En este sentido, si existe una distinta composición en la pirámide de población de las comunidades autónomas, en igualdad de condiciones, aquellas que tengan una población relativamente más envejecida, o las que posean un porcentaje mayor de población correspondiente al primer tramo de edad, necesitarán fondos adicionales para su atención.

Un segundo factor viene determinado por variables de dotación de recursos y de utilización de los servicios hospitalarios. A lo largo del tiempo cobra más relevancia, dado que se incrementa el porcentaje de varianza explicado por dichas variables. En consecuencia, en una estimación global de las necesidades sanitarias, también deberían tenerse en cuenta aspectos relacionados con la dotación de recursos y utilización de los servicios sanitarios.

Los valores alcanzados en el índice sintético de necesidad sanitaria relativa corresponden a la agregación de las puntuaciones factoriales obtenidas por las regiones, una vez ponderadas por la varianza explicada. Este índice permite realizar una ordenación de las comunidades autónomas y su comparación con el ranking realmente establecido a partir de los distintos modelos de financiación sanitaria.

Al comparar ambas clasificaciones, utilizando matrices de transición de Markov, los resultados muestran una baja probabilidad de mantener la situación de partida definida por la clasificación real, según el criterio de asignación en cada uno de los modelos. Por tanto, la consideración de este índice conllevaría sustanciales cambios en la ordenación de las comunidades autónomas.

En definitiva, mediante este tipo de ejercicio es posible mostrar las relaciones entre algunas variables, usualmente consideradas como explicativas de la necesidad sanitaria, y explorar las diferencias significativas en cuanto a la ordenación de las regiones atendiendo a distintos criterios de asignación.

1.4.2. Estimación de la necesidad sanitaria por áreas geográficas mediante modelos de regresión logística y de recuento

El área geográfica de residencia y las variables determinantes de la misma probablemente van a incidir en la demanda de servicios sanitarios y, por tanto, en las disparidades en necesidades sanitarias a nivel territorial. Sin embargo, la dificultad de medir directamente la demanda de dichos servicios ha hecho que las investigaciones empíricas recurran a datos de utilización.[2] De ahí el interés por analizarlas con cierta precisión, así como por estimar mediante regresión la demanda de servicios sanitarios por áreas geográficas. El modelo de Grossman ofrece un marco teórico adecuado ya que permite estimar la demanda sanitaria mediante una especificación aditiva de variables de influencia. Diversos estudios han tratado de capturar distintos patrones de demanda de servicios sanitarios, controlados por una serie de variables comunes, como por ejemplo salud percibida, edad, variables socioeconómicas, etc.

La posible influencia de la variable geográfica, como determinante del uso de los servicios sanitarios públicos, ha sido estudiada por Montero et al. en el capítulo 10 de esta monografía. Esto es, hasta que punto, y controlando por el resto de factores de necesidad tradicional, el residir en un territorio determina un distinto uso de la oferta sanitaria pública. Específicamente se estudia la relación entre distintas variables, como la edad, la educación, la provincia o la comunidad autónoma de residencia con la necesidad sanitaria, mediante un modelo de regresión logística y partiendo de una base de aproximadamente 60.000 datos individuales del módulo de salud de la *Encuesta sobre Discapacidades, Deficiencias y Estado de Salud 1999* (EDDES-99).

Se ha estimado mediante varios modelos de regresión, como variables representativas de la encuesta, cinco dimensiones de necesidad sanitaria regional: 1) Consumo de medicamentos; 2) Uso de servicios médicos y de enfermería; 3) Asistencia a pruebas diagnósticas; 4) Asistencia hospitalaria, y 5) Intervenciones quirúrgicas. Los resultados obtenidos muestran la compleja relación de la necesidad

---

[2] Para una revisión de la literatura sobre los modelos econométricos aplicados al análisis de la demanda y utilización de servicios sanitarios, véase Clavero y González (2005).

sanitaria con las distintas variables seleccionadas, profundizando en su influencia con la utilización de los servicios sanitarios de tres variables: edad, nivel educativo y área geográfica de residencia.

De los análisis realizados no parece inferirse que el uso de los servicios sanitarios dependa de la edad, sino de la salud, pero dado que un gran número de enfermedades sí están correlacionadas con la edad, en la medida que no se disponga de todas las variables de salud correlacionadas con ella es posible que la edad mantenga algún poder explicativo. La relación entre nivel educativo y la salud tiene forma de *u* invertida. Esto es, los individuos con menor y mayor nivel de estudios tienen menos probabilidad de consumir servicios sanitarios.

Respecto a la influencia del área de residencia de los individuos en la utilización de los servicios sanitarios, una vez introducidas en el modelo como variables geográficas *dummies* y tras reestimar el modelo, se comprueba si estas variables aumentan su capacidad explicativa. Al controlar por las variables de necesidad, la variable geográfica, en principio, no debería tener ninguna influencia y, por tanto, no debería ser estadísticamente significativa. Ello podría interpretarse como a igualdad de necesidad un uso similar en todas las provincias y comunidades autónomas.

Sin embargo, una vez reestimado el modelo se observa que tanto la variable provincia como la comunidad autónoma de residencia son altamente significativas, mejorando sensiblemente el ajuste general del modelo. Esto es, las variables geográficas recogen alguna variabilidad que influye en el uso sanitario, el hecho de residir en un determinado territorio de un mismo país determina que un individuo consuma más o menos servicios sanitarios, incluso ante igualdad de circunstancias personales. Las mayores diferencias se producen en relación con la asistencia sanitaria por personal hospitalario, pudiéndose triplicar la probabilidad de ser atendido en unas comunidades autónomas respecto de otras. Por el contrario, el consumo de medicamentos es menos dispar. Esta heterogeneidad en el uso podría interpretarse como el no cumplimiento del principio de equidad recogido en la Ley General de Sanidad de *igualdad de utilización (acceso) para igual necesidad.*

Resulta interesante profundizar en las causas que pueden provocar las disparidades y la relación del uso de los servicios sanitarios con la variable de control geográfica. Siguiendo a Carr-Hill et al. (1994), las causas pueden ser *legítimas* o *ilegítimas*. Las primeras recogerían el hecho de que en determinadas áreas geográficas exista un mayor uso debido a unas peores condiciones sanitarias. Las ilegítimas harían alusión al distinto uso, bien sea debido a factores ajenos a la necesidad como una diferente oferta sanitaria, un distinto nivel de eficiencia en la prestación del servicio, errores en la medición, etc. Dado que la Encuesta de Salud (ES99) contiene información sobre el estado de salud individual y dichas variables han sido introducidas en el modelo econométrico, es probable que salvo un error de especificación u omisión de alguna variable relevante, la causa real se encuentre entre estas últimas.

Para contrastar dicha hipótesis se han sometido los *odds ratios* estimados (relación entre la probabilidad de presentar una característica o no), en cada una de las cinco dimensiones de necesidad, a un análisis factorial por componentes principales y a un análisis de correlación. Uno de los resultados significativo es la existencia de correlación inversa entre utilización de servicios sanitarios y población, con un coeficiente de correlación estable y siempre por encima del 30%. Así, a igualdad de circunstancias, un individuo tiene una mayor probabilidad de recibir un servicio sanitario si reside en una provincia con menor población y viceversa. Una explicación plausible es que en las provincias más pobladas, aunque la oferta en términos absolutos sea superior, la relativa es menor (por ejemplo, número de camas por habitante), de forma que si se correlaciona con la oferta relativa el signo sería positivo.

Los resultados descritos plantean dudas razonables acerca de que el uso de servicios sanitarios observado sea un fiel reflejo de la necesidad real de cada área geográfica. De hecho una parte de la variabilidad puede venir explicada por una elevada tasa de utilización inapropiada. En el caso de las tres variables consideradas (edad, educación y territorio de residencia) se observa que pueden existir bolsas de discriminación o heterogeneidad inaceptable que esté distorsionando la necesidad. Así, en una región en la que el nivel educativo sea inferior, el uso observado será inferior cuando en realidad la necesidad es superior.

Para superar dichas limitaciones, en el capítulo 11, Montero et al., a partir de una definición de demanda como de necesidad homogénea de uso, también llevan a cabo la elaboración de un índice de necesidad sanitaria y se estima empíricamente para cada una de las comunidades autónomas. Esto es, evalúan cuál sería la necesidad sanitaria en cada región si sus habitantes hicieran una utilización de los servicios sanitarios similar a la media nacional.

Las estimaciones de los valores de uso se llevan a cabo mediante modelos de regresión. Las dimensiones de las variables elegidas de la ES99, o son *dicotómicas* (consumo de medicamentos) o son de *recuento*, en el resto. La necesidad de consumo de medicamentos se estima mediante una regresión logística, mientras que para el resto de dimensiones se emplean tres modelos distintos: regresión de Poisson, Binomial-Negativa (NB) y Binomial-Negativa inflada de ceros (ZINB). Es evaluado el ajuste de cada uno de los tres y el que mejor se ajusta es el ZINB.

Una vez estimada la necesidad de cada una de las comunidades autónomas y para cada dimensión, se aborda la construcción de un *índice sintético de necesidad sanitaria* que engloba las cinco dimensiones representativas. En su elaboración se tienen en cuenta tanto el ajuste de cada modelo de regresión utilizado (índice de modulación), como la participación relativa en el gasto sanitario total de cada dimensión (índice de ponderación).

Un resultado relevante es la gran correlación que existe entre el índice global de necesidad sanitaria estimada para cada comunidad autónoma y su población protegida. Los resultados muestran que, si se compara el porcentaje de necesidad sanitaria general estimada con el porcentaje de población protegida, las comunidades autónomas con mayor diferencia son las de Illes Balears y Canarias con –3,2 y –2,2%. De hecho la diferencia promedio entre ambas variables es tan sólo de 1,3%. Esto es, tomando como unidad de análisis la comunidad autónoma, el índice de necesidad basado en el uso homogéneo de servicios sanitarios converge hacia la población protegida. Este resultado da apoyatura al criterio capitativo.

Posteriormente, los autores comparan las diferencias entre comunidades autónomas en financiación per cápita correspondiente a los tres escenarios siguientes: 1) Aplicación del modelo actual de financiación (fórmula que contiene tres variables de necesidad); 2) Financiación definitiva (recibida), y 3) Aplicación del índice de necesidad sanitaria estimada. Los resultados permiten apreciar que las diferencias aún siendo reducidas, son mayores que respecto a la población protegida.

¿Qué implicaciones se derivan? Primera, mediante métodos estadísticos y matemáticos contrastados, es posible elaborar estimaciones de la necesidad sanitaria y, consecuentemente, sería deseable que se incorporasen como referencias para la adopción de uno u otro criterio en los próximos acuerdos de financiación. Segunda, el modelo econométrico desarrollado, a pesar de las hipótesis que contiene y utilizar tantas variables de necesidad, parece arrojar un resultado que se aproxima sorprendentemente a la población protegida de cada comunidad autónoma. Por tanto, desde el punto de vista de la distribución territorial de recursos para financiar los servicios sanitarios, ésta debería ser una cautela a la hora de realizar ajustes ad hoc en el criterio poblacional.

1.5. Reflexiones y perspectivas para un nuevo sistema de financiación sanitaria

Del análisis del nuevo sistema de financiación sanitaria, nacido con vocación de estabilidad temporal, destaca la rapidez con la que se ha visto superado por la aparente insuficiencia financiera y la aparición de déficit, que ha obligado a abrir el debate. El modelo plantea problemas en su diseño y en su aplicación. Las variables de necesidad escogidas (población general, población mayor de 65 años e insularidad) y sus ponderaciones (75, 24,5 y 0,5%, respectivamente) no responden a análisis previos de necesidad sanitaria sino, más bien, al intento de hacer mínimo el presupuesto adicional necesario para cerrar el modelo. Pero, además, tampoco se aplicaron los criterios aprobados, al entrar en juego los mecanismos de garantía de mínimos, y por acuerdos entre el Gobierno Central y las comunidades autónomas con ocasión de las transferencias de servicios. Tratándose de un acuerdo *ex ante,* no se previó la posibilidad de revisar la estimación de necesidades de la restricción inicial. Las posibilidades del modelo, sin embargo, son notables. Supuso, sin duda, un avance importante sobre los acuerdos anteriores, al integrarse en el sistema de financiación territorial general, basado en un modelo de distribución institucional del gasto por niveles de gobierno y de elevada corresponsabilidad fiscal, con capacidad normativa de las comunidades autónomas sobre algunos impuestos, con un mecanismo de cierre, el Fondo de Suficiencia, y un mecanismo de corrección de desigualdades, el Fondo de Cohesión que, bien definido y empleado podría hacer del Estado el garante de la equidad en un sistema descentralizado.

Manteniendo estas líneas básicas, cabe concebir mejoras que tengan en cuenta la evolución previsible del gasto sanitario en el nivel autonómico a la hora de establecer los impuestos que deberían quedar en manos de las comunidades autónomas, a partir de una revisión de la restricción inicial, y revisar también las variables de necesidad sanitaria, y el papel otorgado al Gobierno Central en la corrección de desigualdades a través de fondos ad hoc con financiación adecuada. Estas ideas se desarrollan en detalle en la cuarta parte, que consta de cuatro capítulos que estudian, respectivamente, las líneas básicas de lo que podría ser un nuevo sistema de financiación sanitaria, propuestas de reforma organizativas, de gestión y financieras, algunas ideas en torno al que hemos denominado Fondo de Igualdad y unas reflexiones sobre la introducción de copagos en los servicios sanitarios distintos a la prestación farmacéutica. Todas ellas han sido objeto de debate y reflexión por los miembros del equipo investigador. El resultado no es una propuesta acabada, sino unas vías de avance sobre la reforma que cabría introducir en el sistema, para lograr los objetivos de suficiencia dinámica, autonomía y equidad.

El primero, de Utrilla (capítulo 11), estudia las líneas básicas de lo que podría ser un nuevo sistema de financiación sanitaria. El marco general es el de la estabilidad presupuestaria, con elevada corresponsabilidad fiscal y distribución del gasto por niveles de gobierno, en el que se persigue el equilibrio en términos dinámicos entre la necesidades de gasto y los recursos financieros asignados a las comunidades autónomas. Reconociendo la tendencia incesante al alza del gasto sanitario, el sistema debe garantizar la financiación adecuada, además de incentivar la gestión sanitaria eficiente y lograr la cohesión del Sistema Nacional de Salud (SNS). Esto podría articularse a través de impuestos y transferencias niveladoras, con unas garantías en términos dinámicos, lo que permitiría cubrir la cartera de servicios en función de un criterio de necesidad objetivo y revisable periódicamente. La obtención de financiación adicional se asociaría a las mejoras en resultados y la garantía de la cohesión, estableciéndose con carácter general la cofinanciación de las regiones receptoras en distinto grado.

La restricción inicial de la revisión del sistema vendría determinada por el reconocimiento de un gasto normativo de referencia que tomaría como base el gasto real total de la sanidad en el año inicial. Su reparto se realizaría según el criterio de necesidad aceptado, y se recalcularía periódicamente en función de la evolución de las variables de necesidad, con informes independientes sobre la evolución del gasto sanitario real. El Fondo de Suficiencia jugaría el papel actual pero aplicado a las diferencias entre la nueva restricción inicial y la liquidación oficial. Para el resto de objetivos, de cohesión del SNS e incentivos a la eficiencia, se produciría un aumento adicional de transferencias condicionadas que en parte irían a políticas cofinanciadas por las comunidades autónomas y que podrían instrumentarse a partir del Fondo de Cohesión, que debería aumentar su dotación e introducir automatismo en su evolución dinámica (para desplazados a centros de referencia, uso tutelado, planes integrales de salud...), el Fondo de Igualdad, para financiar acciones específicas destinadas a mejorar la cohesión del SNS, garantizando elementos dotacionales y resultados en salud, y Programas de Innovación y Mejora de la gestión de los recursos del sistema, cofinanciados por las comunidades autónomas. Habría que mantener garantías de evolución dinámica, comprometiéndose las comunidades autónomas a destinar a la sanidad al menos la cantidad inicial actualizada con el ITE nacional. Podrían considerarse excepcionalmente asignaciones de nivelación para situaciones excepcionales. Otros aspectos a considerar son la financiación de ampliaciones del catálogo de prestaciones y la organización institucional del SNS: Consejo Interterritorial, Agencia de Calidad y Agencia del Medicamento, que podrían depender de aquél.

El trabajo de Sánchez Maldonado y Molina (capítulo 12) revisa algunas propuestas de reforma para la sanidad en España, relativas a la organización, a la gestión y a la financiación sanitarias. Se detallan distintas alternativas relativas a la financiación de la asistencia sanitaria, distinguiéndose dos grupos de medidas: las que suponen una mera reasignación de recursos y las que implican recursos de nueva creación para las comunidades autónomas. Destacan, en la actualidad, las propuestas relativas a una alteración de los porcentajes de cesión impositiva. En este sentido, hay que hacer notar que incrementar el porcentaje de cesión de determinados impuestos favorecería a las comunidades autónomas con mayor capacidad de generación de recursos. Otra opción sería instrumentar realmente las asignaciones de nivelación, en aquellas situaciones en las que el crecimiento de las necesidades de gasto o la disminución de los recursos lo justificara. Asimismo, destacan las propuestas relativas a un incremento real en la autonomía y la corresponsabilidad fiscal de las comunidades autónomas, ejerciendo este nivel de gobierno sus competencias normativas, fundamentalmente a través de la imposición de recargos. Por último, las opciones propuestas son la del endeudamiento y el copago, que resultan, desde el punto de vista del debate sanitario, más discutibles.

El Fondo de Igualdad del SNS se define en Martín y Sánchez Campillo en el capítulo 13, como un fondo, de carácter estatal, cuyos recursos se utilizarían para financiar políticas de salud orientadas fundamentalmente a la corrección de las desigualdades mediante programas definidos y evaluables. Su fundamento legislativo se encuentra en la propia Ley de Cohesión y Calidad, particularmente el artículo 64 y especialmente la disposición adicional quinta. Sus rasgos característicos podrían ser los siguientes: ámbito estatal, financiación mediante recursos fiscales de carácter finalista o, alternativamente, con un incremento interanual garantizado, de carácter plurianual, orientado a financiar políticas de salud en todo el territorio estatal, centrado fundamentalmente en la corrección de desigualdades de salud, gestionado de forma autónoma por una agencia fuera del poder político, y evaluado sistemáticamente. Se hacen sugerencias respecto a formas alternativas para su financiación.

Por último, el capítulo 14, de Martín, analiza la posibilidad de introducir mecanismos de copago en los servicios sanitarios. En general, la eficacia de los sistemas de copago es bastante dudosa, a menos que se afecte de forma sustantiva el principio de equidad característico del Sistema Nacional de Salud. Por un lado, los sistemas de copago en general no son sensibles a la demanda innecesaria. Por otro lado, como mecanismo de recaudación puede verse afectado de forma importante por los costes de transacción y de gestión del sistema. Sin embargo, existe probablemente mayor posibilidad de introducir sistemas de copago en el sector farmacéutico que mejoren el actual sistema sin afectar negativamente al principio de equidad, tal y como ha señalado recientemente Puig-Junoy (2004).

1.5.1. Una vía de avance

Con la intención de paliar los problemas financieros más acuciantes y de sentar las bases para la revisión en 2007 del modelo vigente, el Consejo de Política Fiscal y Financiera, en su reunión celebrada el día 13 de septiembre de 2005, ha aprobado las medidas de mejora de la financiación sanitaria consensuadas en la II Conferencia de Presidentes, y que supondrán una mejora de los recursos que reciben las comunidades autónomas con cargo a los Presupuestos Generales del Estado, de 1.677 millones de euros cada año, más otros 1.365 millones de euros que recibirán, con dos años de antelación, de la liquidación del Sistema de Financiación, ya a partir de 2005. Este aumento de recursos procedentes del Estado podría incrementarse hasta un 40% si las comunidades autónomas hiciesen uso de su capacidad normativa, que, de nuevo, se ve ampliada, en los siguientes términos: posibilidad de duplicar la capacidad normativa de las comunidades autónomas en el impuesto sobre ventas minoristas de determinados hidrocarburos, de los 24 € por mil litros actuales hasta los 48 € por mil litros, y posibilidad de establecer un recargo de hasta dos puntos en el impuesto sobre la electricidad, cuyo tipo pasaría del 4,864 al 6,864%.

Un rasgo significativo del acuerdo es la propuesta de revisión completa del sistema de financiación de la sanidad para el año 2007. La buscada estabilidad de los modelos de financiación sanitaria parece no encontrarse, por la propia dinámica del sistema y por la ausencia, en los que han existido, de mecanismos efectivos de ajuste ante cambios en las variables determinantes de las necesidades.

Estamos ante un acuerdo cuya característica esencial es que supone una inyección de recursos necesarios para el sistema. La responsabilidad del mismo ha recaído en exclusiva en el Estado, siendo deseable que las comunidades autónomas avanzasen, en el futuro, en un mayor cumplimiento del principio de corresponsabilidad fiscal. Esto contribuiría a rebajar los problemas de suficiencia del sistema. Asimismo, sería deseable atender a las distintas medidas propuestas en el debate sanitario relativas a mejoras posibles en la organización y gestión del gasto sanitario. Todo ello contribuiría a garantizar la sostenibilidad del SNS.

Bibliografía

Clavero, A. y M. L. González. «Una revisión de modelos econométricos aplicados al análisis de demanda y utilización de servicios sanitarios», *Hacienda Pública Española/Revista de Economía Pública* 173 (2005): 129-162.

García, I., C. Gil, P. Pascual. y M. Rapún. «Una propuesta metodológica para la ordenación de las infraestructuras regionales», *Estudios Regionales* 51 (1998): 145-170.

Health Canada. *Health Care Renewal.* Health Canada, 2005.

INE. *Encuesta sobre Discapacidades, Deficiencias y Estado de Salud 1999*, 1999.

Martín, J. J. et al. «El nuevo modelo de financiación autonómica de la sanidad», en Cabasés J. M., J. R. Villalbí y C. Aibar eds. *Invertir en salud: Prioridades para la salud pública y el sistema sanitario.* V Informe SESPAS. Valencia, 2002.

OCDE. *OECD Health Data 2004.* OECD, 2004.

Puig-Junoy, J. «La contribución del usuario en la financiación de los medicamentos: elementos para un debate (informado)», *Gestión clínica y sanitaria* 6(4), 2004: 133-140.

Roemer, J. *Equality of opportunity.* Cambridge. MA. Harvard University Press, 1998.

Smith, P. et al. «Allocation resources to health authorities: results and policy implications of small area analysis of use of impatient services», *British Medical Journal* 309 (1994): 1050-1054.

Urbanos, R. y A. Utrilla. «El nuevo sistema de financiación sanitaria y sus implicaciones económicas en las Comunidades Autónomas», *Revista de Administración Sanitaria* V, 20 (2001): 25-48.

Wanless, D. *Securing our future health: taking a long-term view.* Final report. April 2002. HM Treasury.

2. La financiación del gasto sanitario desde la perspectiva de la experiencia comparada

Rosa María Urbanos Garrido
Universidad Complutense de Madrid
David Cantarero Prieto
Universidad de Cantabria
Carmen Molina Garrido y Jesús Salvador Gómez Sala
Universidad de Málaga

2.1. Introducción

Hasta la fecha se han venido produciendo diversas reformas tanto en la financiación autonómica general como en la sanitaria (Ruiz-Huerta y Granado 2003), habiéndose aprobado en las Cortes Generales de nuestro país un sistema de financiación general cuya vigencia ha comenzado el pasado 1 de enero del 2002 y que integra la financiación de las competencias sanitarias (Ley 21/2001, de 27 de diciembre). Dicho sistema ha introducido un ajuste por necesidad al criterio per cápita simple sobre la base de otras variables, básicamente la población mayor de 65 años e insularidad además de otros ajustes menores sobre la base de asignaciones de nivelación y fondos de pacientes desplazados.

A pesar de lo reciente de esta última reforma, en los últimos meses se ha vuelto a reabrir el debate sobre la financiación del gasto sanitario en nuestro país, que ha concluido con una importante aportación estatal articulada a través de distintos fondos y con el compromiso de una nueva reforma del modelo de financiación autonómica.

La revisión de los modelos de financiación del gasto sanitario no es una cuestión exclusiva de España. De hecho, recientemente hemos asistido a la puesta en marcha de algunas reformas importantes dentro del ámbito de la Unión Europea (Alemania, Francia) que afectan de manera directa a la financiación sanitaria. En realidad, la mayor parte de los Estados comparten una preocupación común: cómo garantizar unos sistemas sanitarios de amplia cobertura y elevados niveles de calidad y equidad que sean, simultáneamente, viables desde el punto de vista financiero, teniendo en cuenta los cambios socioeconómicos, demográficos y tecnológicos que se están produciendo en las sociedades más desarrolladas.

Dado que los retos a los que nos enfrentamos son, en buena parte, comunes, resulta de interés examinar cuáles han sido las tendencias recientes en la financiación del gasto sanitario en otros países de nuestro entorno social, económico o cultural. En primer lugar, se analizarán las reformas relacionadas con la descentralización, ya sea territorial o administrativa. Una vez examinadas las principales tendencias en este ámbito, el siguiente epígrafe se dedicará a revisar reformas producidas en los mecanismos de asignación de recursos a proveedores, para continuar con una descripción del papel que los esquemas de copagos juegan en la financiación sanitaria de los Estados de la Unión Europea de los 15.

2.2. Descentralización sanitaria y equidad territorial

En líneas generales, cualquier proceso de descentralización conlleva por sí mismo un reparto de recursos escasos, por lo que actualmente no parece probable que ningún proceso de este tipo pueda beneficiarse de un contexto en el que el gasto sanitario no tenga ya algún tipo de limitación. Como resultado, parece claro que los conflictos de reparto de la financiación sanitaria son uno de los posibles escenarios comunes a todos los procesos de descentralización.

Resulta en este caso de interés contrastar la teoría con la práctica efectuando una revisión comparada de los modelos existentes en los principales países de la Organización para la Cooperación y el Desarrollo Económico (OCDE), dado que en la mayoría de sus países miembros se han producido importantes logros, tanto en la universalización del cuidado de la salud y la cobertura médica como en la mejora del estado de salud de sus ciudadanos.

2.2.1. Una perspectiva general de los sistemas sanitarios en la OCDE

En general, según el último informe disponible de la OCDE relativo a sistemas sanitarios (OECD 2004), la evolución demográfica en la OCDE muestra una clara tendencia al envejecimiento (Cuadro 2.1). Además, la OCDE estima que el consumo de los mayores de 65 años es superior al resto,[1] pudiendo producirse un efecto *crowding-out* sobre el resto de gastos públicos.

Como resultado, la asistencia sanitaria es uno de los sectores económicos más importantes en los principales países de la OCDE (Cuadros 2.2, 2.3, 2.4 y 2.5). En concreto, en dichos países el porcentaje de gasto sanitario sobre el PIB se ha estabilizado desde principios de la década de los noventa. Estados Unidos sigue siendo el país del mundo con mayor gasto en asistencia sanitaria en porcentaje del PIB (5.267 $ per cápita en términos de Paridades de Poder de Compra, PPC, en el año 2002).

Asimismo, todos los países de la OCDE combinan la financiación pública y privada de la sanidad de un modo diferente, si bien en la mayoría de ellos el sector público provee la mayoría de la financiación (excepto en Estados Unidos y Corea), tal que el gasto público en el año 2002 representa la mayor parte del total y oscila entre porcentajes que van desde el 2,8% (México) y el 8,6% del PIB (Alemania).

En concreto, respecto al contexto europeo, el modelo sanitario actual en España no difiere mucho, excepto en su diacronía, del de aquellos países (Reino Unido, Alemania o Francia) que pueden considerarse artífices de los sistemas sanitarios. Así, en la Unión Europea (UE) todos los países disponen de uno de estos dos sistemas sanitarios:

a) Sistemas de Seguro Sanitario Social (SS), o de corte *bismarkiano* (inspirados en la legislación social alemana de 1883)

---

[1] Los estudios que han analizado la información contenida en bases de datos sanitarios individuales muestran que la mayor parte del gasto sanitario realizado por una persona se concentra en los meses que preceden a su propia muerte, lo que confirma que «no es la edad cronológica per se de los individuos sino sus estados de salud lo que hace que el gasto sanitario pueda aumentar o disminuir».

CUADRO 2.1: **Porcentaje de población mayor de 65 años sobre el total de población en los países de la OCDE. Periodo 1960-2002**

	1960	1970	1980	1985	1990	1991	1992	1993	1994	1995	1996	1997	1998	1999	2000	2001	2002
UE-15																	
Alemania	15,1	17,6	19,8	18,5	18,7	15	15	15,1	15,3	15,5	15,6	15,7	15,9	16,1	16,4	16,9	17,3
Austria	12,2	14,1	15,4	14,2	14,9	14,9	14,9	14,9	15	15,1	15,2	15,3	15,4	15,4	15,4	15,5	15,5
Bélgica	12	13,4	14,3	13,8	14,9	15,1	15,3	15,5	15,7	15,9	16,1	16,4	16,5	16,7	16,8	16,9	17
Dinamarca	10,6	12,3	14,4	15,1	15,6	15,6	15,5	15,5	15,4	15,2	15,1	15	14,9	14,8	14,8	14,8	14,8
España	n.d.	9,6	11	12	13,6	13,9	14,3	14,6	15	15,3	15,7	16	16,4	16,6	17	16,9	16,9
Finlandia	7,3	9,1	12	12,5	13,4	13,5	13,7	13,8	14	14,2	14,4	14,6	14,7	14,8	14,9	15,1	15,2
Francia	11,6	12,9	13,9	12,9	14	14,3	14,5	14,7	14,9	15,2	15,4	15,6	15,8	15,9	16,1	16,2	16,3
Grecia	8,1	11,1	13,1	13,2	13,8	14,1	14,4	14,8	15,2	15,6	16	16,4	16,7	17,1	17,4	17,8	18,1
Irlanda	11,1	11,1	10,7	10,9	11,4	11,4	11,4	11,4	11,4	11,4	11,4	11,4	11,3	11,2	11,2	11,2	11,1
Italia	9,3	10,9	13,1	13,1	14,9	15,3	15,6	15,9	16,3	16,6	17	17,3	17,6	17,8	18,1	18,4	18,6
Luxemburgo	n.d.	n.d.	13,7	13,4	13,4	13,4	13,5	13,8	13,9	14,1	14,4	14,3	14,3	14,4	14,2	14	13,9
Países Bajos	9	10,2	11,5	12,1	12,8	12,9	13	13,1	13,1	13,2	13,3	13,4	13,5	13,5	13,6	13,6	13,7
Portugal	7,9	9,4	11,3	11,9	13,4	13,7	13,9	14,1	14,4	14,7	15,1	15,4	15,7	16	16,3	16,5	16,6
Reino Unido	11,7	12,8	14,9	15,2	15,7	15,8	15,8	15,8	15,8	15,8	15,9	15,8	15,8	15,8	15,8	15,9	15,9
Suecia	11,7	13,7	16,3	17,2	17,8	17,7	17,7	17,6	17,5	17,5	17,5	17,4	17,4	17,3	17,3	17,2	17,2
Otros países del ámbito de la OCDE																	
Australia	8,5	8,3	9,6	10,3	11,1	11,3	11,5	11,6	11,8	11,9	12	12,1	12,2	12,3	12,4	12,5	12,7

CUADRO 2.1 *(cont.)*: **Porcentaje de población mayor de 65 años sobre el total de población en los países de la OCDE. Periodo 1960-2002**

	1960	1970	1980	1985	1990	1991	1992	1993	1994	1995	1996	1997	1998	1999	2000	2001	2002
Canadá	7,5	7,9	9,4	10,3	11,3	11,5	11,6	11,7	11,8	12	12,1	12,2	12,3	12,4	12,5	12,6	12,7
República Checa	n.d.	n.d.	13,5	11,8	12,5	12,7	12,8	12,9	13,1	13,2	13,4	13,5	13,7	13,8	13,8	13,9	13,9
Hungría	9	11,5	13,4	12,4	13,4	13,5	13,7	13,9	14	14,2	14,4	14,6	14,7	14,9	15,1	15,2	15,3
Islandia	n.d.	8,8	10,1	10,4	10,6	10,9	10,7	11	10,9	11,2	11,5	11,4	11,7	11,6	11,7	11,6	11,8
Japón	5,7	7,1	9,1	10,3	12,1	12,6	13,1	13,5	14,1	14,6	15,1	15,7	16,2	16,7	17,4	17,8	18,4
Corea	n.d.	n.d.	n.d.	n.d.	n.d.	n.d.	n.d.	n.d.	n.d.	n.d.	n.d.	n.d.	n.d.	n.d.	7,2	7,6	7,9
México	n.d.	n.d.	3,8	3,8	4	4,1	4,2	4,2	4,3	4,4	4,5	4,6	4,7	4,8	4,9	5,1	5,2
Nueva Zelanda	n.d.	n.d.	n.d.	n.d.	n.d.	11,2	11,3	11,4	11,5	11,5	11,5	11,5	11,6	11,7	11,7	11,9	11,9
Noruega	11	12,9	14,8	15,7	16,3	16,3	16,2	16,1	16	15,9	15,8	15,7	15,6	15,4	15,2	15	14,9
Polonia	6	8,4	10,1	9,4	10,1	10,3	10,4	10,6	10,8	11,1	11,3	11,6	11,8	12	12,2	12,4	12,6
Eslovaquia	6,9	9,1	10,5	9,4	10,3	10,4	10,5	10,6	10,7	10,9	11	11,2	11,3	11,4	11,4	11,4	11,5
Suiza	10,2	11,4	13,8	14,1	14,6	14,6	14,6	14,6	14,7	14,7	14,8	15	15,1	15,2	15,3	15,4	15,5
Estados Unidos	9,2	9,8	11,3	11,9	12,5	12,6	12,6	12,7	12,7	12,7	12,7	12,6	12,5	12,5	12,4	12,4	12,3

Fuente: OECD Health Data (2004). n.d.: No disponible

CUADRO 2.2: **Gasto sanitario per cápita en paridades de poder de compra (PPC EE. UU. $) en OCDE. Periodo 1960-2002**

Países	1960	1970	1980	1985	1990	1991	1992	1993	1994	1995	1996	1997	1998	1999	2000	2001	2002
UE-15																	
Alemania	n.d.	266	955	1.375	1.729	n.d.	1.962	1.988	2.106	2.263	2.410	2.416	2.470	2.563	2.640	2.735	2.817
Austria	77	190	762	916	1.344	1.419	1.551	1.674	1.739	1.865	1.986	1.848	1.953	2.069	2.147	2.174	2.220
Bélgica	n.d.	147	627	953	1.340	1.460	1.547	1.595	1.632	1.882	1.981	1.967	2.041	2.139	2.288	2.441	2.515
Dinamarca	n.d.	n.d.	943	1.275	1.554	1.603	1.660	1.757	1.834	1.843	1.949	2.028	2.141	2.297	2.351	2.523	2.580
España	16	97	363	491	865	946	1.035	1.084	1.116	1.195	1.250	1.287	1.371	1.467	1.493	1.567	1.646
Finlandia	62	190	584	954	1.414	1.547	1.542	1.421	1.390	1.428	1.517	1.580	1.607	1.641	1.698	1.841	1.943
Francia	69	206	699	1.110	1.555	1.668	1.769	1.866	1.937	2.025	2.091	2.163	2.231	2.306	2.416	2.588	2.736
Grecia	n.d.	171	464	n.d.	838	873	971	1.092	1.224	1.269	1.317	1.367	1.428	1.517	1.617	1.670	1.814
Irlanda	42	117	511	657	791	884	1.005	1.041	1.119	1.208	1.269	1.417	1.487	1.623	1.774	2.059	2.367
Italia	n.d.	n.d.	n.d.	n.d.	1.397	1.520	1.584	1.554	1.557	1.524	1.605	1.705	1.800	1.853	2.001	2.107	2.166
Luxemburgo	n.d.	161	637	913	1.533	1.639	1.772	1.875	1.917	2.053	2.127	2.139	2.291	2.734	2.682	2.900	3.065
Países Bajos	n.d.	n.d.	750	973	1.419	1.532	1.623	1.700	1.745	1.827	1.878	1.936	2.016	2.098	2.196	2.455	2.643
Portugal	n.d.	54	283	421	661	801	837	872	915	1.080	1.147	1.219	1.290	1.424	1.570	1.662	1.702
Reino Unido	84	160	472	709	977	1.079	1.184	1.246	1.331	1.393	1.461	1.535	1.607	1.725	1.839	2.012	2.160
Suecia	n.d.	305	924	1.247	1.566	1.552	1.594	1.637	1.648	1.733	1.845	1.870	1.961	2.119	2.243	2.370	2.517
Otros países del ámbito de la OCDE																	
Australia	93	n.d.	684	994	1.300	1.379	1.455	1.540	1.626	1.737	1.846	1.948	2.077	2.231	2.379	2.504	n.d.

CUADRO 2.2 *(cont.)*: **Gasto sanitario per cápita en paridades de poder de compra (PPC EE. UU. $) en OCDE. Periodo 1960-2002**

Países	1960	1970	1980	1985	1990	1991	1992	1993	1994	1995	1996	1997	1998	1999	2000	2001	2002
Canadá	121	289	770	1.251	1.714	1.855	1.959	2.002	2.039	2.044	2.039	2.130	2.291	2.400	2.541	2.743	2.931
República Checa	n.d.	n.d.	n.d.	n.d.	553	534	564	762	811	876	910	914	918	932	977	1.083	1.118
Hungría	n.d.	n.d.	n.d.	n.d.	n.d.	583	622	636	717	674	677	692	775	820	847	961	1.079
Islandia	57	163	698	1.120	1.598	1.684	1.675	1.736	1.788	1.853	1.967	2.015	2.252	2.540	2.559	2.680	2.807
Japón	29	144	559	849	1.105	1.183	1.271	1.357	1.453	1.530	1.641	1.686	1.742	1.829	1.958	2.077	n.d.
Corea	n.d.	n.d.	n.d.	169	328	344	394	421	456	500	572	615	587	685	778	931	n.d.
Méjico	n.d.	n.d.	n.d.	n.d.	290	332	371	395	413	380	364	401	427	463	493	535	553
Nueva Zelanda	n.d.	205	488	622	987	1.036	1.091	1.108	1.181	1.238	1.261	1.357	1.441	1.527	1.611	1.710	1.857
Noruega	49	140	659	943	1.385	1.542	1.643	1.688	1.777	1.892	2.064	2.179	2.314	2.561	2.747	2.946	3.083
Polonia	n.d.	n.d.	n.d.	n.d.	298	356	375	385	383	423	491	505	563	571	578	629	654
Eslovaquia	n.d.	n.d.	n.d.	n.d.	n.d.	n.d.	n.d.	n.d.	n.d.	n.d.	n.d.	543	559	578	591	633	698
Suiza	166	350	1.031	1.473	2.040	2.220	2.345	2.384	2.457	2.555	2.654	2.812	2.967	2.985	3.111	3.288	3.445
Turquía	n.d.	24	76	72	165	178	187	199	184	184	230	265	312	392	446	n.d.	n.d.
Estados Unidos	144	347	1.055	1.759	2.738	2.957	3.165	3.357	3.500	3.655	3.792	3.939	4.096	4.298	4.538	4.869	5.267

Fuente: OECD Health Data (2004). n.d.: No disponible.

CUADRO 2.3: **Gasto sanitario como porcentaje del PIB en los países de la OCDE. Periodo 1960-2002**

Países	1960	1970	1980	1985	1990	1991	1992	1993	1994	1995	1996	1997	1998	1999	2000	2001	2002
UE-15																	
Alemania	n.d.	6,2	8,7	9	8,5	n.d.	9,9	9,9	10,2	10,6	10,9	10,7	10,6	10,6	10,6	10,8	10,9
Austria	4,3	5,3	7,6	6,6	7,1	7,1	7,5	7,9	7,9	8,2	8,3	7,6	7,7	7,8	7,7	7,6	7,7
Bélgica	n.d.	4	6,4	7,2	7,4	7,8	8	8,1	7,9	8,7	8,9	8,6	8,6	8,7	8,8	9	9,1
Dinamarca	n.d.	n.d.	9,1	8,7	8,5	8,4	8,5	8,8	8,5	8,2	8,3	8,2	8,4	8,5	8,4	8,6	8,8
España	1,5	3,6	5,4	5,5	6,7	6,9	7,2	7,5	7,4	7,6	7,6	7,5	7,5	7,5	7,5	7,5	7,6
Finlandia	3,8	5,6	6,4	7,2	7,8	9	9,1	8,3	7,7	7,5	7,6	7,3	6,9	6,9	6,7	7	7,3
Francia	3,8	5,4	7,1	8,2	8,6	8,8	9	9,4	9,4	9,5	9,5	9,4	9,3	9,3	9,3	9,4	9,7
Grecia	n.d.	6,1	6,6	n.d.	7,4	7,2	7,9	8,8	9,7	9,6	9,6	9,4	9,4	9,6	9,7	9,4	9,5
Irlanda	3,7	5,1	8,4	7,6	6,1	6,5	7,1	7	7	6,8	6,6	6,4	6,2	6,3	6,4	6,9	7,3
Italia	n.d.	n.d.	n.d.	n.d.	8	8,3	8,4	8,1	7,8	7,4	7,5	7,7	7,7	7,8	8,1	8,3	8,5
Luxemburgo	n.d.	3,6	5,9	5,9	6,1	5,9	6,2	6,2	6,1	6,4	6,4	5,9	5,8	6,2	5,5	5,9	6,2
Países Bajos	n.d.	n.d.	7,5	7,4	8	8,2	8,4	8,6	8,4	8,4	8,3	8,2	8,1	8,2	8,2	8,5	9,1
Portugal	n.d.	2,6	5,6	6	6,2	6,8	7	7,3	7,3	8,2	8,4	8,5	8,4	8,7	9,2	9,3	9,3
Reino Unido	3,9	4,5	5,6	5,9	6	6,5	6,9	6,9	7	7	7	6,8	6,9	7,2	7,3	7,5	7,7
Suecia	n.d.	6,9	9,1	8,7	8,4	8,2	8,3	8,6	8,2	8,1	8,4	8,2	8,3	8,4	8,4	8,8	9,2
Otros países del ámbito de la OCDE																	
Australia	4,1	n.d.	7	7,4	7,8	8	8,1	8,2	8,2	8,2	8,4	8,5	8,6	8,8	9	9,1	n.d.

CUADRO 2.3 *(cont.)*: **Gasto sanitario como porcentaje del PIB en los países de la OCDE. Periodo 1960-2002**

Países	1960	1970	1980	1985	1990	1991	1992	1993	1994	1995	1996	1997	1998	1999	2000	2001	2002
Canadá	5,4	7	7,1	8,2	9	9,7	10	9,9	9,5	9,2	9	8,9	9,2	9	8,9	9,4	9,6
República Checa	n.d.	n.d.	n.d.	n.d.	5	5,2	5,4	7,2	7,3	7,3	7,1	7,1	7,1	7,1	7,1	7,3	7,4
Hungría	n.d.	n.d.	n.d.	n.d.	n.d.	7,1	7,7	7,7	8,3	7,5	7,2	7	7,3	7,4	7,1	7,4	7,8
Islandia	3	4,7	6,2	7,3	8	8,2	8,3	8,4	8,3	8,4	8,4	8,1	8,6	9,4	9,2	9,2	9,9
Japón	3	4,5	6,5	6,7	5,9	6	6,2	6,5	6,7	6,8	7	6,9	7,2	7,4	7,6	7,8	n.d.
Corea	n.d.	n.d.	n.d.	4	4,4	4,1	4,4	4,4	4,4	4,4	4,6	4,7	4,8	5	5,1	5,9	n.d.
México	n.d.	n.d.	n.d.	n.d.	4,8	5,2	5,6	5,8	5,8	5,6	5,1	5,3	5,4	5,6	5,6	6	6,1
Nueva Zelanda	n.d.	5,1	5,9	5,2	6,9	7,4	7,5	7,2	7,2	7,2	7,2	7,4	7,9	7,8	7,9	8	8,5
Noruega	2,9	4,4	7	6,6	7,7	8,1	8,2	8	7,9	7,9	7,9	7,8	8,5	8,5	7,7	8,1	8,7
Polonia	n.d.	n.d.	n.d.	n.d.	4,9	6,1	6,2	5,9	5,6	5,6	6	5,7	6	5,9	5,7	6	6,1
Eslovaquia	n.d.	n.d.	n.d.	n.d.	n.d.	n.d.	n.d.	n.d.	n.d.	n.d.	n.d.	5,8	5,7	5,8	5,5	5,6	5,7
Suiza	4,9	5,4	7,3	7,7	8,3	8,9	9,3	9,4	9,5	9,7	10,1	10,2	10,3	10,5	10,4	10,9	11,2
Turquía	n.d.	2,4	3,3	2,2	3,6	3,8	3,8	3,7	3,6	3,4	3,9	4,2	4,8	6,4	6,6	n.d.	n.d.
Estados Unidos	5	6,9	8,7	10	11,9	12,6	13	13,3	13,2	13,3	13,2	13	13	13	13,1	13,9	14,6

Fuente: OECD Health Data (2004). n.d.: No disponible.

CUADRO 2.4: **Gasto sanitario público como porcentaje del PIB en los países de la OCDE. Periodo 1960-2002**

Países	1960	1970	1980	1985	1990	1991	1992	1993	1994	1995	1996	1997	1998	1999	2000	2001	2002
UE-15																	
Alemania	n.d.	4,5	6,8	7	6,5	n.d.	8	8	8,2	8,5	8,8	8,5	8,3	8,4	8,3	8,5	8,6
Austria	3	3,3	5,2	5	5,2	5,2	5,5	5,9	5,9	5,8	5,8	5,3	5,4	5,4	5,4	5,2	5,4
Bélgica	n.d.	n.d.	n.d.	n.d.	n.d.	n.d.	n.d.	n.d.	n.d.	6	6,4	6	6	6,2	6,2	6,4	6,5
Dinamarca	n.d.	n.d.	8	7,4	7	7	7	7,2	7	6,8	6,8	6,8	6,9	7	6,9	7,1	7,3
España	0,9	2,3	4,3	4,4	5,3	5,3	5,6	5,8	5,6	5,5	5,5	5,4	5,4	5,4	5,3	5,4	5,4
Finlandia	2,1	4,1	5	5,6	6,3	7,3	7,2	6,3	5,8	5,7	5,8	5,5	5,3	5,2	5	5,3	5,5
Francia	2,4	4,1	5,7	6,4	6,6	6,7	6,9	7,2	7,1	7,3	7,2	7,1	7,1	7,1	7,1	7,2	7,4
Grecia	n.d.	2,6	3,7	n.d.	4	3,9	4,3	4,8	4,8	5	5,1	5	4,9	5,2	5,2	5	5
Irlanda	2,8	4,2	6,8	5,8	4,4	4,8	5	5,1	5	4,9	4,7	4,8	4,7	4,6	4,7	5,2	5,5
Italia	n.d.	n.d.	n.d.	n.d.	6,4	6,6	6,5	6,2	5,9	5,3	5,4	5,6	5,6	5,6	6	6,3	6,4
Luxemburgo	n.d.	3,2	5,5	5,3	5,7	5,5	5,7	5,8	5,6	5,9	5,9	5,5	5,4	5,6	5	5,3	5,3
Países Bajos	n.d.	n.d.	5,2	5,2	5,4	5,7	6,1	6,3	6,1	6	5,5	5,5	n.d.	n.d.	n.d.	n.d.	n.d.
Portugal	n.d.	1,6	3,6	3,3	4,1	4,3	4,2	4,6	4,6	5,1	5,5	5,6	5,6	5,9	6,4	6,6	6,5
Reino Unido	3,3	3,9	5	5	5	5,4	5,8	5,9	5,9	5,8	5,8	5,5	5,5	5,8	5,9	6,2	6,4
Suecia	n.d.	5,9	8,4	7,8	7,5	7,2	7,3	7,5	7,1	7,1	7,3	7,1	7,2	7,2	7,2	7,5	7,9
Otros países del ámbito de la OCDE																	
Australia	2,1	n.d.	4,4	5,3	4,8	5,4	5,4	5,4	5,4	5,5	5,6	5,7	5,9	6,1	6,2	6,2	n.d.

CUADRO 2.4 *(cont.)*: **Gasto sanitario público como porcentaje del PIB en los países de la OCDE. Periodo 1960-2002**

Países	1960	1970	1980	1985	1990	1991	1992	1993	1994	1995	1996	1997	1998	1999	2000	2001	2002
Canadá	2,3	4,9	5,4	6,2	6,7	7,2	7,4	7,2	6,9	6,5	6,3	6,2	6,5	6,3	6,3	6,6	6,7
República Checa	n.d.	n.d.	n.d.	n.d.	4,9	5,1	5,2	6,8	6,9	6,8	6,5	6,5	6,5	6,5	6,5	6,7	6,8
Hungría	n.d.	n.d.	n.d.	n.d.	n.d.	6,4	6,8	6,7	7,2	6,3	5,9	5,6	5,5	5,3	5	5,1	5,5
Islandia	2	3,1	5,5	6,3	6,9	7,1	7,1	7	6,9	7,1	7	6,8	7,1	7,9	7,7	7,7	8,3
Japón	1,8	3,2	4,6	4,7	4,6	4,7	4,9	5,1	5,3	5,7	5,8	5,6	5,8	6	6,1	6,4	n.d.
Corea	n.d.	n.d.	n.d.	1,1	1,7	1,4	1,6	1,6	1,6	1,7	1,9	2	2,3	2,3	2,4	3,2	n.d.
México	n.d.	n.d.	n.d.	n.d.	2	2,3	2,4	2,5	2,6	2,4	2,1	2,4	2,5	2,7	2,6	2,7	2,8
Nueva Zelanda	n.d.	4,1	5,2	4,5	5,7	6,1	5,9	5,5	5,6	5,6	5,5	5,7	6,1	6,1	6,1	6,1	6,6
Noruega	2,2	4	5,9	5,7	6,4	6,8	6,9	6,8	6,7	6,7	6,6	6,6	7,2	7,3	6,5	6,9	7,4
Polonia	n.d.	n.d.	n.d.	n.d.	4,5	4,6	4,7	4,4	4,1	4,1	4,4	4,1	3,9	4,2	4	4,3	4,4
Eslovaquia	n.d.	n.d.	n.d.	n.d.	n.d.	n.d.	n.d.	n.d.	n.d.	n.d.	n.d.	5,4	5,2	5,2	4,9	5	5,1
Suiza	n.d.	n.d.	n.d.	3,9	4,3	4,7	5	5,1	5,1	5,2	5,5	5,6	5,7	5,8	5,8	6,2	6,5
Turquía	n.d.	0,9	0,9	1,1	2,2	2,4	2,5	2,5	2,5	2,4	2,7	3	3,5	3,9	4,2	n.d.	n.d.
Estados Unidos	1,2	2,5	3,6	4	4,7	5,2	5,5	5,7	5,9	6	6	5,9	5,8	5,8	5,8	6,2	6,6

Fuente: OECD Health Data (2004). n.d.: No disponible.

CUADRO 2.5: **Gasto sanitario privado como porcentaje del PIB en los países de la OCDE. Periodo 1960-2002**

Países	1960	1970	1980	1985	1990	1991	1992	1993	1994	1995	1996	1997	1998	1999	2000	2001	2002
UE-15																	
Alemania	n.d.	1,7	1,8	2	2	n.d.	1,9	2	2	2,1	2,1	2,2	2,3	2,3	2,2	2,3	2,3
Austria	1,3	2	2,4	1,6	1,9	1,9	2	2	2	2,4	2,5	2,3	2,3	2,4	2,3	2,4	2,3
Bélgica	n.d.	n.d.	n.d.	n.d.	n.d.	n.d.	n.d.	n.d.	n.d.	2,6	2,6	2,6	2,6	2,6	2,6	2,6	2,6
Dinamarca	n.d.	1,3	1,1	1,2	1,5	1,4	1,4	1,5	1,5	1,4	1,5	1,5	1,5	1,5	1,5	1,5	1,5
España	0,6	1,2	1,1	1	1,4	1,5	1,6	1,8	1,8	2,1	2,1	2,1	2,1	2,1	2,1	2,2	2,2
Finlandia	1,8	1,5	1,3	1,5	1,5	1,7	1,9	2	1,9	1,8	1,9	1,7	1,6	1,7	1,7	1,7	1,8
Francia	1,4	1,3	1,4	1,8	2	2,1	2,1	2,2	2,3	2,3	2,3	2,2	2,2	2,2	2,3	2,3	2,3
Grecia	n.d.	3,5	2,9	n.d.	3,4	3,4	3,6	4	4,8	4,6	4,5	4,5	4,5	4,5	4,5	4,4	4,5
Irlanda	0,9	0,9	1,5	1,8	1,7	1,8	2	1,9	2	1,9	1,9	1,6	1,5	1,7	1,7	1,7	1,8
Italia	n.d.	n.d.	n.d.	1,7	1,7	1,7	1,9	1,9	2	2,1	2,1	2,2	2,2	2,2	2,1	2	2,1
Luxemburgo	n.d.	n.d.	0,4	0,6	0,4	0,4	0,4	0,4	0,5	0,5	0,5	0,4	0,4	0,6	0,6	0,6	0,9
Países Bajos	n.d.	n.d.	2,3	2,1	2,6	2,5	2,3	2,3	2,3	2,4	2,8	2,6	n.d.	n.d.	n.d.	n.d.	n.d.
Portugal	n.d.	1,1	2	2,7	2,1	2,5	2,8	2,7	2,7	3	2,9	2,9	2,8	2,8	2,8	2,7	2,7
Reino Unido	0,6	0,6	0,6	0,8	1	1,1	1,1	1	1,1	1,1	1,2	1,3	1,4	1,4	1,4	1,3	1,3
Suecia	n.d.	1	0,7	0,8	0,9	1	1,1	1,1	1,1	1,1	1,1	1,2	1,2	1,2	1,3	1,3	1,4
Otros países del ámbito de la OCDE																	
Australia	2	n.d.	2,6	2,1	2,5	2,7	2,7	2,8	2,8	2,7	2,9	2,7	2,7	2,7	2,8	2,9	n.d.

CUADRO 2.5 *(cont.)*: **Gasto sanitario privado como porcentaje del PIB en los países de la OCDE. Periodo 1960-2002**

Países	1960	1970	1980	1985	1990	1991	1992	1993	1994	1995	1996	1997	1998	1999	2000	2001	2002
Canadá	3,1	2,1	1,7	2	2,3	2,5	2,6	2,7	2,7	2,6	2,6	2,7	2,7	2,7	2,6	2,8	2,9
República Checa	n.d.	n.d.	n.d.	n.d.	0,1	0,2	0,2	0,4	0,4	0,5	0,5	0,6	0,6	0,6	0,6	0,6	0,6
Hungría	n.d.	n.d.	n.d.	n.d.	n.d.	0,8	0,9	1	1	1,2	1,3	1,3	1,8	2	2,1	2,3	2,3
Islandia	1	1,6	0,7	0,9	1,1	1,1	1,3	1,4	1,4	1,4	1,4	1,3	1,5	1,5	1,5	1,6	1,6
Japón	1,2	1,4	1,9	2	1,3	1,3	1,4	1,3	1,4	1,2	1,2	1,3	1,4	1,4	1,4	1,4	n.d.
Corea	n.d.	n.d.	n.d.	2,9	2,8	2,7	2,9	2,9	2,8	2,7	2,7	2,7	2,5	2,7	2,7	2,7	n.d.
México	n.d.	n.d.	n.d.	n.d.	2,9	2,9	3,2	3,3	3,2	3,3	3	2,9	2,9	2,9	3	3,3	3,4
Nueva Zelanda	n.d.	1	0,7	0,7	1,2	1,3	1,6	1,7	1,6	1,6	1,7	1,7	1,8	1,8	1,7	1,9	1,9
Noruega	0,6	0,4	1	0,9	1,3	1,3	1,2	1,2	1,2	1,3	1,2	1,2	1,3	1,3	1,2	1,2	1,3
Polonia	n.d.	n.d.	n.d.	n.d.	0,4	1,5	1,5	1,6	1,5	1,5	1,6	1,6	2,1	1,7	1,7	1,7	1,7
Eslovaquia	n.d.	n.d.	n.d.	n.d.	n.d.	n.d.	n.d.	n.d.	n.d.	n.d.	n.d.	0,5	0,5	0,6	0,6	0,6	0,6
Suiza	n.d.	n.d.	n.d.	3,8	3,9	4,2	4,3	4,3	4,3	4,5	4,6	4,6	4,7	4,7	4,6	4,7	4,7
Turquía	n.d.	1,5	2,4	1,1	1,4	1,4	1,2	1,2	1,1	1	1,2	1,2	1,4	2,5	2,5	n.d.	n.d.
Estados Unidos	3,8	4,4	5,1	6	7,2	7,4	7,5	7,5	7,3	7,3	7,2	7,1	7,2	7,2	7,3	7,6	8,1

Fuente: OECD Health Data (2004). n.d.: No disponible.

o sistemas profesionales. Están basados en una afiliación obligatoria general donde el Estado especifica las prestaciones incluidas y el suministro de servicios se reserva a fondos de aseguramiento con una autonomía y autorregulación relativamente alta por parte de los proveedores. Se financian por cotizaciones de empresarios y empleados, a través de fondos de seguros no gubernamentales, sin ánimo de lucro, y la propiedad de los medios de producción, así como la provisión de los cuidados de salud, es pública y privada. Han adoptado este sistema en Europa países como Austria, Bélgica, Francia, Alemania, Holanda y Luxemburgo.

b) Sistemas Nacionales de Salud (SNS), inspirados en el Informe *Beveridge* de 1942, que formalizó la organización adoptada por Suecia en la década de 1930, cuyo fundamento es un acceso y cobertura prácticamente universal (libre acceso de todos los ciudadanos),. con financiación impositiva (y esquemas de pago directo por parte de los pacientes, en general, de escasa cuantía), una provisión directamente regulada y profesionales (asalariados o retribuidos a partir de fórmulas capitativas) empleados por el Estado, reconociendo para el sector privado un papel alternativo o residual y siendo las orientaciones ideológicas de los diferentes Gobiernos las que definen su grado de intervención. Los países que han adoptado este sistema son Dinamarca, Finlandia, Irlanda, Suecia y Reino Unido después de la II Guerra Mundial, mientras que Grecia, Italia, Portugal y España lo hicieron en los ochenta.

Es importante tener en cuenta que el gasto sanitario constituye en la actualidad uno de los más importantes gastos del estado del bienestar en Europa, tanto por su volumen como por su secular tendencia al alza. Representa también un porcentaje elevado del PIB que recae mayoritariamente sobre el Sector Público (en el año 2002, con porcentajes que van desde el 5,0% del PIB en Grecia o 5,3% de Luxemburgo al 7,9% de Suecia u 8,6% de Alemania), algo preocupante dado que las fórmulas para su contención no son populares en términos de elección pública. En este punto, existen varios motivos que hacen esperar mayores crecimientos de este tipo de gasto como es el envejecimiento de la población aunque también la subida de los precios relativos de los servicios y productos sanitarios, el aumento de la incidencia de determinadas patologías o la intensificación de la tecnología médica.

Asimismo, el grado de descentralización sanitaria de cada país está ligado, por un lado, a condicionantes de carácter político y, por otro, al tipo de modelo (*privado,* de Seguridad Social o Sistema Nacional de Salud) vigente en cada caso (Hoffmeyer y McCarthy 1994). El mayor grado de descentralización tiene lugar en los modelos básicamente privados, puesto que entre las características de este tipo de sistemas se encuentra la descentralización de las responsabilidades a los individuos. Los sistemas de Seguridad Social, por su parte, se organizan mayoritariamente en torno a fondos de seguro, con un tamaño variable según países.

En los Sistemas Nacionales de Salud, el grado de descentralización también difiere notablemente entre países. Del mismo modo que en España las competencias sanitarias corresponden a las comunidades autónomas, el resto de países delegan en los gobiernos subcentrales una parte de la responsabilidad sobre la atención sanitaria: Suecia en los condados, Italia en las regiones, Australia y Nueva Zelanda en los diferentes Estados, Canadá en las provincias, etc. En los países nórdicos destaca la presencia de los gobiernos locales en la provisión y/o financiación de la atención sanitaria. En Noruega los municipios son los responsables de la atención primaria, en Suecia de la atención domiciliaria y, finalmente, en Finlandia, recae sobre ellos la responsabilidad básica de la provisión sanitaria. En este último caso la financiación procede fundamentalmente de impuestos municipales. Las reformas incorporadas en los últimos años en los sistemas sanitarios de nuestro entorno también han ido dirigidas, al igual que en otros ámbitos, a controlar el gasto global. Dichas medidas han consistido, bien en la limitación de las tasas de cotización en los Sistemas de Seguro, bien en la introducción de controles más directos en los Sistemas Nacionales de Salud. Así, en España, Italia, Suecia, Reino Unido e Irlanda se ha producido un proceso de cesión de responsabilidades a las autoridades regionales o locales con el fin de aumentar la eficiencia en la gestión de la asistencia sanitaria.

2.2.2. La financiación sanitaria en modelos descentralizados

A continuación se comentarán con más detalle algunas de las experiencias de otros países con modelos sanitarios descentralizados, cuyos instrumentos de financiación de la sanidad resultan interesantes para el caso español.

2.2.2.1. Alemania

El sistema alemán, considerado el primer sistema de Seguridad Social del mundo, se compone de más de 300 Fondos de Enfermedad obligatorios (fondos generales regionales, fondos sustitutivos, fondos de empresa y pertenecientes a distintos gremios) en los que se han delegado poderes de decisión.[2] Las competencias sanitarias se reparten entre el Gobierno Federal y los Länder, con la peculiaridad de que el proceso de descentralización se ha producido «de abajo a arriba», esto es, desde los Länder hacia el Gobierno Federal y no al contrario. Las decisiones sobre financiación se delegan en gran parte en agentes pertenecientes a los Länder y, en ocasiones, en agentes de nivel local. El Estado Central se encarga de establecer el marco general para garantizar la equidad, la financiación de la atención sanitaria y la presencia de un sistema de cobertura completa. Los Länder, por su parte, aseguran la infraestructura hospitalaria; el pago de inversiones y la formación médica pregraduada, supervisan las instituciones corporativas regionales y se encargan de la salud pública (European Observatory on Health Care Systems 2000). La financiación de los hospitales sigue manteniendo un sistema dual: mientras los Länder financian las inversiones, los costes derivados de la asistencia, mantenimiento y personal de cada paciente corren a cargo de los fondos de enfermedad.

Los fondos de seguro se financian con las cotizaciones sociales de la población a la que cubren, que recaen a partes iguales sobre trabajadores y empleadores.[3] No obstante, dado que las poblacio-

---

[2] El número de Fondos de Enfermedad ha ido decreciendo progresivamente a lo largo del tiempo. Entre 1991 y 2003 dicho número se ha reducido desde los 1.209 Fondos existentes a comienzos de la década de los noventa a los 314 en 2003.

[3] Este principio de financiación paritaria está próximo a desaparecer. A partir de 2005 se crea un nuevo seguro adicional obligatorio, que será financiado exclusiva-

nes cubiertas por los distintos fondos resultan muy heterogéneas (tanto en características socioeconómicas como sanitarias), existen mecanismos de compensación financiera entre fondos, para evitar que algunos padezcan situaciones de déficit crónico mientras otros disfrutan de superávits estructurales (Herrero y Utrilla 2003). Así, el Fondo de Compensación de Riesgos permite ajustar por las diferencias en niveles de renta o intensidad en el consumo de las poblaciones cubiertas por los distintos fondos de seguro, garantizando cierta homogeneidad entre ellos. Al margen de este instrumento, y dado que los Gobiernos Regionales son los responsables de las infraestructuras e inversiones hospitalarias —entre otras variables—, existen transferencias de nivelación relacionadas inversamente con la capacidad fiscal de los Länder, de manera que los territorios con mayor capacidad fiscal transfieren recursos a los Gobiernos Regionales menos desarrollados.[4] Por lo tanto, podemos decir que en Alemania se articulan dos mecanismos (Fondo de Compensación de Riesgos y transferencias de nivelación) que tratan de garantizar unos mínimos de financiación similares.

En la actualidad, dados los problemas financieros que afectan al sistema alemán, se barajan dos alternativas de reforma del Seguro Sanitario Estatutario, al margen de las medidas ya implementadas[5] (Velasco y Busse 2004). La primera de ellas consistiría en extender el seguro a toda la población, eliminando la posibilidad actual de que los individuos de mayor nivel de ingresos escapen al seguro obligatorio. Esta propuesta incluye una nueva fórmula de calcular las contribuciones para financiar el seguro, de manera que tuvieran como base los ingresos totales de los contribuyentes, y no sólo los salariales. De este modo conseguiría ampliarse la base de financiación del sistema, mante-

---

mente por los asalariados, para cubrir la prestación protésica dental —que se excluye del catálogo de prestaciones público—. Por otra parte, a partir de 2006 la financiación del subsidio de enfermedad correrá a cargo exclusivamente de los asalariados (Velasco y Busse 2004). Estas reformas van acompañadas de un aumento importante de los copagos sanitarios.

[4] El Gobierno Central y los Länder comparten, como en España, la recaudación de las principales figuras tributarias (impuesto sobre la renta de las personas físicas, impuesto sobre sociedades e impuesto sobre el valor añadido).

[5] Véase nota 2.

niendo al mismo tiempo su componente redistributivo. La segunda alternativa de reforma consistiría en establecer una prima única por asegurado, independiente de su nivel de ingresos, complementada con subvenciones a las personas de menos recursos (pero manteniendo la opción de seguro voluntario a los más ricos). Por su parte, los empleadores quedarían exentos de su contribución al sistema. Esta segunda alternativa supondría que el Seguro Sanitario perdiese su componente de redistribución de renta.

2.2.2.2. Australia

El sistema australiano puede clasificarse dentro del grupo de Sistemas Nacionales de Salud, y está compuesto de tres programas o planes nacionales que incluyen: el *Medicare* o Programa de Prestaciones Médicas *(Medical Benefits Scheme)*, el Programa de Prestaciones Farmacéuticas *(Pharmaceutical Benefits Scheme)*, y el 30% de Reembolso por Seguro Sanitario Privado *(Private Health Insurance Rebate)*. La financiación procede básicamente de la recaudación por impuestos, a través de la imposición general y de una prima sanitaria obligatoria con base impositiva. La contribución al programa Medicare *(Medicare Levy)* equivale al 1,5% de la renta gravable por encima de ciertos umbrales de renta, o al 2,5% para los perceptores de rentas más altas que no poseen seguro privado (European Observatory on Health Care Systems 2002). La recaudación de ambas fuentes de recursos es competencia del gobierno de la Commonwealth (gobierno federal).

Desde el 1 de julio de 2000, se establece un nuevo sistema impositivo que sustituye algunos de los impuestos precedentes por una nueva figura que grava los bienes y servicios *(Goods and services tax)*. Los Gobiernos Regionales (Estados) reciben la recaudación de este impuesto para ayudarles en la provisión de servicios esenciales, entre los que se incluye la atención sanitaria.

Si bien los gobiernos regionales son los encargados de la provisión de servicios sanitarios, la financiación es básicamente competencia del gobierno federal. La financiación sanitaria obtenida por los Estados procede de dos fuentes principales (European Observatory on Health Care Systems 2002): las transferencias generales (incondicionadas) y específicas (condicionadas) procedentes de la Commonwealth, y los ingresos generales de los propios Estados.

Las transferencias procedentes de la Commonwealth son, por tanto, de dos tipos: los denominados pagos o transferencias para propósitos generales, que reciben la denominación de *General Purpose Payments*, y los pagos para fines específicos, *Specific Purpose Payments*, cuya participación en la financiación de la sanidad es cada vez mayor.

Los *General Purpose Payments* pueden considerarse como transferencias incondicionadas, y han representado en los últimos diez años más de la mitad de los pagos del Gobierno Central hacia los Estados. Estos pagos no están sujetos a ninguna finalidad específica y son asignados por los Estados receptores en función de sus propias prioridades de gasto. Estas transferencias son distribuidas entre los Gobiernos Regionales sobre la base de la igualación fiscal horizontal y se establecen de forma que se garantiza un estándar medio de servicios tipo al Estado, siempre que éste haga el mismo esfuerzo que la media para incrementar los ingresos. Esta transferencia considera pues las desigualdades que existen en la capacidad de los Estados a la hora de aumentar la financiación propia, y también otros factores que tengan un efecto sobre el coste relativo de proveer el nivel medio establecido de los servicios públicos.

Por el contrario, los *Specific Purpose Payments* son pagos vinculados a actividades específicas, cuyo volumen se revisa anualmente. En general se reparten en función de una fórmula poblacional y de indicadores de funcionamiento de los servicios, y se exige como requisito básico que los Estados ofrezcan tratamiento gratuito a todos los beneficiarios. A través de esta transferencia el gobierno federal puede concretar sus objetivos en áreas en las que los Estados son los principales proveedores de los servicios.

Existen en torno a 120 categorías de actividades a financiar a través de estas transferencias, y se agrupan en tres bloques en función de los destinatarios de los recursos:

a) *Specific Purpose Payments* pagados a los Estados: representan en torno al 75% del total de los pagos condicionados, y difieren tanto en su naturaleza como en las condiciones exigidas para su aplicación anualmente.

b) *Specific Purpose Payments* canalizados a través de los Estados, y que éstos, como meros intermediarios, deben transferir a los gobiernos locales y a otras instituciones.

c) *Specific Purpose Payments* pagados directamente a los gobiernos locales: se trata de transferencias vinculadas directamente a la financiación de los entes locales y cuyo reparto o asignación queda fuera de las decisiones de los Estados.

2.2.2.3. Italia

El modelo italiano, incluido también en el bloque de Sistemas Nacionales de Salud, reparte sus competencias entre el Gobierno Central, las regiones y las unidades sanitarias locales. El Gobierno Central es el encargado de la regulación básica, de determinar el catálogo de prestaciones comunes a todo el país y de ciertas funciones de planificación. Asume asimismo una labor importante en la financiación de los servicios sanitarios. Por su parte, las regiones son las encargadas de gestionar los servicios sanitarios y de distribuir los recursos entre las unidades sanitarias locales, de las que depende directamente la prestación de la asistencia.

El sistema italiano ha ido transformándose desde un sistema de salud financiado desde el Gobierno Central, a través de impuestos nacionales, hacia un sistema basado en impuestos regionales. Las regiones cuentan con un impuesto regional sobre el valor añadido de las actividades productivas, y tienen capacidad para incrementar los tipos impositivos hasta un máximo de un punto porcentual. Por otro lado, el gobierno central redujo la tarifa del impuesto sobre la renta de las personas físicas, liberando espacio fiscal a favor de las regiones, que desde el año 2000 pueden establecer su propio tipo impositivo entre el 0,5 y el 1%, y disponen asimismo de una parte del impuesto sobre hidrocarburos (Herrero y Utrilla 2003). Además, se ha introducido una suerte de seguro social complementario que las regiones pueden utilizar para ampliar el catálogo de prestaciones común financiado públicamente. En la actualidad, aproximadamente el 70% de los presupuestos sanitarios se financian con impuestos regionales, de los cuales las tres cuartas partes proceden del impuesto de sociedades.

Dadas las notables diferencias regionales en capacidad para generar recursos propios, en el año 2000 se crea un mecanismo de nivelación, en un intento de reducir las importantes desigualdades que se producen en el gasto per cápita. Desde el año 2001 se destina una cantidad fija de la recaudación del impuesto sobre el valor añadido para financiar un Fondo Nacional de Solidaridad que permita redistribuir fondos entre regiones (European Observatory on Health Care Systems 2001). Su reparto entre las regiones se fijó en principio en función de costes históricos, aunque posteriormente el mecanismo de reparto se modificó, con la introducción de un sistema capitativo ponderado que trataba de garantizar la igualdad de acceso a los servicios sanitarios para igual necesidad. Este criterio capitativo tiene en cuenta la población regional ajustada por indicadores específicos de consumo sanitario (edad, sexo y tasas de mortalidad).

2.2.2.4. Canadá

En Canadá la gestión sanitaria está cedida desde hace más de un siglo a las provincias, equivalentes a las comunidades autónomas españolas. Durante la década de los noventa se inicia, además, un nuevo proceso de descentralización a nivel sub-provincial. Por su parte, el Gobierno Federal realiza funciones de coordinación, promoción de la salud y otras tareas de ese nivel. Entre 1996 y 1997 se crea el Sistema Canadiense de Transferencia de Fondos Sanitarios y Sociales *(Canada Health and Social Transfer)*, momento en el cual se producen cambios importantes en los acuerdos de financiación compartida: se consolida la contribución federal (que se reduce a los servicios sanitarios y sociales y a la educación) y se distribuyen los porcentajes de financiación fiscal entre provincias y gobierno federal (cediéndose un mayor porcentaje de impuestos a las provincias). Los recursos federales se transfieren a las provincias como una combinación en efectivo y puntos tributarios.

Este mecanismo supone pues la combinación de transferencias monetarias y del manejo de los tipos impositivos por parte de las provincias, y proporciona a éstas un elevado grado de flexibilidad para desarrollar sus propios planes de provisión de asistencia sanitaria, dado que son las provincias las que tienen esta competencia. Las transferencias procedentes del gobierno federal se condicionan, no obstante, al cumplimiento de los principios desarrollados en la legislación básica.

Este sistema está siendo reestructurado actualmente, de manera que las transferencias de fondos sanitarios *(Canada Health Transfer)* se separan de las correspondientes a la educación post-secundaria, asistencia social y servicios sociales *(Canada Social Transfer)*, con el objetivo de aumentar la transparencia en la contribución del Gobierno Federal al sistema sanitario y mejorar los mecanismos de rendición de cuentas. Asimismo, se ha creado en 2004 una nueva transferencia específica *(Health Reform Transfer)*, que durante cinco años ofrecerá apoyo financiero a las provincias para llevar a cabo reformas en el ámbito de la atención primaria, atención domiciliaria y otras áreas. Estos fondos se integrarán en la *Canada Health Transfer* entre los años 2008 y 2009.

Dado que la mayor parte de la financiación pública procede de impuestos sobre la renta recaudados por las provincias, el Gobierno Central cuenta con un programa de transferencias de nivelación para compensar las diferencias en la capacidad recaudatoria de los territorios. De este modo se asegura que las provincias menos prósperas dispongan de ingresos suficientes para proveer niveles razonablemente comparables de servicios públicos, manteniendo unos niveles similares de esfuerzo fiscal. El bloque principal de transferencias se completa con una fórmula de financiación territorial que compensa a los territorios del norte por el mayor coste que supone la provisión de servicios en dichas áreas geográficas.[6] Tanto las transferencias de nivelación como las canalizadas a través de la fórmula de financiación territorial están siendo revisadas en la actualidad. El Gobierno Federal ha fijado un nuevo marco de regulación para ambas que entra en vigor en 2005, y que establece pagos fijos a los diversos territorios con tasas de crecimiento predeterminadas, revisables en cinco años en fun-

[6] Existe otro grupo de transferencias de menor cuantía que también se destinan al sector sanitario. Destaca en este grupo el Fondo para Equipos Médicos y de Diagnóstico, que ofrece apoyo financiero a las provincias y territorios para programas de formación especializada de los profesionales sanitarios y para la mejora de los equipos de diagnóstico. Existe asimismo una transferencia destinada a impulsar las políticas de salud pública de las provincias.

ción de cómo hayan evolucionado las desigualdades territoriales y las diferencias en los costes de provisión.

Estas reformas se derivan del informe que el Comité de Asuntos Sociales, Ciencia y Tecnología del Senado canadiense presentó en Octubre de 2002. En él se lleva a cabo un exhaustivo y detallado análisis del sistema sanitario de Canadá, a partir del cual se propusieron recomendaciones en distintos ámbitos para hacer frente a los problemas identificados por los expertos.[7]

2.3. Mecanismos de asignación de recursos: el empleo de las fórmulas capitativas

La búsqueda de la eficiencia ha llevado a buena parte de los países de nuestro entorno a replantearse la forma de elaborar los presupuestos que se asignan a los proveedores de atención sanitaria. Dicha búsqueda ha dado paso a la sustitución de presupuestos de tipo retrospectivo (que se limitan a reembolsar los costes de la atención prestada, y donde todo el riesgo es asumido por el financiador) por presupuestos prospectivos (que permiten el traslado de riesgos, en todo o en parte, a los proveedores de servicios). El diseño de mecanismos de financiación prospectiva se fundamenta, en la mayor parte de los casos, en el cálculo de *capitaciones,*[8] que permiten asignar a cada individuo una cantidad de recursos en función de su necesidad relativa de gasto, que depende a su vez de las características individuales (tales como el sexo, la edad, la morbilidad o la situación socioeconómica). En realidad, el comportamiento real del consumo se utiliza para inferir los factores de necesidad a partir de procedimientos estadísticos. Los presupuestos capitativos, al estimar el consumo esperado de

[7] Este Comité recomendó, en aras de aumentar el volumen de recursos destinados a la sanidad, la creación por parte del Gobierno Federal de una prima de seguro variable cuya recaudación se afectase a la financiación sanitaria *(Variable National Health Care Insurance Premium),* articulada a través del sistema fiscal, y con un importe variable en función de la renta de los individuos, para mantener así la progresividad.

[8] A pesar de que las deficiencias de información condicionan el modo en que se efectúan los *ajustes por riesgo* en los esquemas capitativos, éstos continúan siendo preferibles debido a razones de equidad y eficiencia (Sheldon y Smith 2000).

la población, tienen la ventaja de generar incentivos a la contención de costes.

No obstante, los problemas de selección de riesgos en presencia de competencia entre proveedores, los incentivos a escatimar la cantidad y/o la calidad de la asistencia prestada o a crear listas de espera son algunos de los inconvenientes de los sistemas capitativos, que pueden tener repercusiones notables sobre la equidad. Por otra parte, los mecanismos de financiación capitativa tienden a perpetuar inequidades al ignorar las necesidades no satisfechas (y que, por lo tanto, no se reflejan en el gasto real) de ciertos grupos de población. Además, resulta difícil aislar la influencia de los factores de oferta en el gasto, por lo que las asignaciones pueden estar influidas por patrones históricos de oferta y barreras al acceso.

Pese a los inconvenientes citados, el diseño de los sistemas capitativos también está relacionado con el logro de la equidad, entendida como igualdad de acceso a igual necesidad (o igual riesgo).

Llegados a este punto, resulta conveniente revisar la experiencia de dos países en los que la tradición asignativa se ha centrado en la medición de las necesidades de gasto de las regiones encargadas de la provisión de la asistencia sanitaria, como han sido el Reino Unido y Nueva Zelanda.

2.3.1. Reino Unido

El caso británico es el principal ejemplo en cuanto al desarrollo de mecanismos de ajustes a la capitación simple sobre la base de la estimación de las necesidades sanitarias (Carr-Hill et al. 2001; Smith 2002).[9] Los primeros intentos de construir fórmulas

---

[9] El Reino Unido se divide administrativamente en cuarenta y siete condados (treinta y nueve en Inglaterra y ocho en Gales, siete condados metropolitanos, doce regiones en Escocia y veintiséis distritos en Irlanda del Norte, si bien la división administrativa territorial no siempre coincide con la *región sanitaria* que, en Inglaterra, junto con los distritos sanitarios, configura una organización propia para los Servicios de Salud). Dispone de un sistema bien consolidado de financiación de los gobiernos subcentrales y de relaciones fiscales intergubernamentales que ha permanecido relativamente estable desde la época victoriana hasta finales de la década de 1980. No obstante, desde 1988 se han producido reformas significativas en las funciones, estructuras y financiación de los gobiernos subcentrales que han hecho reducir su peso relativo en la economía.

distributivas basadas en la evaluación de indicadores demográficos, socioeconómicos y de servicios públicos no empezaron a aparecer hasta la década de 1970 debido a la creciente preocupación por las persistentes desigualdades territoriales y sociales en el acceso a los servicios públicos *(déficit de igualdad)* y al desarrollo de los procesos de descentralización territorial en la mayoría de los Estados de Bienestar europeos.

En concreto, la fórmula RAWP se ofrecía como instrumento para garantizar la equidad en el NHS británico, entendida como la igualdad de acceso de acuerdo con la necesidad. La primera fórmula que introduce el principio de capitación compuesta fue la diseñada por Crossman, y se aplicó entre 1970 y 1975 a la financiación sanitaria regional, si bien adolecía de serios problemas técnicos.

En 1974 el Gobierno británico, sobre la base de los resultados del Grupo de Trabajo de Asignación de Recursos (RAWP) configuró el sistema de financiación sanitaria regional como un mecanismo de capitación ponderada donde los recursos fueran distribuidos según las necesidades relativas de sus poblaciones (estructura de edad y sexo, tasas de mortalidad estandarizada regionales, costes de atención a desplazados y de docencia y precios regionales superiores a la media nacional).

La primera revisión de la fórmula se realizó en 1988 e introducía como principal novedad la utilización de modelos de regresión múltiple para determinar el peso de los indicadores de necesidad en la demanda sanitaria, sobre la base del cálculo de la población protegida regional.

Como en años anteriores, se produjeron numerosas críticas contra este sistema de cálculo de las *necesidades*, ya que a consecuencia de la aplicación de la fórmula se obtuvieron efectos redistributivos inversos tanto en el ámbito regional como en los distritos, lo que provocó la búsqueda de una nueva fórmula en 1994.

En dicho año la fórmula de asignación de recursos se diseñó con el objetivo de distribuir fondos, no ya a las 14 regiones, sino a las 100 Autoridades Sanitarias de Distrito que actuaban como compradoras de servicio al desaparecer las Autoridades Sanitarias Regionales. La nueva RAWP permitía, además, separar los efectos de la oferta existente de los efectos de la necesidad sobre la utilización, mediante un modelo de demanda simplificado que incorporaba la determinación simultánea de la utilización y la oferta. Esta era la base de cálculo del primer ajuste (estructura de edades) que trataba de captar los costes de los episodios hospitalarios por cada especialidad para los diferentes grupos de edad *(Hospital Episode Statistics,* HES), estimando el coste medio anual para el NHS de una persona en cada grupo de edad y aplicándosele a la población del distrito correspondiente para obtener población ponderada.[10]

Los indicadores adicionales de necesidad relativa, obtenidos a partir de la aplicación del modelo a una muestra de utilización hospitalaria en áreas pequeñas de no más de 9.000 habitantes, distinguían entre utilización por agudos y por procesos mentales, donde para los primeros la utilización era función de la razón estandarizada de mortalidad en menores de 75 años (ésta fue la única variable incluida en la versión anterior de la fórmula), incapacidad crónica en menores de 75 años, porcentaje de desempleados, de pensionistas que viven solos y de personas dependientes en hogares monoparentales, mientras que el índice para el sector psiquiátrico incluía otras variables que recogían las situaciones de dependencia y aislamiento. El tercer factor de ajuste compensaba las variaciones geográficas inevitables en el coste del personal no facultativo, edificios y terrenos *(market forces factor).*

La fórmula tenía de nuevo efectos redistributivos importantes, de modo que dirigía sus recursos compensadamente a las zonas más pobres del norte de Inglaterra, en las que también se registraban los peores indicadores de salud, mientras que los detraía de las zonas del sureste, mucho más ricas.

No obstante, desde hace ya tres años se analizan las implicaciones para la asignación de recursos sanitarios que supondría para el NHS británico la sustitución del criterio de equidad basado en la igualdad de acceso para una misma necesidad por otro basado en la reducción de las desigualdades evitables en salud (Hauck et al. 2002). Ello implicaría el traslado desde una política

---

[10] A pesar de ser el elemento de ajuste que en principio parece menos problemático, presentaba limitaciones tanto de estimación como de aplicación.

de igualdad de acceso (equidad horizontal) hacia una política de priorización de atención a ciertos grupos (equidad vertical), con los consiguientes cambios en el esquema de capitaciones.

2.3.2. Nueva Zelanda

Un segundo ejemplo de mecanismo de asignación de recursos basado en la estimación de las necesidades de gasto nos lo proporciona el modelo neozelandés, que puede ser considerado como un ejemplo del diseño y utilización de fórmulas basadas en la garantía del cumplimiento del principio de igualdad de acceso para igual necesidad, en un escenario de competencia entre compradores de servicios, resultado de la creación de mercados internos como forma de competencia en la gestión.

El mecanismo empleado en Nueva Zelanda (la *Population Based Funding Formula)* es mucho más sencillo que el diseñado a través de la fórmula RAWP, y su originalidad reside en la valoración que se realiza de una serie de barreras de acceso a los servicios y en la estimación de las necesidades especiales de los diferentes grupos étnicos que conforman su población.

La *Population Based Funding Formula* tiene tras de sí una larga historia de estudios previos y grupos de trabajo específicos. El antecedente en la utilización de fórmulas asignativas en Nueva Zelanda se sitúa en 1983, año en el que se implanta una fórmula de reparto de los recursos financieros entre los hospitales, ya que hasta ese momento el sistema de asignación se había basado en pautas históricas de gasto.

En 1983 se reorganiza el sistema de salud, creándose las direcciones sanitarias de área que asumen un amplio abanico de servicios hasta entonces funcionalmente dispersos, al tiempo que crece la preocupación por las cuestiones de los servicios preventivos, concentrándose en un solo tipo de agencia los servicios que pueden considerarse como propios de la asistencia primaria.

Como resultado de las reformas que se implantaron en 1983, el procedimiento de distribución de los recursos destinados a la asistencia sanitaria también fue modificado. Hasta ese momento, la financiación de cada una de las áreas del sistema sanitario se calculaba de manera diferenciada: algunos servicios, como por ejemplo los hospitalarios, se financiaban en función de la población; otros se financiaban en función de la demanda, mientras el resto recibían los recursos en función de las pautas históricas de gasto. Con la constitución de la *Health Funding Authority* la asignación de recursos comienza a considerar las necesidades de cada una de las cuatro regiones, asumiendo que la provisión de los recursos debía realizarse sobre la base de garantizar un nivel de servicios a lo largo de todo el territorio que pudiera considerarse como equitativo.

Una vez determinada presupuestariamente la cantidad total de recursos destinados a la financiación de los servicios sanitarios, se procede a distribuirla entre las cuatro regiones. Para este fin se desarrollan tres fórmulas asignativas basadas en la población: una para la asistencia sanitaria típica *(Personal Health)*, otra para los servicios de Salud Pública *(Public Health)* y una tercera para los servicios de asistencia a discapacitados *(Disability Support Services)*. Las tres fórmulas se apoyan en un planteamiento común, consistente en considerar la población según la estructura de edad, sexo y grupos étnicos, para a continuación ponderarla de acuerdo con los costes asociados a cada tipo de servicio.

El porcentaje de la población ponderada que corresponda a cada región se transforma en su participación en los recursos disponibles para financiar el sistema de salud. A modo de ajuste, cada una de las tres fórmulas incluye una serie de factores que pueden tener cierto impacto en la necesidad de recursos.

Hay que señalar que el resultado de la aplicación de cada una de las fórmulas no determina la cantidad de gasto sanitario a realizar por las regiones, ni la forma en que éste se ejecuta. Las fórmulas sólo determinan cómo se distribuyen los recursos financieros destinados a la sanidad entre las cuatro regiones. De esta forma se preserva la autonomía de las autoridades regionales para gastar esos recursos y para decidir los modelos de gestión aplicados a la compra y provisión de los servicios en su ámbito territorial de actuación.

El programa sanitario mayoritario en términos de recursos es el denominado *Personal Health*, que abarca los servicios de asistencia primaria y de asistencia hospitalaria. En la construcción de la fórmula para ese programa se asumió que la necesidad de servicios sanitarios para cada región vendría determinada básicamente por el tamaño de la población, y por su distribución en grupos de edad y sexo. Como peculiaridad añadida, se consideró la conveniencia de incluir las necesidades diferenciadas de la población maorí y de los habitantes de las islas del Pacífico. Asimismo, se admitió que la capacidad de las regiones para la compra de servicios que pudieran satisfacer sus necesidades vendría determinada también por factores externos como los costes de provisión de servicios a las poblaciones rurales, o por los costes de aproximar el servicio a las rentas más bajas. Por lo tanto, el propósito de la fórmula se concretó en la determinación de las necesidades de cada región y en los costes relativos de proveer los servicios.

En este marco, los componentes incorporados a la fórmula son la población, en función de su tamaño y de su estructura por edad y sexo, los costes per cápita de provisión de los servicios, la necesidad no satisfecha de la población maorí, las necesidades especiales de salud y determinados ajustes por las barreras de carácter geográfico. El principio subyacente en esta teoría es que una autoridad sanitaria regional con una población destinataria ampliamente dispersa puede proveer un determinado nivel de servicios de forma menos eficiente que agencias con poblaciones concentradas, por ejemplo, en áreas urbanas.

Los factores considerados como generadores de costes de provisión más elevados eran los siguientes: ausencia de economías de escala, costes de comunicaciones y de transporte adicionales, mayor nivel de tiempo improductivo, costes extraordinarios de proveer transporte de carácter sanitario, costes extraordinarios de acceder a formación y servicios de apoyo.

Sin embargo, no todos los mecanismos capitativos son tan sofisticados como los que corresponden a Reino Unido y Nueva Zelanda. Algunos países europeos han introducido ajustes muy rudimentarios al criterio per cápita simple, basados exclusivamente en la edad (como Francia) o en la combinación de la edad y el sexo (como Alemania). De los países que componen la Unión Europea de los 15, tan sólo Austria, Grecia, Irlanda y Luxemburgo no han establecido mecanismos de financiación basados en el cálculo de capitaciones. Un resumen final de los sistemas utilizados en diferentes países de nuestro entorno se muestra en el cuadro 2.6.

CUADRO 2.6: Experiencia comparada de sistemas de financiación sanitaria en países seleccionados de la Unión Europea mediante fórmulas de reparto capitativas

País	Características	Sistema	Unidades	Variables de reparto
Alemania (SS)	Financiación por contribuciones sociales. Mecanismo específico.	Fondos aseguradores federales y también regionales (1997).	16 Lander y unos 314 fondos de aseguramiento obligatorios en 2003.	Edad y sexo. Renta.
Bélgica (SS)	Financiación por contribuciones sociales. Mecanismo de reparto de recursos específico.	Instituto Nacional para Enfermedad y Discapacidad. Sistemas de aseguramiento ajustado por riesgo.	100 fondos de aseguramiento (competitivos).	Edad, sexo, desempleo, discapacidad, mortalidad y urbanización.
Dinamarca (SNS)	Financiación impositiva. Mecanismo de reparto de recursos no específico.	Sistema de financiación de los Gobiernos Locales.	14 Condados (criterio geográfico).	Edad. Edad e hijos de familias monoparentales. Base imponible de impuestos locales.
España (SNS)	Financiación impositiva. Mecanismo de reparto de recursos mixto.	Fórmula capitativa compuesta en el sistema general (a partir del año 2002).	17 Autoridades regionales sanitarias.	Población, edad e insularidad. Asignaciones de nivelación por variaciones en población. Fondo de desplazados.
Finlandia (SNS)	Financiación impositiva. Reparto no específico.	Sistema de subsidio estatal (1996).	452 municipios.	Edad, discapacidad, archipiélagos y distancia geográfica. Renta.
Francia (SS)	Financiación por contribuciones sociales. Mecanismo de reparto de recursos específico.	Sistema básicamente de contribuciones sociales que combina recursos privados e impuestos (1999).	26 Regiones. 18 fondos de seguro estatutarios.	Edad.
Italia (SNS)	Financiación impositiva. Mecanismo de reparto de recursos específico.	Mecanismo de asignación de recursos capitativo ajustado regional (1998). Fondo de Solidaridad Nacional (2001).	21 Gobiernos Regionales.	Edad, sexo y mortalidad. Esquema compensador.
Noruega (SNS)	Financiación impositiva. Mecanismo de reparto de recursos no específico.	Sistema de financiación de los Gobiernos Locales (1998).	19 Condados y 453 municipios.	Edad, sexo, densidad, mortalidad, ancianos que viven solos, distancias de viaje y estado civil. Renta.

CUADRO 2.6 *(cont.)*: **Experiencia comparada de sistemas de financiación sanitaria en países seleccionados de la Unión Europea mediante fórmulas de reparto capitativas**

País	Características	Sistema	Unidades	Variables de reparto
Países Bajos (SS)	Financiación por contribuciones sociales. Mecanismo de reparto de recursos específico.	Básicamente Fondo Central asegurador de ajuste al riesgo por enfermedad (1998).	26 fondos de enfermedad.	Edad, sexo, bienestar, discapacidad y urbanización. Ajustes retrospectivos y renta.
Reino Unido (SNS)	Financiación impositiva. Mecanismo de reparto de recursos no específico.	Fórmula de capitación compuesta (según necesidades sanitarias) de asignación de recursos. RAWP (NHS, Executive, 1997).	500 grupos de Atención Primaria y 100 Autoridades sanitarias.	Edad, mortalidad, morbilidad, desempleo, ancianos solos, etnicidad y nivel socioeconómico (Inglaterra). Diferencias en variables de reparto para los casos de Escocia (SHARE), Gales y Norte de Irlanda. Variaciones en los costes.
Suecia (SNS)	Financiación impositiva. Mecanismo de reparto de recursos no específico.	Fórmula de asignación de recursos. Consejo del Condado de Estocolmo (1997).	21 Consejos de Condado. 289 municipios. 9 Autoridades regionales.	Edad, ingresos, cohabitación y estado civil, Situación de desempleo, etnicidad, tipo de vivienda y diagnóstico previo de pacientes.

Fuente: Elaboración propia a partir de Urbanos (2001), Rice y Smith (2001), Banting y Corbett (2002), Cantarero y Urbanos (2003), Cantarero (2003), Herrero y Utrilla (2003) y European Observatory on Health Care Systems.

2.4. Financiación sanitaria y esquema de copagos[11]

El cuadro 2.5 mostraba el peso del gasto sanitario privado sobre el PIB en los países de la OCDE. Los componentes básicos de la financiación privada corresponden a participaciones directas en el coste por parte de los usuarios y al pago de seguros privados, pero la importancia del primero de estos componentes es especialmente destacada en países como Suiza, Italia, Finlandia y también España.

En principio, la preocupación por garantizar la equidad limita el papel de las distintas fórmulas de participación directa en el coste por parte de los usuarios en la mayor parte de los países, aunque están presentes en todos ellos de una forma u otra.[12] Sin embargo, también es cierto que una de las tendencias más relevantes de los últimos años ha consistido en aumentar la parte de los costes que soportan directamente los pacientes (o asegurados), en línea con otras medidas dirigidas al mismo objetivo: contener el crecimiento del gasto sanitario.

Las reformas más recientes en este sentido han tenido lugar en Alemania y Francia. Alemania, con la Ley de Modernización del Seguro Estatutario, en vigor desde enero de 2004, ha pasado de un modelo de libre acceso a cualquier especialista a introducir un pago de 10 € en la primera visita ambulatoria de cada trimestre. Asimismo, incrementa el importe de los copagos ya existentes —especialmente en el consumo de medicamentos— y endurece las condiciones de exención de los mismos (Velasco y Busse 2004). Por su parte, la Asamblea Nacional francesa ha aprobado una reforma del Seguro de Enfermedad que obliga al ciudadano al pago de 1 € por acto médico.

Tomando como referencia el ámbito de la Unión Europea de los 15 (cuadro 2.7), se observa que en las prestaciones de aten-

---

[11] Este apartado constituye un resumen de Urbanos (2004).

[12] Ya adopten la forma de una cantidad fija por servicio o producto —el copago en sentido estricto en terminología anglosajona—; de un porcentaje del precio total —*coseguro* o, tal y como se denomina en algunos países, ticket moderador—; o de *deducibles* —equivalentes a una franquicia—. En este trabajo se hace referencia a los copagos en su sentido más amplio, englobando por tanto bajo dicho concepto las distintas fórmulas de participación de los pacientes o asegurados en el coste de la prestación sanitaria.

ción primaria aproximadamente la mitad de los Estados miembros establecen algún tipo de participación en el coste para los usuarios, ya sea en forma de un pago fijo por consulta o prueba diagnóstica (Austria, Finlandia, Portugal o Suecia) o bien como un porcentaje del coste total (Luxemburgo). Francia combina ambos mecanismos y Bélgica, por su parte, aplica un sistema de deducibles. En algunos casos los pagos difieren en función de que se trate de la primera o sucesivas visitas (como en Luxemburgo) o según donde se lleve a cabo la consulta (Portugal). No obstante, es frecuente que se establezcan exenciones para determinados colectivos (niños, pensionistas, individuos de baja renta, etc.).

En el ámbito de la prestación de asistencia especializada, los Estados que ofrecen asistencia gratuita son Dinamarca (al menos para una parte de la población), España, Grecia, Países Bajos, Irlanda y Reino Unido. En Italia y Portugal la hospitalización es gratuita, pero se establece un ticket moderador para las consultas al especialista. En algunos casos, pese a la gratuidad, existe la posibilidad de obtener una mejora de la calidad hotelera mediante pago. El resto de países tienen en común el haber establecido pagos por día de hospitalización (en algún caso incluyendo un canon de admisión, como en Bélgica), que suelen estar sujetos a limitaciones temporales, con el fin de aliviar el coste en tratamientos de larga duración. El importe de estos pagos ha ido aumentando en los últimos años, en general de forma moderada. No obstante, algunos países han registrado incrementos significativos en las cuantías fijadas para los copagos. En este sentido destaca el caso de Austria, que ha más que triplicado el coste por día de hospitalización desde 1999.

Finalmente, todos los países establecen participaciones en el coste en el ámbito farmacéutico, a excepción de Irlanda, que provee gratuitamente los medicamentos para los individuos con protección total. La participación en el coste se materializa nuevamente, bien en una cantidad por fármaco prescrito, bien en un porcentaje del precio de los medicamentos. En el primer caso se encuentran Alemania, Austria, o el Reino Unido, mientras en el segundo grupo aparecen Bélgica, España, Francia, Grecia, Luxemburgo y Portugal. Italia, por su parte, combina ambas fórmulas de copago, y los países nórdicos combinan la aplicación de cantidades deducibles con porcentajes de participación en el coste aplicados sobre el precio de los fármacos. En general, los copagos varían en función de un conjunto de variables: la utilidad terapéutica de los fármacos, la gravedad y/o cronicidad de las enfermedades, la edad o la capacidad económica de los individuos.

El control del gasto farmacéutico ha centrado buena parte de los esfuerzos de los Estados miembros de la UE-15, de manera que, al margen de estos mecanismos, también se han generalizado las listas de medicamentos autorizados, se han incorporado los precios de referencia en prácticamente la mitad de estos países y se ha fomentado la utilización de genéricos.

A la hora de valorar la eficacia de los mecanismos de participación directa en el coste por parte de los usuarios, hay que considerar cuál es el motivo principal que mueve a las autoridades a establecerlos y/o aumentarlos. Existen básicamente dos razones para implantarlos: por un lado, reducir/eliminar la demanda innecesaria; por otro, aumentar los ingresos públicos. En relación con la primera de estas razones, y según indica la evidencia empírica, los copagos (en un sentido amplio que incluye tickets moderadores, deducibles, etc.) no sólo tienden a reducir la demanda innecesaria, sino también la necesaria. En un mercado caracterizado por la asimetría informativa entre paciente y profesional sanitario, parece razonable que los mecanismos de racionalización del consumo sanitario recaigan básicamente sobre el lado de la oferta, sin perjuicio de que estos mecanismos puedan complementarse con otras medidas. En cuanto a la implantación de copagos como instrumento de recaudación de ingresos públicos, es preciso advertir de que su eficacia recaudatoria puede verse seriamente afectada por los costes de administración asociados a su diseño.

2.5. Conclusiones

Los sistemas de financiación están condicionados, en buena parte, por el desarrollo de los procesos de descentralización, que resultan muy heterogéneos en el conjunto de países de nuestro entorno. Hasta el momento, la mayor parte de los países ha optado por mantener un equilibrio entre la autonomía y responsabi-

CUADRO 2.7: Características de las prestaciones sanitarias en los Estados de la UE-15: principios generales, cobertura y financiación por copagos

Alemania	*Principios básicos:* Esquema de seguro social obligatorio para empleados y asimilados hasta un cierto límite de renta. Contribuciones sociales relacionadas con el nivel de renta. *Beneficiarios:* Asalariados, aprendices, pensionistas, desempleados con subsidio, estudiantes de educación superior, agricultores, artistas y escritores. *Exenciones del aseguramiento obligatorio:* Empleados con ingresos anuales superiores a 46.350 € o 41.850 € para asegurados privadamente a 31-12-2002. Personas con salarios inferiores a 400 € al mes. Los funcionarios, magistrados y soldados profesionales no pagan contribuciones. *Atención Primaria:* Asistencia gratuita (los asegurados voluntarios pueden optar por el reembolso). *Atención Especializada:* 10 € en la primera visita de cada trimestre. Gastos hospitalarios: 10 € por día de hospitalización (máximo 280 €). Niños, enfermos crónicos y graves exentos. *Farmacia:* 10% del coste (con un máximo de 10 €), salvo niños y enfermos graves. Existe un sistema de precios de referencia.
Austria	*Principios básicos:* Esquema de seguro social obligatorio para empleados y grupos asimilados. *Beneficiarios:* Asalariados, pensionistas, parados, algunos trabajadores autónomos, asegurados voluntarios (incluidos cónyuges e hijos —con límites de edad— si no están asegurados personalmente). *Exenciones del aseguramiento obligatorio:* No existe seguro obligatorio con ingresos mensuales inferiores a 316,19 €. *Atención Primaria:* Pago de 3,63 € por episodio de enfermedad en cada trimestre (excepto niños, jubilados e indigentes). *Atención Especializada:* Pago máximo de 15,75 € por día de hospitalización (máximo 28 días al año). Familiares: 10% del coste. Exentos de pago en cuidados ambulatorios: niños, huérfanos, casos urgentes, pacientes en diálisis o bajo tratamientos de radioterapia o quimioterapia, mujeres en relación con su embarazo o maternidad, y donantes. *Farmacia:* Pago de 4,35 € por prescripción (fármacos autorizados). Enfermedades infecciosas o personas sin recursos: gratuitos.
Bélgica	*Principios básicos:* Esquema de seguro social obligatorio para empleados y grupos asimilados (no hay exenciones). *Beneficiarios:* Asalariados y asimilados, pensionistas, parados, incapacitados, estudiantes de enseñanza superior, (incluidas personas a cargo del asegurado bajo ciertas condiciones).

CUADRO 2.7 *(cont.)*: **Características de las prestaciones sanitarias en los Estados de la UE-15: principios generales, cobertura y financiación por copagos**

Bélgica	*Atención Primaria:* Pago adelantado con reembolso según tarifas. En general, participación en el coste (máximo: 25%). Por encima de cierta cantidad anual, la asistencia es gratuita. Reducciones para ciertos grupos de población (discapacitados, pensionistas, individuos de baja renta, etc.). *Atención Especializada:* Pago de cantidad fija por hospitalización (canon de admisión): 39,58 €. Pago por día de hospitalización: 12,31 € (4,7 € en casos excepcionales: desempleados, niños, etc.). Reembolso integral por hospitalización en habitación común. *Farmacia:* Fármacos para enfermedades graves: gratuitos. Participación en el coste en función de la utilidad terapéutica: entre un 25% y un 80% (con techos máximos). Pacientes hospitalizados: 0,62 € por día. Participaciones reducidas para algunos grupos; exención total para tratamientos de larga duración. Reducción del reembolso en un 26% cuando existen genéricos equivalentes.
Dinamarca	*Principios básicos:* Sistema Nacional de Salud financiado por impuestos. *Beneficiarios:* Residentes. *Atención Primaria:* En general, gratuita. *Atención Especializada:* En general, gratuita, salvo si se presta en centros privados no autorizados (a no ser que un hospital público refiera al paciente a este tipo de centros). *Farmacia:* Participación en el coste entre el 100% y el 15% en función del volumen de gasto anual en medicamentos (100% para un gasto anual por debajo de 70 €; 15% para un gasto anual superior a 396 €).
España	*Principios básicos:* Sistema Nacional de Salud financiado por impuestos. *Beneficiarios:* Asalariados y asimilados, pensionistas, residentes con recursos insuficientes (incluidas personas a cargo del asegurado). *Atención Primaria:* Asistencia gratuita. *Atención Especializada:* Gratuita. *Farmacia:* Pago del 40% del precio para medicamentos de la lista oficial (30% para beneficiarios de las mutualidades públicas), excepto pensionistas (gratuitos) y algunos enfermos crónicos (10%). Se excluyen de la financiación pública los fármacos con un precio de venta superior al precio de referencia.

CUADRO 2.7 *(cont.)*: **Características de las prestaciones sanitarias en los Estados de la UE-15: principios generales, cobertura y financiación por copagos**

Finlandia	*Principios básicos:* Esquema público gestionado por los municipios, y financiado mediante impuestos y copagos. La asistencia sanitaria privada complementa el esquema público. Su coste es parcialmente reembolsado por el seguro general de enfermedad. *Beneficiarios:* Residentes. *Atención Primaria:* Pago máximo de 11 € (3 primeras visitas en el año), o contribución anual de un máximo de 22 € por 12 meses. Posibilidad de cargar 15 € por cada visita nocturna o en fin de semana. Techo máximo anual: 590 €. Reembolso parcial (60%) del coste de las visitas privadas por parte del seguro de enfermedad. Menores de 18 años exentos. *Atención Especializada:* Pago de 22 € por visita ambulatoria (72 € por cirugía ambulatoria). Pago de 26 € por día de hospitalización. Para tratamientos de larga duración, la participación se fija según los ingresos (con techos máximos). Reducciones para menores de edad. Reembolso parcial de costes en clínicas privadas. *Farmacia:* Pago de 10 € más el 50% de la cantidad que exceda de esa suma para los medicamentos prescritos. Por encima de 604,72 € al año, reembolso total de costes. Para enfermedades graves o crónicas, reembolso de 75-100% de los costes bajo ciertas condiciones.
Francia	*Principios básicos:* Esquema de seguro social obligatorio con afiliación basada en criterios profesionales y de residencia (no hay exenciones). *Beneficiarios:* Asalariados y asimilados, pensionistas, parados, estudiantes (incluidos familiares a cargo bajo ciertas condiciones). *Atención Primaria:* Participación en el coste del 30%. Pago adelantado con reembolso según tarifas. Pago de 1 € por acto médico. Quedan exentos los menores de 16 años y la población con bajos recursos. *Atención Especializada:* 25% del coste de consultas en hospitales; 20% de los tratamientos hospitalarios. Pago de 13 € por día de hospitalización (gratuito a partir del 31er día de ingreso y para algunos tratamientos quirúrgicos). Algunos pensionistas, población con bajos recursos y personas que padezcan ciertas enfermedades: exentos. *Farmacia:* Participación en el precio (35 o 65% según el caso) excepto para enfermos crónicos.
Grecia	*Principios básicos:* Esquema de seguro social obligatorio para empleados y grupos asimilados (no hay exenciones). *Beneficiarios:* Asalariados o asimilados, pensionistas y parados (incluidos familiares a cargo del asegurado).

CUADRO 2.7 *(cont.)*: **Características de las prestaciones sanitarias en los Estados de la UE-15: principios generales, cobertura y financiación por copagos**

Grecia	*Atención Primaria:* Asistencia gratuita. *Atención Especializada:* Gratuita. *Farmacia:* Participación en el coste del 25% para los medicamentos prescritos (10% en ciertos casos), salvo en enfermedades crónicas, accidentes laborales y maternidad.
Irlanda	*Principios básicos:* Sistema Nacional de Salud financiado por impuestos. *Beneficiarios:* Residentes habituales, personas con ingresos inferiores a un mínimo. Derechos limitados para el resto de población. *Atención Primaria:* Personas con derechos plenos: asistencia gratuita. Con derechos limitados: pago total de costes (salvo enfermedades de larga duración). *Atención Especializada:* Servicios de especialista en hospitales: gratuitos. Asistencia hospitalaria gratuita para individuos con derechos plenos; con derechos limitados pago de 45 € por noche (máximo 450 € en un periodo de 12 meses consecutivos). Visitas a urgencias no prescritas: 45 €. Exenciones para enfermedades infecciosas y algunos colectivos (niños, mujeres embarazadas, etc.). *Farmacia:* Fármacos gratuitos para individuos con protección completa y ciertas enfermedades. Con derechos limitados: pago máximo de 78 € mensuales por medicamentos prescritos.
Italia	*Principios básicos:* Financiación por contribuciones fijadas sobre los residentes. *Beneficiarios:* Residentes. *Exenciones del aseguramiento obligatorio:* Residentes con carácter temporal, trabajadores extranjeros que tributan fuera de Italia. *Atención Primaria:* Asistencia gratuita. *Atención Especializada:* En general, 36 € por cada visita al especialista (también por cada prueba), excepto algunos colectivos (menores de seis años, mayores de 65 con baja renta, enfermos graves, perceptores de pensiones bajas, etc.). Atención hospitalaria gratuita. *Farmacia:* Pago entre el 0-100% del precio según medicamento y gravedad de la enfermedad, más pago por receta (con excepciones).
Luxemburgo	*Principios básicos:* Esquema de seguro social obligatorio para población activa y receptores de subsidios de la Seguridad Social (no hay exenciones). *Beneficiarios:* Trabajadores, pensionistas, parados, beneficiarios de ingre-

CUADRO 2.7 *(cont.)*: **Características de las prestaciones sanitarias en los Estados de la UE-15: principios generales, cobertura y financiación por copagos**

Luxemburgo	sos sujetos a cotización, beneficiarios de complementos al ingreso mínimo garantizado, asegurados voluntarios (incluidos familiares a cargo). *Atención Primaria:* Pago anticipado más reembolso. Participación en los costes: 20% primera visita (periodo de 28 días), 5% siguientes (máximo: 48,92 €). Se fija asimismo un máximo anual. *Atención Especializada:* Participación en costes de mantenimiento = 9,31 € por día de hospitalización (para un periodo máximo de 30 días). *Farmacia:* Reembolso de costes entre un 0% y un 100% según la clasificación de los fármacos.
Países Bajos	*Principios básicos:* Seguro obligatorio financiado por contribuciones de asegurados complementado por un seguro general para riesgos graves que cubre a todos los residentes (no hay exenciones al seguro obligatorio). *Beneficiarios:* Trabajadores y pensionistas (puede incluir cónyuge e hijos a cargo). Gastos médicos excepcionales: residentes. *Atención Primaria:* Asistencia gratuita en general (porcentaje del coste de atención de enfermería a domicilio, hasta un máximo de 1.700 € al mes). *Atención Especializada:* Asistencia gratuita en habitaciones de clase inferior. *Farmacia:* Para algunos fármacos se paga el coste que sobrepase cierta cuantía (en función del precio por dosis estándar).
Portugal	*Principios básicos:* Sistema Nacional de Salud financiado por impuestos. *Beneficiarios:* Residentes. *Atención Primaria:* Ticket moderador variable por consulta, tratamientos y exámenes médicos complementarios (ejemplo de consultas al médico de familia: 1,5 € en centro de salud; 2 € en servicios de urgencias; 5 € en urgencias hospitalarias; 3 € en consultas domiciliarias). Exenciones para ciertos grupos de población (embarazadas, niños hasta 12 años, pensionistas, desempleados, enfermos crónicos, etc.). *Atención Especializada:* Ticket moderador variable. Hospitalización gratuita en habitación compartida (o individual si así lo decide el médico). *Farmacia:* Participación en el coste entre el 30% y el 60% según enfermedad. Rebaja del 15% para pensionistas con bajos recursos.
Reino Unido	*Principios básicos:* Sistema Nacional de Salud financiado por impuestos. *Beneficiarios:* Residentes. *Atención Primaria:* Asistencia gratuita.

CUADRO 2.7 *(cont.)*: **Características de las prestaciones sanitarias en los Estados de la UE-15: principios generales, cobertura y financiación por copagos**

Reino Unido	*Atención Especializada:* Gratuita, salvo si el paciente demanda servicios especiales o extra no necesarios clínicamente. *Farmacia:* 8,93 € por producto prescrito (8,51 € en Gales). Exenciones para algunos grupos de población (en Inglaterra y Escocia). Existen bonos de compra anuales o para periodos de cuatro meses *(prescription prepayment certificates)* que permiten ahorros considerables a quienes precisan de medicación regular.
Suecia	*Principios básicos:* Sistema Nacional de Salud financiado por impuestos. *Beneficiarios:* Residentes. *Atención Primaria:* Participación en los costes entre 11 y 17 € por visita. *Atención Especializada:* Especialistas: pago entre 17 y 33 € por tratamiento (casos urgentes: entre 11 y 29 €, excepto menores de 20 años). Atención hospitalaria: Pago máximo de 8,84 € por día (reducción posible con prueba de renta). *Farmacia:* Pago del coste total hasta 99 € durante un periodo de 12 meses desde la primera compra. Por encima de ese límite, reembolso entre el 50 y el 100% en función del gasto total.

Nota: Se excluye atención dental y otras prestaciones complementarias.
Fuente: Urbanos (2004).

lidad regional, por un lado, y la supervisión y coordinación central por otro, articulando adicionalmente mecanismos de nivelación que permitan mantener unos mínimos comunes en la provisión de atención sanitaria.

Por otra parte, se han producido en los últimos años avances importantes en los mecanismos de asignación de recursos a los territorios encargados de la provisión sanitaria, basados en fórmulas de carácter capitativo que, a pesar de estar ampliamente extendidas, difieren mucho en el modo concreto en que se articulan. Así, la medición de la necesidad varía tanto en los métodos como en las variables empleadas en su cálculo, con dosis de objetividad y transparencia muy distintas entre países. La importancia que se concede a la equidad en el diseño de estas fórmulas resulta, asimismo, muy variable.

Finalmente, se observa también una tendencia creciente a incrementar el peso de los copagos en la financiación del gasto sanitario, ante las dificultades que pueden vislumbrase en el futuro para garantizar la sostenibilidad de los sistemas de salud tal y como hoy los conocemos.

La experiencia comparada descrita en este trabajo ofrece así diferentes líneas de actuación para cualquier país que quiera abordar procesos de descentralización sanitaria con garantías en el control y financiación del gasto resultante.

En contextos de alta descentralización, lo deseable sería implementar sistemas que conjugasen los principios de suficiencia financiera, autonomía y equidad a través, tanto de la apertura de un *espacio fiscal* suficiente a los gobiernos subcentrales que tienen encomendada las competencias sanitarias, como del establecimiento de mecanismos de nivelación que garanticen ciertos niveles básicos y comunes de atención sanitaria a todos los ciudadanos. Por otro lado, también sería deseable que los sistemas de asignación de recursos tuvieran como base información suficiente y objetiva, y que se revisaran de manera sistemática en función de sus resultados. Por último, es necesario tener en cuenta en la elección de las fuentes de financiación los efectos esperables de la misma tanto en términos de eficiencia como en términos de equidad que, desafortunadamente, en ocasiones son objetivos no complementarios. El grado en que se decida primar un objetivo sobre otro debe depender, en aras de la legitimidad de los sistemas sanitarios públicos, de las preferencias sociales.

Bibliografía

ANDERSON, P.-A., E. VARDE, y F. DIDERICHSEN. «Modelling of resource allocation to Health Care Authorities in Stockholm County», *Health Care Management Science* 3(2) (2000): 141-149.

BANTING, K. G., y S. CORBETT. *Health Policy and Federalism. A Comparative perspective on multi-level governance.* Kingston: McGill-Queen's University Press, 2002.

CANTARERO, D. *Análisis del gasto sanitario autonómico y su nueva financiación en España.* Madrid: Investigaciones, nº 8/03, Instituto de Estudios Fiscales, 2003.

CANTARERO, D. y R. URBANOS. «Políticas sectoriales de gasto público: Sanidad», en Salinas, J. y S. Álvarez (eds.), *El gasto público en la democracia. Estudios en el XXV aniversario de la Constitución Española de 1978.* Madrid: Instituto de Estudios Fiscales, 2003.

CARR-HILL, R. et al. «Capitation funding in the public sector», *Journal of the Royal Statistical Society* Series A 164(2) (2001): 217-257.

COMISIÓN EUROPEA. *Social protection in the Member States of the European Union.* 2004. Disponible en URL: http://europa.eu.int/comm/employment_social/missoc/index_en.html

DIDIERICHSEN, F., E. VARDE, y M. WHITEHEAD. «Resource allocation to health authorities: the quest for an equitable formula in Britain and Sweden», *British Medical Journal* 315 (1997): 875-878.

EUROPEAN OBSERVATORY ON HEALTH CARE SYSTEMS. *Health Care Systems in Transition: Germany.* 2000.

— *Health Care Systems in Transition: Italy.* 2001.

— *Health Care Systems in Transition: Australia.* 2002.

HAUCK, K., R. SHAW, y P. C. SMITH. «Reducing avoidable inequalities in health: a new criterion for setting health care capitation payments», *Health Economics* 11(8) (2002): 667-677.

HERRERO, A., y A. UTRILLA. «La financiación de la sanidad en un contexto descentralizado». Ponencia presentada a la Jornada *Nuevos instrumentos de integración y cooperación sanitaria,* Asociación de Economía de la Salud, 2003.

HOFFMEYER, U. y T. MCCARTHY (eds.). *Financing Health Care.* Dordrecht: Kluwer Academic, 1994.

LÓPEZ CASASNOVAS, G. (coord.). *La sanitat catalana. Finançament i despesa en el marc de les societats desenvolupades.* Barcelona: Generalitat de Catalunya, 2001.

MOLINA, C. «Análisis del proceso de descentralización de la asistencia sanitaria a las comunidades autónomas de régimen común: implicaciones del nuevo modelo de financiación autonómica». Tesis doctoral, 2003.

OECD. OECD Health Data File 2004.

RICE, N., y P. C. SMITH. «Approaches to Capitation and Risk Adjustment in Health Care: An International Perspective», *Centre for Health Economics, University of York,* 1999.

— «Capitation and risk adjustment in health care financing: An international progress report», *The Milbank Quarterly,* 79(1) (2001): 81-113.

— «Strategic resource allocation and funding decisions», en Mossialos, E., A. Dixon, J. Figueras, y J. Kutzin (eds.), *Funding health care: options for Europe.* European Observatory on Health Care Systems Series, 2002: 250-271.

RUIZ-HUERTA, J., y O. GRANADO. «La sanidad en el nuevo modelo de financiación autonómica». *Documentos de Trabajo* 31/2003. Madrid: Fundación Alternativas, 2003.

SHELDON, T. A., y P. C. SMITH. «Equity in the allocation of health care resources», *Health Economics* 9 (2000): 571-574.

SMITH, P. «Devolved financing of health care: recent experience from England», *Actas de las XXII Jornadas de Economía de la Salud* (Pamplona, 29-31 de mayo de 2002). Pamplona: Asociación de Economía de la Salud, 2002.

STANDING SENATE COMMITTEE ON SOCIAL AFFAIRS, SCIENCE AND TECHNOLOGY. *The Health of Canadians–The Federal Role. Final Report on the state of the health care system in Canada.* 2002.

URBANOS, R. «La financiación sanitaria de los países de nuestro entorno», *Revista de Administración Sanitaria,* vol. V, noviembre 2001: 95-106.

— «Tendencias internacionales en la financiación del gasto sanitario». *Papeles de Trabajo* 19/2004. Madrid: Instituto de Estudios Fiscales, 2004.

VELASCO, M., y R. BUSSE. «Alemania: calidad y financiación de la asistencia en crisis», *Ars Médica. Revista de Humanidades* 1 (2004): 57-73.

3. La necesidad sanitaria y su medición: experiencia comparada

Roberto Montero Granados
Juan de Dios Jiménez Aguilera
José Jesús Martín Martín
Universidad de Granada

3.1. Introducción

En España, la evolución del sistema de financiación autonómico de la sanidad podría calificarse cuando menos como errática desde los primeros acuerdos bilaterales Estado-comunidad autónoma[1] hasta el acuerdo del Consejo de Política Fiscal y Financiera de 13 de septiembre de 2005. Así, el principio de necesidad que alumbró los primeros acuerdos (1981-1994) se sustituyó por el capitativo puro en el primer acuerdo general (1994) y éste, a su vez, se reemplaza por una fórmula polinómica en el acuerdo de 2001 en el que, además, se introducen numerosos subfondos y partidas especiales que alteran significativamente el criterio general para la mayoría de las comunidades autónomas. En el último sistema de financiación las variables que ponderan la necesidad sanitaria son la población protegida, la población mayor de 65 años y la insularidad, que ponderan con un 75, 24,5 y 0,5%, respectivamente, sin que se hayan publicado estudios que avalen la selección de dichas variables ni la ponderación elegida. Cabe preguntarse si el resto de países que distribuyen recursos sanitarios han seguido esta misma evolución o si han adoptado una forma funcional de distribución similar o si, por el contrario, en el escenario internacional priman la heterogeneidad e indefinición en

[1] Con el traspaso de competencias a Cataluña (RD 1517/81).

las estructuras financieras. En cualquiera de los dos casos, una visión de los métodos para la distribución de recursos en otros países debería ayudar a comprender el actual sistema español así como obtener una orientación de su previsible evolución futura.

Aun constituyendo una parte fundamental de los sistemas nacionales de financiación no nos interesa ahora describir el volumen de financiación o la asignación concreta que se distribuye en cada Estado, ni la cartera de servicios o la estructura organizativa de cada servicio de salud, sino que nos centraremos exclusivamente en el método de distribución, es decir, en la fórmula o fórmulas que se aplican en cada caso y las variables que las integran. Por supuesto que esta visión esquemática de un aspecto concreto de los sistemas de salud es insuficiente y pueden producirse algunas pérdidas de información. Sin embargo, una ampliación excesiva de información, además de exceder el contenido razonable de un capítulo de libro, también puede hacer perder nuestro objetivo que es descubrir si existen o no regularidades y tendencias en la forma de distribuir los recursos sanitarios por áreas geográficas. El descubrimiento de dichas regularidades puede ayudar al proceso de toma de decisiones o a prever el futuro del sistema.

En este trabajo se describen distintas fórmulas para medir la necesidad sanitaria que se aplican en algunos países desarrollados. El proceso de selección de los mismos no es fácil. En primer lugar porque se necesita que la distribución de recursos se haga mediante una fórmula explícita. En la mayor parte de los Estados, la distribución de recursos se realiza ad hoc, aunque legitimada por los respectivos parlamentos nacionales cuando aprueban los correspondientes presupuestos anuales. Sin embargo, los recursos que se destinan a una u otra área geográfica no disponen de mayor justificación que el acuerdo político basado supuestamente en criterios de necesidad. El que en algunos pocos países la distribución de recursos deba hacerse mediante una fórmula explícita es una cuestión en la que hay que introducir argumentos sociales, políticos, históricos, etc., en los que tampoco podemos entrar ahora y que sólo se mencionan para justificar la limitada selección de países que hemos recogido.

Los países seleccionados, que son aquellos que distribuyen recursos sanitarios entre áreas geográficas mediante una fórmula explícita, pueden adoptar una estructura socio-política-administrativa, descentralizada o no, y haber hecho cesión de espacio fiscal o no a los distintos territorios. Se podrían haber realizado múltiples clasificaciones, incluyendo la simple ordenación alfabética de los mismos, pero entendemos que para nuestros propósitos sería más ilustrativo realizar una primera clasificación entre aquellos países que disponen de una estructura pública descentralizada, es decir, en las que las áreas geográficas receptoras disponen de organización política con capacidad para determinar el uso concreto de los fondos y aquéllos cuya estructura del sector público sanitario es centralizada. En una segunda clasificación se han subdividido los Estados descentralizados en dos subapartados, en función de que las áreas en las que se descentraliza el servicio sean pequeñas o grandes. Esta clasificación busca facilitar la comparabilidad con España, un país descentralizado en áreas medianas-grandes.[2] La clasificación queda como sigue: *a)* La necesidad en un Sector Público descentralizado: *a1)* En pequeñas áreas: Finlandia, Noruega; *a2)* En grandes áreas: Nueva Zelanda, Australia y Canadá (distribución federal); *b)* La necesidad en un Sector Público no descentralizado: Canadá (distribución interna de algunas provincias), Escocia, Gales, Inglaterra, Irlanda del Norte.

Los datos que se recogen a continuación, sobre la situación de la financiación autonómica en cada país, se basan en una selección de antecedentes previos sobre financiación de la sanidad entre los que destacan los trabajos de López Laborda y Rodrigo (2000), Tamayo (2001), Rice y Smith (1999 y 2001), Hutchinson et al. (1999) y OCDE (1998a y 1998b), entre otros.

---

[2] La disposición o no de espacio fiscal se ha omitido como criterio de clasificación por dos motivos: el primero porque dado el escaso número de países que distribuyen recursos sanitarios mediante fórmulas capitativas la sub-clasificación dejaba prácticamente sin grados de libertad la matriz de escenarios y, en segundo lugar, porque con carácter general y aun con ciertas limitaciones, la cesión de espacio fiscal no constituye sino una forma de transferir la necesidad financiera. Es decir, una vez que se ha determinado la cantidad de recursos necesarios en cada región dicho importe se puede transferir mediante una transferencia directa (finalista o no) o bien mediante una cesión de tributos cuya capacidad recaudatoria normativa sea similar al importe de la necesidad. En ambos casos es el importe de la necesidad el que en última instancia determina los recursos con que contará cada región.

3.2. La necesidad en un sector público descentralizado

3.2.1. En pequeñas áreas

3.2.1.1. Finlandia

La responsabilidad de la provisión sanitaria reside casi completamente en los 452 municipios de muy heterogénea población. Éstos se organizan en 270 ambulatorios (atención primaria) y 21 distritos hospitalarios (atención hospitalaria). La salud es un derecho universal financiado en casi su totalidad, por el sector público. Existen muchas diferencias entre municipios en lo que se refiere a cuidados, listas de espera, etc. El Gobierno puede imponer, con carácter general, límites máximos y mínimos a los co-pagos que puedan aplicar los municipios.

El sistema se financia con impuestos nacionales (21%), impuestos municipales (41%) y copagos (24%), además de otros. Los impuestos municipales, para todos los servicios, consisten en recargos sobre impuestos sobre la renta y sobre la riqueza (de media un 17%). La distribución territorial se realiza desde las instituciones centrales, que recaudan parte de los impuestos, hacia los municipios. La subvención para cada municipio es:

$$S_i = NEC_i - tN_i$$

S_i: subvención; NEC_i: necesidad para cada zona; tN_i: impuestos recaudados por el municipio, computados con criterio normativo. De forma que t: media nacional de recaudación per cápita del impuesto y N_i: población del municipio. Esta maniobra permite cierto margen de libertad y de eficiencia a los municipios a la hora de establecer y recaudar sus impuestos.

El método de cálculo de la necesidad de cada municipio ha variado en dos ocasiones desde 1993. Desde 1997 se calcula dividiendo la población en cinco grupos de edad (0-6; 7-64; 65-74; 75-84; +85) y género, cuyo peso se ajusta en función de la morbilidad que se define como el número de personas con enfermedad invalidante entre el total de población de 15 a 64 años expresado como porcentaje del total nacional.

$$NEC_i = \alpha NA_i + (1\text{-}\alpha) N_i \, PENS$$

Donde NEC_i: necesidad de cada municipio; NA_i: población ajustada (por el peso α —normalmente 0,75—. Dicho peso indica la importancia de la población ajustada respecto a la total); N_i: población sin ajustar (por la inversa del peso α); PENS: índice de pensiones de invalidez.

Otros fondos son: un incremento de un 10% en el caso de insularidad, un 5% en el caso de población remota y un 15% en el caso de población muy remota. La definición de necesidad parece ser un ejercicio de compromiso entre evidencia científica y experiencia política (Rice y Smith 1999, 44). Por otro lado se han realizado estudios con una metodología similar a la RAWP que no se aplican.

3.2.1.2. Noruega

En Noruega, la salud primaria y los servicios sociales son responsabilidad, casi exclusiva, de sus 435 municipios. Éstos se agrupan en 19 condados que constituyen, a su vez, las cinco regiones hospitalarias (Van den Noord 1998).

La financiación de los hospitales se lleva a cabo mediante recursos obtenidos de los impuestos locales (de los que el más importante es un recargo sobre el impuesto sobre la renta) y una transferencia general del Estado Central. El Gobierno distribuye esta transferencia pero son las autoridades quienes deciden su utilización. El Gobierno Central también puede establecer la cuantía de los recargos máximos sobre los impuestos.

Desde 1997 la distribución se hace en base a dos perspectivas: *a)* la necesidad basándose en estudios de regresión, y *b)* la actividad basándose en los GDR de cada año, lo que implica admitir que el financiar la actividad estimula la productividad. En 1997 el porcentaje financiado era un 70% por necesidad y un 30% por actividad, en 1999 se alteró dicha proporción hasta quedar en un 50% por necesidad y 50% por actividad.

La parte de financiación por necesidad se basa en estudios de regresión con las siguientes variables: proporción de población de edad comprendida entre 0-15 años, 16-18, 19-34, 35-66, 67-74, +75; ratio de mortalidad estandarizada <64 años, proporción de divorciados entre 16-59 años; y proporción de adultos que viven solos.

Para la distribución del bloque de financiación de la asistencia primaria y servicios sociales, que también es responsabilidad de los municipios se sigue una metodología similar.

3.2.2. En grandes áreas

3.2.2.1. Australia

La distribución de recursos sanitarios por áreas geográficas se realiza sólo en el Estado de Nueva Gales del Sur, que es el Estado más poblado e industrializado del país, en el que reside más de la tercera parte de la población total del país (siete millones). En el resto del país la distribución de los recursos parte de una compleja relación entre proveedores, Estado Federal y Gobiernos Locales. Estos recursos permanecen al margen del mecanismo de financiación del resto de servicios que son competencia de los Estados y en su mayor parte se realiza por asignaciones y criterios de coste histórico (Tamayo 2001, 187).

En Nueva Gales del Sur, el presupuesto anual de la sanidad se distribuye en nueve programas (primaria, hospitales, investigación, etc.), y cada programa se distribuye en función de una fórmula cuyos principales componentes son:

— Población (ajustada por edad y género).
— Factor racial.
— Factor de sin vivienda.
— Factor de ruralidad.
— Ajuste por hospitales privados.

En la mayoría de los programas se incluye alguna versión del denominado *índice general de necesidad* que ha sido desarrollado por la Universidad de Newcastle.

El índice general de necesidad es:

$$GNI = 97{,}51 + 0{,}4SMR - 0{,}4EDOC - 0{,}9RUR$$

Donde GNI: índice general de necesidad; SMR: ratio estandarizada de mortalidad; EDOC: ratio de educación/empleo; RUR: ratio de ruralidad, que se divide en cuatro categorías: remota, rural, casi urbana, metropolitana.

Los datos se obtienen del uso de servicios hospitalarios en 154 áreas locales. La capacidad explicativa de dicha distribución respecto al gasto actual (coeficiente de correlación) es del 57%. Dicho índice proporciona un grado de necesidad que ordena a las distintas regiones en un rango desde 0,82 a 1,68.

El departamento de salud (New South Wales Health Department 1999) tiene entre sus prioridades futuras: revisar el GNI, refinar los ajustes en salud mental y bucal, refinar el peso otorgado a edad/género, refinar algunos fondos auxiliares, revisar el ajuste por servicios privados y revisar el tratamiento de los impuestos.

3.2.2.2. Canadá (distribución federal)

El caso de Canadá es de especial interés por cuanto se trata de un país con estructura federal en el que la sanidad es un bien público gestionado desde las provincias, que es financiado con transferencias incondicionadas y mediante la apertura de espacio fiscal.

La definición de las políticas, de los presupuestos, etc., es competencia de las provincias pero el Gobierno Federal se reserva la legislación básica aplicable a todo el país. En el ámbito local apenas si se invierte en salud, no más de un 1% del total del gasto sanitario (Tamayo 2001, 179).

Desde 1977 el Gobierno Federal ha venido financiando parte de los gastos sanitarios de las provincias mediante un programa denominado *Established Programs Financing*. Este programa entró en decadencia en los años 1982-1983 cuando el Gobierno, unilateralmente, eliminó el régimen de incremento anual automático en función del PNB.

En 1990 el Gobierno volvió a decretar que congelaba las aportaciones a las provincias más ricas (Alberta, Ontario y la Columbia británica) y que, para el resto limitaría el crecimiento al incremento demográfico o al 1% de crecimiento mínimo. Estas decisiones obligaron a las provincias a asumir mayores riesgos (Tamayo 2001, 181) e hicieron que se temiese por el futuro del sistema que parecía abocado a desaparecer (Nestman 1996, 135).

En el presupuesto para 1996 apareció una nueva herramienta de financiación denominada *Canadian Health and Social Transfer* (CHST). Es un sistema de financiación incondicionada que aúna las trasferencias sanitarias, las de servicios sociales y las de la educación superior. También se aprueba un coeficiente de evolución durante diez años para amortiguar los efectos del paso del anterior sistema basado en un coste histórico al nuevo basado exclusivamente en la población, de forma que se establece un sistema de pesos que cada año reducen el peso del anterior sistema de distribución e incrementan el peso del criterio capitativo.

Los principios básicos en los que se apoya la Ley canadiense son:

— Provisión pública.
— Prestación de todos los servicios.
— Universalidad.
— Asistencia a desplazados.
— Accesibilidad (sin barreras ni copagos).

Aunque la financiación sanitaria es incondicionada, estos principios podían ser considerados como condiciones, en la medida que su incumplimiento puede ser sancionado o que condiciona la recepción de la financiación a su respeto (Torjman y Battle 1995, 5).

El mecanismo de distribución es el siguiente. A la financiación aprobada por el Gobierno Federal y que distribuye de forma capitativa se le detrae el espacio fiscal cedido, evaluado como el 13,5% del impuesto de la renta y el 1% del impuesto sobre sociedades. Dicha detracción se evalúa con carácter normativo, es decir, no se detrae la cantidad realmente recaudada, sino la que debería haberse recaudado si el nivel impositivo y la efectividad del sistema fiscal es el normal. El resultado se incrementa con una cantidad denominada *nivelación asociada* para las provincias más pobres que no alcanzan una financiación mínima en relación con la media de las cinco provincias más ricas. La cantidad resultante se transfiere como aportaciones monetarias no condicionadas.

$$F_i = FPC_i - FN_i + NA_i$$

Donde F_i: financiación monetaria directa incondicionada; FPC_i: financiación inicial capitativa; FN_i: espacio fiscal cedido (evaluado de forma normativa); NA_i: nivelación asociada (cuando proceda). El sistema también estableció un mínimo de financiación por provincia que, para 2003 quedó fijado en 11.000 millones de dólares canadienses.

A título ilustrativo, la financiación monetaria directa constituirá en el año 2003 un 41,24%, mientras que el espacio fiscal un 58,76% del total de los recursos del mecanismo de financiación. Esto no significa que las provincias deban dedicar todo o parte de los recursos a ningún fin específico o que no puedan incrementar este gasto con recursos propios. Sin embargo, sí que se deben cumplir las exigencias de la Ley sanitaria general.

3.2.2.3. Nueva Zelanda

En Nueva Zelanda la provisión de servicios de salud es financiada públicamente. El presupuesto anual se distribuye entre cuatro zonas (de 500.000 a 1.000.000 habitantes) que controla el *Health Funding Authority* (HFA). El Gobierno determina el presupuesto global a invertir en sanidad y se distribuye en tres fórmulas independientes, una para cada uno de los servicios de: Salud Personal, Salud Pública y Servicios para minusválidos. No obstante, no se obliga a la HFA a utilizar los fondos en cada uno de los conceptos indicados. Hacia algunas regiones, en algunas ocasiones, se trasladan más recursos que se incrementan a los del sistema capitativo para hacer reformas o liberar las listas de espera, etc.

La fórmula de salud personal tiene dos componentes, atención primaria y especializada. Para la atención primaria se cumplimenta, para cada región, una matriz en la que se computa, por tramos de edad (de aproximadamente diez años de rango), el número de individuos según una doble clasificación: a) en función de disponer de tarjeta de servicios sociales o no disponer de tarjeta de servicios sociales, y b) por género. El número de individuos de cada región en cada clasificación sirve como ponderación para calcular el coste del servicio.

Dicho coste se calcula desde distintas fuentes: gasto farmacéutico, así dentista, servicios de laboratorio, servicios de enfermería, etc.

Y la fórmula general de distribución queda así:

$$B_r = G_r BT \frac{\sum_i \sum_g \sum_e P_{iger} U_{ig} E_{iger}}{\sum_r \sum_i \sum_g \sum_e P_{iger} U_{ig} E_{iger}}$$

Donde, P: población por género, grupo de edad y etnicidad (aborígenes); U: utilización relativa; E: población con acceso a CSC (tarjetas de asistencia); BT: total presupuesto nacional; G_r: ajustes geográficos por dificultades de acceso.

Para la atención especializada se cumplimenta un panel en el que, por tramos de edad (de diez años de rango aproximadamente) se clasifica a la población según sea de raza maorí; alguna otra raza autóctona y el resto de la población. A todos ellos, a su vez se les clasifica en función del género.

Los pesos que se aplican son, en general, GDR de la media nacional y se estima que el resto de servicios de secundaria se distribuyen aproximadamente igual.

La corrección sobre la población maorí se debe a la sensación de que esta población necesita más cuidado para acercar sus ratios de mortalidad a las del resto de la población, por lo que se financia por encima de su uso con el fin de estimular e incrementar los cuidados a estos tramos de población. También existen otros fondos para compensar a las áreas rurales del coste de desplazamiento, etc.

La fórmula es igual a la de atención primaria pero introduciendo, tanto en numerador como denominador, una variable de necesidad de la población maorí, que utiliza la variable SMR bajo 64 años de esta población como *proxy* (M_{iger}):

$$B_r = G_r BT \frac{\sum_i \sum_g \sum_e P_{iger} U_{ig} E_{iger} M_{iger}}{\sum_r \sum_i \sum_g \sum_e P_{iger} U_{ig} E_{iger} M_{iger}}$$

Servicios a minusválidos:

Existen cuatro fórmulas de distribución de recursos para minusválidos (edad avanzada 56%, psiquiatría 17%, mental 18%, física-sensorial 9%), que a su vez pueden subdividirse en otros servicios. En las mismas se incluyen variables que atienden a la estructura de población, al género y, en algunos casos, raza. La fórmula está en fase de implantación.

Salud Pública:

Constituye la parte menos importante del presupuesto. Las variables que se utilizan son estructura de edades, género y raza. Algunos estudios recomiendan introducir factores de dispersión geográfica y modificar el peso otorgado a la población autóctona.

La fórmula utilizada es:

$$B_r = BT \frac{\sum_i \sum_e P_{ire} U_i}{\sum_i \sum_r \sum_e P_{ire} U_i}$$

Donde B: presupuesto área; BT: presupuesto total; P_{ire}: población ajustada por edad *i* y grupo étnico *e;* U: gasto per cápita.

3.3. La necesidad en un sector público no descentralizado

3.3.1. Canadá (distribución interna de algunas provincias)

El Gobierno Federal canadiense distribuye los recursos financieros entre las diez provincias y los dos territorios, casi en su totalidad de forma capitativa. Descendiendo en el nivel de autogobierno podemos observar como en muchas provincias se suele negociar anualmente con los proveedores el coste del servicio. Sin embargo, en otras, como en la provincia de Alberta, con 3.000.000 habitantes aproximadamente, desde 1997-1998 se ha desarrollado un sistema interno de distribución entre sus 17 autoridades sanitarias en las que residen 160.000 personas de media.

El presupuesto global es decidido por el Gobierno y es dividido entre varias categorías de gasto (primaria, emergencias, hospitales, atención de día, cuidados largos, ayuda domiciliaria y salud pública).

Para la distribución se construye una matriz en la que, para cada zona se calcula la población (en tramos de 5 años) para cada género. Además, para los tramos de edad laboral (de 15 a 64 años) se calcula el porcentaje de población aborigen, un índice de bienestar y un índice de beneficencia (en total 124 celdas). La matriz construida se emplea para distribuir los recursos entre las autoridades.

La fórmula de distribución definitiva queda así:

$$B_r = BT \left\{ \frac{\sum_g \sum_i \sum_s U_{gis} P_{gis}}{\sum_r \sum_g \sum_i \sum_s U_{gis} P_{gis}} \right\} + X_r + O_r + N_r$$

Donde B_r: presupuesto distrito r; BT es el presupuesto global de sanidad fuera de fondos específicos; U: gasto estimado por persona, por tramo de edad *i*, por género *g* y estatus socioeconómico *s;* P: población del distrito; X: ajustes en función de exportaciones e importaciones; O: población no cubierta (suplementos por aborígenes y áreas remotas); N: compensación para las áreas que pierden financiación.

Las variables que se utilizan para la estimación de los índices son: edad, género, estatus socioeconómico, subsidios, número de aborígenes, incremento en el coste de los servicios, poblaciones remotas (+ de 50 km) o muy remotas (+ de 80 km) a la población mayor de 5.000 habitantes.

Ontario es otra provincia en la que también se distribuyen recursos a nivel subprovincial en función de fórmulas de distribución geográfica (Hutchinson et al. 1999, 92). Existen dos fórmulas principales una para cuidados de larga duración y otra para el resto de cuidados de salud. Ambas se aplican a áreas geográficas con una media de 250.000 habitantes.

Para los cuidados de larga duración la fórmula es:

$$B_r = BT \left\{ \frac{\sum_i \sum_g P_{ig} U_{ig}}{\sum_r \sum_i \sum_g P_{irg} U_{irg}} \right\} + A_r$$

Donde BT: presupuesto global; P: población; U: gasto capitativo estimado: i: edad; g: género; r: distrito; A_r: compensación por ruralidad o localización remota.

Para el resto de cuidados de salud la fórmula es:

$$T_r = F_r + E_r$$

Donde T_r es la financiación total final que es suma de la financiación capitativa y la financiación por equidad.

La financiación capitativa y por equidad se calcula como sigue:

$$F_r = \frac{P_i \times TF}{\sum_i P_i}$$

$$E_r = \frac{P_i \times X \times TEF}{\sum_i P_i}$$

Donde P_i: población; TF: volumen de financiación total; TEF: volumen de financiación total para fondo de equidad; X: factor de equidad. El factor de equidad se calcula como:

$$X = APVP \times BI \times L \times DG$$

Donde APVD: años potenciales de vida perdidos; BI: bajos ingresos; L: lengua materna; DG: dispersión geográfica.

Un sistema similar se emplea en Saskatchewan, mediante una fórmula que distribuye recursos hacia 32 distritos de aproximadamente 30.000 habitantes de media. Fue implementado en 1994 y actualmente distribuye el 80% de los fondos provinciales. No obstante, en el norte quedan tres distritos y una autoridad que quedan fuera de la aplicación de la fórmula.

Se aplican cuatro fórmulas diferentes, una para cada servicio: hospitalarios, cuidados de apoyo a la salud, servicio domiciliario y nuevas iniciativas en salud. Las variables empleadas son, además de la edad y el género para todos los programas:

— Para hospitales: mortalidad prematura para mayores de un año; bajo peso al nacer para menores de un año; índice de fecundidad.
— Para cuidados de apoyo: porcentaje de mayores que viven solos; ajuste para ancianos que no pueden pagar residencias.
— Para atención domiciliaria: porcentaje de mayores que viven solos; ajuste en distritos de baja densidad.

Las fórmulas definitivas quedan como sigue:
Cuidados hospitalarios:

$$B_r = BT \frac{\left(\sum_g \sum_i P_{irg} U_{irg} M_{irg}\right) + X_r}{\sum_r \sum_g \sum_i P_{rig} U_{rig} M_{rig} + X_r}$$

Donde P: población por género y grupo de edad; U: utilización relativa; M: ajuste por necesidad en función de las variables antes descritas; X: otros ajustes; BT: total presupuesto provincial.

La fórmula para cuidados de apoyo a la salud es:

$$B_r = BT \frac{\left(\sum_g \sum_i P_{irg} U_{irg} E_{irg}\right) + R_r + X_r}{\sum_r \sum_g \sum_i P_{rig} U_{rig} E_{rig} + R_r + X_r}$$

Donde P: población por género y grupo de edad; U: utilización relativa; E: ajuste por necesidad en función de las variables antes descritas y en dos grupos de edad mayores y menores de 64 años; R: ajustes por fiscalidad ; X: otros ajustes; BT: total presupuesto provincial.

Para la asistencia domiciliaria:

$$B_r = BT \frac{\sum_g \sum_i P_{igr} U_{igr} E_{igr} C_r}{\sum_r \sum_g \sum_i P_{igr} U_{igr} E_{igr} C_r}$$

Donde P: población por género y grupo de edad; U: utilización relativa; E: ajuste por necesidad en función de las variables antes descritas y en dos grupos de edad mayores y menores de 64 años; C: ajustes por tiempos de desplazamiento; BT: total presupuesto provincial.

Para las nuevas iniciativas en salud:

$$B_r = BT \frac{\sum_g \sum_i P_{igr} U_{igr}}{\sum_r \sum_g \sum_i P_{igr} U_{igr}}$$

Donde P: población por género y grupo de edad; U: utilización relativa; BT: total presupuesto provincial.

Finalmente, una fórmula similar a las estudiadas también fue diseñada para la Columbia británica, aunque todavía no ha entrado en vigor.

3.3.2. Escocia

En un futuro próximo el servicio de salud será competencia del Gobierno escocés. La salud es financiada con fondos públicos y se distribuye entre 14 áreas. Un problema particular es el gran contraste entre algunas zonas muy urbanas (Glasgow) y las casi despobladas e inaccesibles tierras del norte *(Highlands)* y la existencia de multitud de islas habitadas.

Los servicios se dividen en seis categorías entre las que se reparten los fondos del modelo *Scottish Health Authorities Revenue Equalisation* (SHARE) que viene a distribuir el 77% del total de fondos sanitarios:

— Servicios no-psiquiatría y no-obstetricia (52% del total).
— Obstetricia (5%).
— Salud mental (internos y casos diurnos) (15,5%).
— Dificultades mentales (4%).
— Diurnos y externos (12,5%).
— Servicios comunitarios (11%).

En el primer grupo que, por cuantía, es el más relevante, los índices nacionales de utilización se calculan durante periodos de tres años para 14 grupos de edad y género. En cada área se calcula el porcentaje de población en dos grupos de 0-64 y +65 años. El peso del primer grupo se multiplica por el SMR (todas las causas), y el del segundo por el coste nacional geriátrico (que tiene un valor aproximado de 0,66). La suma de ambos porcentajes será la participación del área en el total de recursos. Es decir:

$$B_r = BT \frac{\sum_i \sum_g P_{igr} SMR + \sum_i \sum_g M_{igr} CNG}{\sum_r \left(\sum_i \sum_g P_{igr} SMR + \sum_i \sum_g M_{igr} CNG \right)}$$

Donde B es el presupuesto local; BT: presupuesto total; P: población menor de 65 años; M: población de 65 años o más; SMR: ratio estandarizada de mortalidad; CNG: coste nacional geriátrico; Subíndice r: región; i: edad; g: género.

Para los servicios diurnos y externos se procede de forma similar. Salvo que se utilizan cuatro grupos de edad y no se aplica coste geriátrico a los mayores de 65 años. Para los servicios de obstetricia se utiliza el número de nacimientos modulados por la edad de la madre (en bandas de cinco años). Para las dificultades mentales, la capitación sólo se pondera por la edad. Para la salud mental la capitación se modula, por edad, género y estado civil (soltero-casado-otro). Para los servicios comunitarios, para los que no existe evidencia de utilización, la capitación solo se modula por la edad (en tres grupos de edad multiplicada por los GDR sólo para el caso de los menores de 65 años).

Como peculiaridad se puede mencionar que los servicios comunitarios se dividen en varios servicios, algunos de los cuales se ven afectados por la dispersión (enfermería) y otros no (clínicas). En aquéllos que se ven afectados por la dispersión se incluye un factor de corrección en función de la población protegida. Éste consiste en un sistema de puntos en función de la distancia que separa a cada habitante del quirófano más próximo. Si el camino es sólo transitable a pie, el precio será doble; si es agua, el precio será triple. El factor se incluye en aquellos servicios que se consideran afectos a la dispersión con una ponderación de: 0,3 factor de dispersión + 0,7.

3.3.3. Gales

Dispone de un sistema similar al inglés parecido a la antigua RAWP por áreas geográficas grandes, con un servicio público financiado por fondos públicos. En un futuro la sanidad será competencia de la Asamblea galesa. Los fondos se distribuyen entre varios programas:

— Pacientes internos no-psiquiátricos (62% del total del presupuesto).
— Pacientes internos con enfermedad mental (7%).
— Servicios externos (12%).
— Servicios comunitarios (15%).
— Servicios de ambulancia (4%).

Las variables que se emplean para modular la capitación son edad-género y, en tres casos (internos no-psiquiátricos, externos y comunitarios), la estructura de población menor de 75 años ponderada por los SMR <75 años.

Los servicios comunitarios también se modulan en función de una distancia estimada media por visita.

3.3.4. Inglaterra

La sanidad se organiza a través del *National Health Service* (NHS) que se provee de impuestos generales y que distribuye sus fondos hacia 100 autoridades sanitarias de 500.000 habitantes de media. La interpretación de equidad que subyace en la distribución consiste en asumir que la salud debe ser general y gratuita y que el presupuesto debe conseguir un estándar de salud similar entre distintas áreas geográficas.

En Inglaterra se ha producido un gran debate en torno a los ajustes capitativos (Mays 1987), sus partidarios los justifican en que, sin dichos ajustes, el gasto tiende a aproximarse al coste histórico, que está estrechamente vinculado con los niveles de oferta del servicio, lo que crea un incentivo perverso para hacer crecer los gastos con la exclusiva finalidad de recibir mayores asignaciones presupuestarias. Sin embargo, con una distribución capitativa se frena y se controla tal tendencia.

La primera aproximación de la RAWP (RAWP 1976) fue:

$$B_i = U\, P_i\, (1 + a_i)(1 + n_i)(1 + c_i)$$

Donde B_i: presupuestos del área *i;* U = media de gasto por persona; P_i = población de cada zona; a_i = índice de ajuste por edad-género; n_i = índice de ajuste por necesidad; c_i = índice de ajuste por distinto coste relativo.

$$a = \sum a_i = 0; \quad n = \sum n_i = 0; \quad c = \sum c_i = 0$$

El índice *proxy* de la necesidad fue la ratio de mortalidad estandarizada (SMR). La distribución se hacía entre 14 regiones que, en ocasiones también distribuían internamente con la misma condición. Esta metodología provocaba cierta redistribución Norte-Sur. Se le criticó que se identificase SMR con necesidad.

Debido a la existencia de convergencia en objetivos entre provincias, en el sentido de acercamiento al gasto per cápita, y al éxito de la fórmula, en 1985 el Gobierno emprende su revisión para profundizar en sus cimientos y perfeccionar los defectos advertidos, sobre todo en el índice de necesidad. En este sentido, y basado en estudios con MCO la Comisión encargada recomienda: sustituir la SMR (todas las causas) por la SMR (menores de 75 años), reducir el peso de la SMR e incluir un índice de pobreza (el índice Jarman).[3] El Gobierno Thatcher introduce el nuevo índice de morbilidad, pero no introduce el de pobreza. Se critica

[3] El índice Jarman consiste en una ponderación de distintos factores socioeconómicos identificados como negativos para los cuidados de salud. Se elaboró mediante una encuesta a 2.500 médicos del área de Londres que debieron cumplimentar un cuestionario acerca de qué características socioeconómicas dificultaban los resultados en su trabajo. Los resultados citaban los siguientes factores como los más relevantes (con la ponderación entre paréntesis): Ancianos que viven solos (6,19%); menores de cinco años (4,64%); trabajadores no cualificados (3,74%); desempleo (3,34%); familias monoparentales (3,01%); viviendas infradotadas (2,88%); emigrantes (2,68%); hogares de minorías étnicas (2,5%) (Jarman 1984).

la falta de datos empíricos y de rigor metodológico en los MCO aplicados, se critica el que pocas regiones utilicen esta distribución internamente, se critican los datos utilizados, etc. (Carr-Hill et al. 1994). No obstante, la revisión era una primera aproximación a una justificación empírica de la necesidad. En 1993 el NHS encargó otro estudio a la Universidad de York.

Una de sus novedades es la de aplicación a áreas pequeñas para evitar correlaciones espurias debido a la simple agregación de datos (falacia ecológica). Ésta se aplica en áreas que oscilan entre 126.000 y 1.036.000 habitantes con unos 500.000 habitantes de media.

El presupuesto global de sanidad se determina por el Gobierno Central utilizando su capacidad presupuestaria. Y la ejecutiva del NHS lo distribuye hacia las autoridades ajustándolo por riesgo. Lo hace en varias etapas: 1) capitativo ponderado por la pirámide de edad (0-4; 5-15; 16-44; 45-64; 65-74; 75-84; +85) (Rice y Smith 1999, 35); 2) ajuste por índice de necesidad de cada área (se detalla posteriormente); 3) ajuste por diferencia en precios relativos (según análisis estadísticos) de cada área, y 4) otros ajustes.

En realidad no existe una fórmula sino tres, que en 1999 distribuyeron 31 billones de libras, que se adscriben a los siguientes servicios: hospitales y salud pública; atención primaria; recetas. Estos dos últimos se han aplicado por primera vez durante los años 1999-2000, por lo que están siendo objeto de una especial atención por la comunidad sanitaria inglesa. Durante este año la proporción de gasto fue del 82, 3 y 15% respectivamente (RAFT 1999).

Hospitales y salud pública:

La asignación a cada área depende de la siguiente fórmula:

$$B_r = BT \frac{P_r}{\sum_r P_r} (AI_r NI_r MFF_r EACA_r)$$

Donde B_r: es la asignación al área *r;* BT es el presupuesto total para hospitales y salud pública; P es la población y el resto (entre paréntesis) son los ajustes a la población bruta (de media cero entre regiones): AI: ajuste por edad; NI: ajuste por necesidad; MFF: ajuste por homologación de costes de mercados; EACA: ajuste por ambulancias y otros.

La base de cálculo es la población de derecho de cada área según el censo de 1991 en el que se calculan las proyecciones censales para los años en curso. Los datos censales de población bruta por edades son combinados con los datos de las listas de los médicos generalistas alterándose la población si un sujeto aparece en la lista del médico de otra área. También se realizan ajustes por residentes temporales y turistas (que son excluidos), por estudiantes y por niños de guardería (que son incluidos en el domicilio familiar), por miembros de las fuerzas armadas y prisioneros (que aunque para esta formula sí son incluidos, sin embargo en otras se les excluye).

Cada uno de estos índices se calcula como sigue:

NF: factor de normalización (asegura que todos los índices son de suma cero) corresponde a la expresión:

$$\sum_r P_r \Big/ \sum_r AI_r$$

Donde P: población por tramo de edad *i* en la región *r;* U: Uso.

— Ajuste por edad:

$$AI_r = \frac{\sum_i P_{ri} U_i}{\sum_i \sum_r P_{ri} U_i} NF_r$$

El ajuste por edad incluye una edad 0 que es un índice de nacimientos por área.

— Ajuste por necesidad: éste a su vez divide su peso entre cuatro factores: agudos (70,22%); psiquiatría (14,54%); generales no de psiquiatría (11,87%); generales de psiquiatría (3,37%) en la expresión:

$$NI_r = 0{,}7022Agu_r + 0{,}1454Psq_r + 0{,}1187Cnp + 0{,}0337Cp$$

$$
\begin{aligned}
NI_r = {} & 0{,}7022P_r[(LLSI)_r^{0{,}2528}(SMR<75)_r^{0{,}1619}(UNEMP)_r^{0{,}0287} \\
& (PENSION)_r^{0{,}0765}(SCARR)_r^{0{,}0436}]NF_r + \\
& + 0{,}1458P_r[(BORN)_r^{0{,}1073}(ALO)_r^{0{,}3609}(LONEP)_r^{0{,}1846} \\
& (NCA)_r^{0{,}1431}(SICK)_r^{0{,}2616}(RMS)_r^{0{,}2426}]NF_r + \\
& + 0{,}1187P_r[(NCAR)_r^{0{,}479}(<3CHILD)_r^{0{,}142}(SMR<75)_r^{1{,}149} \\
& (NHEAT)_r^{0{,}088}(ELA)_r^{0{,}172}(OA)^{1{,}059}]NF_r + \\
& + 0{,}0337P_r[(NCAR)_r^{0{,}128}(SWD)_r^{0{,}8}(SINGP)_r^{0{,}130}(SMR<75)_r^{0{,}519}]NF_r
\end{aligned}
$$

Donde LLSI: ratio estandarizada de grave enfermedad invalidante para menores de 75 años; RMS<75: RMS para menores de 75 años; UNEMP: porcentaje de activos desempleados; PENSION: porcentaje de pensionistas que viven solos; SCARR: porcentaje de minusválidos a cargo de un cuidador; BORN: porcentaje de nacidos en la Commonwealth; ALO: porcentaje de pensionistas que viven solos; LONEP: porcentaje de personas en hogares monoparentales; NCA: porcentaje de minusválidos sin cuidador; SICK: porcentaje de de adultos con enfermedad crónica; NCAR: residentes sin coche; >3CHILD: hogares con tres o más hijos; NHEAT: residentes sin calefacción central; ELA: mayores que viven solos; OA: otros ajustes (hogares monoparentales; hogares con minusválidos sin cuidador; hogares con un solo cuidador; nacidos en la Commonwealth; calificaciones escolares; solteros, viudos o divorciados); SWD: solteros, viudos o divorciados; SINGP: hogares monoparentales. NF_r: es el factor de normalización que corresponde a $\sum_r P_r / \sum_r NI_r$

— Ajuste por costes del mercado: éste a su vez divide su peso entre diferencia de costes generales (57,19%) que es un índice de precios generales de cada área; servicios médicos y dentales de Londres (9,39%); servicios no de pago (22,92%); adquisición de solares (1,11%), construcción de edificios (7,43%) y equipamientos (1,96%) en la expresión:

$$
\begin{aligned}
MFF_r = {} & 0{,}5719Cost + 0{,}0939\ M\$D + 0{,}2292\ Snp + \\
& + 0{,}0111\ L + 0{,}0743B + 0{,}0196Eq
\end{aligned}
$$

— Ajuste por emergencias en ambulancia: que utiliza una variable de ruralidad (RUR) en función de la densidad de población; otra variable de número de ambulancias (SERV) y una variable que refleja la existencia de deseconomías de escala en el coste en función del incremento del número de ambulancias (ISERV); NF_r: corresponde a la expresión $\sum_r P_r / \sum_r EACA_r$

$$EACA_r = P_r[(RUR)_r^{-0,23}(ISERV)_r^{-0,17}(UNEMP)_r^{0,96}]NF_r$$

Fórmula para los componentes de atención primaria:

Es la segunda fórmula de distribución. Al porcentaje de población, que es el mismo que para hospitales, se detraen prisioneros y miembros de fuerzas armadas. Los ajustes principales son por la pirámide poblacional, por necesidad adicional y por diferencias en coste.

$$B_r = BT \frac{P_r}{\sum_r P_r} (AI_r NI_r MFF_r)$$

Donde B_r es la asignación al área r; BT es el presupuesto total para atención primaria; P es la población y el resto (entre paréntesis) son los ajustes a la población bruta (de media cero entre regiones); AI: ajuste por edad; NI: ajuste por necesidad; MFF: ajuste por homologación del coste de los mercados.

Cada uno de estos índices se calcula como sigue:

— Ajuste por edad:

$$AI_r = \frac{\sum_i P_{ri} U_i}{\sum_i \sum_r P_{ri} U_i} NF_r$$

Donde NF es el factor de normalización (que se calcula igual que en el presupuesto para hospitales); P es la población por tramo de edad *i* en la region *r;* U es el Uso.

— Ajuste por necesidad: sólo se utiliza la ratio de morbilidad estandarizada para menores de 75 años (SIR<75), en la expresión:

$$NI_r = P_r\, 0{,}25(SIR<75)_r\, NF_r$$

— Ajuste por homologación de costes del mercado: éste a su vez divide su peso entre diferencia de costes generales (78,00%); adquisición de solares (2,60%); construcción de edificios (14,40%) y ordenadores (5,00%) en la expresión:

$$MFF_r = 0{,}789\ COST + 0{,}026\ LAND + 0{,}144\ BUILD + 0{,}05\ COMP$$

Fórmula para el gasto de recetas:

Es la tercera fórmula de distribución. Los ajustes principales al porcentaje de población son por la pirámide poblacional y por necesidad.

$$B_r = BT \frac{P_r}{\sum_r P_r} (AI_r NI_r)$$

Donde B_r es la asignación al área *r;* BT es el presupuesto total para atención primaria; P es la población y el resto (entre paréntesis) son los ajustes a la población bruta (de media cero entre regiones); AI es el ajuste por edad; NI es el ajuste por necesidad.

Cada uno de estos índices se calcula como sigue:

— Ajuste por edad y género: este último ajuste por género sólo se realiza en esta fórmula.

$$AI_r = \frac{\sum_i \sum_g P_{rgi} U_{ig}}{\sum_i \sum_r \sum_g P_{rgi} U_{ig}} NF_r$$

Donde NF es el factor de normalización (que se calcula igual que en el presupuesto para hospitales); P es la población por tramo de edad *i* en el área *r* y género *g* (en la población se incluye, como novedad, a los residentes temporales y también se excluyen prisioneros y militares); U es el uso.

— Ajuste por necesidad:

$$NI_r = P_r\,[16.275 + (0{,}594\ PS)_r + (0{,}027\ NCA)_r + \\ + (1{,}881\ BAB)_r + (-0{,}233\ STU)_r\,]\ NF_r$$

Donde PS es el porcentaje de población con enfermedad crónica; NCA es el porcentaje de población sin empleo que vive dependiente; BAB es el porcentaje de niños (hasta dos años); STU es el porcentaje de estudiantes (mayores de 16 años); NF_r es el factor de normalización.

Finalmente, las áreas reciben fondos adicionales por dos conceptos: por transeúntes, vagabundos, etc. (145 libras per cápita en el año base) en función del número de ellos contabilizados según un censo especial; y por colectivos que no sean angloparlantes (29,21 libras per cápita en 1999) según un censo elaborado expresamente y en función del país de nacimiento. La necesidad de gasto que tratan de compensar ambos fondos está relacionado con su gasto hospitalario.

3.3.5. Irlanda del Norte

Sigue un sistema parecido al del la fórmula RAWP antes de la última revisión. El total del presupuesto se divide entre cuatro áreas sanitarias. Una diferencia respecto del resto de distribuciones británicas puede residir en el hecho de que se aúnan los servicios sanitarios y los sociales.

En Irlanda del Norte se han establecido nueve programas, cada uno de los cuales cuenta con un presupuesto independiente:

— Servicios hospitalarios (40% del total del presupuesto).
— Cuidados intensivos (25%).

CUADRO 3.1: Fórmulas capitativas de distribución de recursos. Experiencia internacional.

País	Denominación	Regiones/áreas (Nº Programas)	Variables individuales		Fórmula(s) básica(s) (ver texto)	Otros factores
Australia	Distribución de Recursos	Provincias y territorios	—	—	• distrib. necesidad	• coste histórico
Australia	Fórmula de distribución de nueva Gales del Sur	17 áreas de salud (9 programas)	• razas • edad • género • ruralidad • sin hogar	• mortalidad • nivel educativo	GNI = 97,51 + 0,4SMR – 0,4EDOC – 0,9RUR	• utilización privada • distinto nivel de precios • otros fondos
Canadá	Distribución de recursos	10 Provincias y 2 Territorios	• población		Fi = FPCi – FNi + NAi	• evaluación normativa del espacio físico
Canadá	Fórmula de Alberta	17 autoridades sanitarias (7 programas)	• edad • género • raza	• bienestar • alejamiento	$B_r = BT\left(\frac{\sum_g \sum_i \sum_s U_{gis} P_{gis}}{\sum_r \sum_g \sum_i \sum_s U_{gis} P_{gis}}\right) + X_r + O_r + N_r$	• otros fondos • nivel del precios
Canadá	Fórmulas de Ontario	38-40 autoridades (dos programas)	• edad • género • ruralidad • años vida	• perdidos • dispersión • porcentaje de bajo peso	Crónicos: $B_r = BT\frac{\sum_i \sum_g P_{ig} U_{ig}}{\sum_r \sum_i \sum_g P_{irg} U_{irg}} + A_r$ Resto de servicios: Tr = Fr + Er	

CUADRO 3.1 *(cont.)*: **Fórmulas capitativas de distribución de recursos. Experiencia internacional.**

País	Denominación	Regiones/áreas (Nº Programas)	Variables individuales	Fórmula(s) básica(s) (ver texto)	Otros factores
Canadá	Fórmula de Saskatchewan	32 distritos (4 programas)	• edad • género • bajo peso al nacer • socioeconómicas • fertilidad • densidad población	Hospitalarios: $B_r = BT \frac{\left(\sum_g \sum_i P_{irg} U_{irg} M_{irg}\right) + X_r}{\sum_r \left(\left(\sum_g \sum_i P_{rig} U_{rig} M_{rig}\right) + X_r\right)}$ $B_r = BT \frac{\left(\sum_g \sum_i P_{irg} U_{irg} E_{irg}\right) + R_r + X_r}{\sum_r \left(\left(\sum_g \sum_i P_{rig} U_{rig} E_{rig}\right) + R_r + X_r\right)}$ Cuidados de apoyo: $B_r = BT \frac{\sum_g \sum_i P_{igr} U_{igr} E_{igr} C_r}{\sum_r \sum_g \sum_i P_{igr} U_{igr} E_{igr} C_r}$ Asistencia domiciliaria: $B_r = BT \frac{\sum_g \sum_i P_{igr} U_{igr}}{\sum_r \sum_g \sum_i P_{igr} U_{igr}}$ Nuevas iniciativas en salud	• otros fondos • nivel de precios

CUADRO 3.1 *(cont.)*: **Fórmulas capitativas de distribución de recursos. Experiencia internacional.**

País	Denominación	Regiones/áreas (Nº Programas)	Variables individuales	Fórmula(s) básica(s) (ver texto)	Otros factores
Escocia	Esquema de distribución a autoridades sanitarias	15 zonas sanitarias (6 programas)	• edad • género • mortalidad	$B_r = BT \frac{\sum_i \sum_g P_{igr} SMR + \sum_i \sum_g M_{igr} CNG}{\sum_r \left(\sum_i \sum_g P_{igr} SMR + \sum_i \sum_g M_{igr} CNG \right)}$	• ruralidad
España	Sistema de financiación de la sanidad	15 comunidades autónomas	• edad • insularidad	$B_r = BT \frac{0{,}75P_r + 0{,}245Pm65_r + 0{,}051_r}{\sum (0{,}75P_r + 0{,}245Pm65_r + 0{,}051_r)}$	• otros fondos • fondo por pérdida de recursos
Finlandia	Sistema estatal	452 municipios	• edad • género • minusvalías • insularidad • alejamiento	$NEC_i = \alpha NA_i + (1-\alpha) N_i PENS$	• presión fiscal
Gales	Fondos Hosp. serv. salud fam. y comunit.	5 zonas sanitarias (5 programas)	• edad • género • mortalidad	—	• dispersión
Inglaterra	RAF *(resource allocation formulae)*	100 autoridades sanitarias (4 programas)	• edad • mortalidad • morbilidad • desempleo • vivir solo • raza • nivel socio-económico	Hospitales y salud pública: $B_r = BT \frac{P_r}{\sum_r P_r} (AI_r NI_r MFF_r EACA_r)$ Atención primaria: $B_r = BT \frac{P_r}{\sum_r P_r} (AI_r NI_r MFF_r)$ Recetas: $B_r = BT \frac{P_r}{\sum_r P_r} (AI_r NI_r)$	• nivel de precios • fondos adicionales por: indigentes y no anglófonos

CUADRO 3.1 *(cont.)*: **Fórmulas capitativas de distribución de recursos. Experiencia internacional.**

País	Denominación	Regiones/áreas (Nº Programas)	Variables individuales		Fórmula(s) básica(s) (ver texto)	Otros factores
Irlanda del Norte	Fórmula de distribución entre zonas	4 zonas sanitarias (9 programas)	• edad • género • mortalidad • vivir solo	• bienestar • bajo peso al nacer	–	• ajuste por ruralidad
Noruega	Sistema financiero local	19 gobiernos	• edad • género • mortalidad	• vivir solo • estado civil	–	• esfuerzo fiscal
Nueva Zelanda	Fórmula de distribución basada en la población	4 regiones (3 programas)	• edad • género • bienestar	• raza • ruralidad	$B_r = G_r BT \frac{\sum_i \sum_g \sum_e P_{iger} U_{ig} E_{iger} M_{iger}}{\sum_r \sum_i \sum_g \sum_e P_{iger} U_{ig} E_{iger} M_{iger}}$ Salud personal (primaria y especializada): $B_r = BT \frac{\sum_i \sum_e P_{ire} U_i}{\sum_i \sum_r \sum_e P_{ire} U_i}$ Salud pública:	(en fase de implantación)

Fuente: Elaboración propia.

— Maternidad e infancia (6%).
— Salud familiar e infantil (5%).
— Salud mental (9%).
— Minusvalía de aprendizaje (7%).
— Minusvalías física y sensorial (3%).
— Promoción de la salud y prevención de la enfermedad (2%).
— Salud primaria y servicios sociales para mayores (3%).

Tanto las variables utilizadas como las estructuras de edades varían en cada programa (población menor de 75 años que vive sola, porcentaje de población que reciben subsidio, porcentaje de nacimientos con niños de bajo peso, SMR, madres solteras que vivan solas, familias sin coche, familias monoparentales, etc.).

En 1999 se introdujeron dos ajustes generales por ruralidad, que actuaban en dos sentidos distintos: a) el coste de ambulancias en función de la media de millas recorridas, y b) el coste de salud social en función de los pacientes que vivan a más de tres millas de un quirófano. Estos ajustes son cada vez más importantes y provocan un debate sobre su configuración, por lo que son varios los estudios que tratan de modelarlos.

3.4. Conclusiones

La mayoría de las variables que ponderan al número de habitantes de cada región como criterio de distribución de recursos en los países seleccionados están influenciadas más por la disponibilidad de datos que en una completa evidencia (Rice y Smith 1999, 12). Las causas pueden ser:

— Los datos relevantes disponibles pueden ser escasos.
— Los estudios de necesidad pueden ser ambiguos, escasos o con datos poco fiables.
— Es difícil estimar la independencia entre distintos factores.
— Es difícil separar las variables *legítimas* de la oferta.
— Es difícil asociar necesidad con coste y financiación.
— Los destinatarios intentan justificar la introducción de aquellas variables que les benefician directamente.

Las variables de ajuste de la población que, con mayor frecuencia, se incluyen en las fórmulas capitativas ajustadas por riesgo o necesidad, son:

— Factores demográficos (edad, género): sólo dos países (España —para el periodo 1997-2002— y EE. UU.) *no* las utilizan.
— Etnicidad: las utilizan en Nueva Zelanda, Alberta y Nueva Gales del Sur.
— Empleo-Desempleo: se utilizan en Nueva Zelanda, Alberta e Irlanda del Norte. Se suelen emplear categorías con un índice asociado (empleados, empleo ocasional, baja temporal, desempleado, pensionista, etc.). Como inconveniente se apunta que estas categorías pueden ser manipulables en función de la definición que se emplee de las mismas.
— Indicadores geográficos: intentan recoger diferencias geográficas que no puedan ser explicadas de otra forma. En Finlandia se contempla la *insularidad* y *poblaciones remotas.* En Nueva Gales del Sur y Nueva Zelanda también se incluyen las *poblaciones remotas.* En Escocia, Gales e Irlanda del Norte se hacen ajustes que contemplen la asistencia ambulatoria y los costes en áreas rurales.
— Morbilidad y mortalidad: la mortalidad (en términos absolutos o estandarizada) se aplica en Nueva Gales del Sur, Gales, Escocia, Irlanda del Norte, Nueva Zelanda y Noruega. La morbilidad, en los casos que se aplica, suele ser en la forma de incapacidad permanente o minusvalías como en los casos de Finlandia y Irlanda del Norte (esta última también incluye niños con bajo peso al nacer).
— Factores sociales: son los que, en mayor medida, se suelen incluir de forma *oportunista,* es decir, no ya por su relación con la enfermedad sino por la disponibilidad de datos o por motivos políticos. Se citan: personas sin hogar (Nueva Gales del Sur), nivel educativo (Nueva Gales del Sur), nivel de bienestar (Alberta, Nueva Zelanda, Irlanda del Norte), estado matrimonial (Noruega), estructura familiar (Noruega), convivencia (Irlanda del Norte) e ingreso (Finlandia).

En la mayor parte de los países seleccionados, los responsables son partidarios de no realizar cambios en la estructura del sistema que alteren muy bruscamente los presupuestos y de protegerse de las alteraciones bruscas de las variables que configuran el riesgo en salud, de forma que se suelen establecer diversos límites tanto al crecimiento como al descenso en los niveles de financiación, umbrales de servicio de alerta.. También es usual la consideración independiente de categorías del alto riesgo o elevado coste, dejar fuera de sistema de financiación a determinados servicios imprescindibles con una financiación independiente, etc.

La impresión general que se extrae de la revisión realizada consiste en que la distribución de recursos sanitarios no es ni homogénea ni comparable en la mayoría de los países desarrollados. Es decir, además de ser limitado el número de países que distribuyen recursos sanitarios mediante una fórmula explícita, cada uno de estos parece seguir una metodología exclusiva basada más en su experiencia histórica-política concreta o en trabajos de investigación con cierto respaldo científico.[4]

En definitiva, de la revisión realizada por países, que no puede ser concluyente debido al escaso número de países que distribuyen recursos mediante una fórmula explícita, pueden obtenerse dos conclusiones:

— Existe una diversidad de métodos y variables que se utilizan para la estimación de la necesidad sanitaria. Salvo el número de habitantes de cada región (variable que, por otra parte, es absolutamente general)[5] en cada país se proponen, como variables de ajuste, aquellas otras que se adaptan mejor a las características de la población, a la disponibilidad de datos o a criterios normativos que se consideran apropiados, para cuya elección pudieran tener influencia la existencia de grupos de presión, criterios políticos, etc.

---

[4] Los casos de Irlanda del Norte e Inglaterra con los trabajos de la Universidad de York y Nueva Gales del Sur (Australia) con la investigación de la Universidad de Newcastle. También en Noruega e Irlanda del Norte (HHCRU) se han realizado estudios de regresión.

[5] Y que otorga el nombre a este tipo de fórmulas de distribución como *capitativas ajustadas*.

— Conforme se incrementa el grado de descentralización parece producirse una tendencia a reducir tanto el número de variables de influencia así como el número de funciones de distribución, generalmente con una única fórmula de necesidad. Dicha tendencia parece acentuarse cuando el tamaño de las áreas geográficas es mayor (Canadá en grandes áreas o los países nórdicos a una escala municipal), de forma que conforme aumenta el tamaño medio de las regiones disminuye el número de variables de influencia. Por el contrario, en aquellos estados con menor descentralización política (Reino Unido) el número de variables de ajuste parece mayor y generalmente también se incrementa el número de fórmulas en función de distintos programas o funciones.

Bibliografía

BEDARD, K., J. DORLAND, A. W. GREGORY y J. ROBERTS. «Needs based Health care funding: implications for resource distribution in Ontario». *Canadian Journal of Economics*, núm. 33-4, 2000: 981-1008.

BOND, D. y D. CONNIFFE. *Cross-regional equity in health care funding*. National Institute for Regional and Spatial Analysis (NIRSA). Working paper series 3 de enero de 2002: National University of Ireland.

CAMERON, A., P. TRIVEDI, F. MILNE, y J. PIGGOT. «A microeconomic model of the demmand for health care and health insurance in Australia», *Review of Economic Studies*, 46, núm. 3, 1988: 347-364.

CARR-HILL, R., J. JAMISON, D. O'REYLLY, R. STEVENSON, y J. REID. «Risk adjustment for hospital use using social security data: cross sectional small area analysis». *British Medical Journal*, vol. 324, 2002: 1-4

CARR-HILL, R., T. A. SHELDOM, P. SMITH, S. MARTÍN, S. PEACOCK y G. HARDMAN. «Allocating resources to health authorities: development of method for small area analysis of use of impatient services». *British Medical Journal*, vol. 309, 1994: 1046-1049.

HHCRU, D. O'REILLY, R. CARR-HILL, J. REID, S. BROWNE, J. JAMISON, M. STEVENSON y B. MERRIMAN. *Report of study to devise a Formula to assist in allocating resources for acute hospital services within Northern Ireland*. Queen University of Belfast, 1977.

HUTCHINSON, B., J. HURLEY, R. REID, J. DORLAND, S. BIRCH, M. GIACOMINI, G. PIZZOFERRATO. *Capitation formulae for integrated health systems: a policy synthesis*. Canadian Health Services Research Foundation, 1999.

JARMAN, B. «Underpriviligied areas: validation and distribution of scores». *British Medical Journal*, 289, 1984: 1587-1592.

LÓPEZ LABORDA, J. y F. RODRIGO SAUCO. *La cuantificación de las necesidades de gasto de las comunidades autónomas: Descripción y valoración de la experiencia comparada y de la investigación aplicada*. Madrid: Instituto de Estudios Fiscales, 2000.

MAYS, N. y G. BEVAN. *Resource allocation in the health service*. Londres: Bedford Square Press, 1987.

NESTMAN, L. J. «Federal and provincial roles in Canadian health care budgets», en Schwartz et al. (ed.), *Fixing Health budgets: experience from Europe y North America*. Willey and Son, 1996: 129-154.

NEW SOUTH WALES HEALTH DEPARTMENT. «Resource distribution formula technical paper 1989/99 revision». *NSW Health*. North Sidney, 1999.

OCDE. *La reforma de los sistemas de asistencia sanitaria: Estudio de diecisete países de la OCDE*. Ministerio de Sanidad y Consumo, 1998a.

— *La reforma del sistema sanitario: Estudio comparativo de siete países de la OCDE*. Ministerio de Sanidad y Consumo, 1998b.

RESOURCE ALLOCATION AND FUNDING TEAM (RAFT). *Resource allocation: weighted capitation formulas*, University of York, 1999.

RICE, N., P. DIXON, D. LLOYD y D. ROBERTS. «Derivation of a needs based capitation formula for allocatin prescribing budgets to health authorities and primary care groups in England: regression analysis». *British Medical Journal*, vol. 320, enero de 2000: 284-288.

RICE, N. y P. SMITH. *Approaches to capitation and risk adjustment in health care: an international survey*. Centre for health economics. University of York, 1999.

— «Capitation and risk adjustment in health care financing: an international progress report», *The Milbank Quarterly*, vol. 79, núm. 1, 2001: 81-113.

SMITH, P., T. A. SHELDON, R. A. CARR-HILL, S. MARTIN, G. PEACOCK y G. HARDMAN. «Allocating resources to health authorities: results and policy implications of small area analysis of use of impatient services». *British Medical Journal*, vol. 309, 1994: 1050-1054.

SMITH, P., N. RICE y R. A. CARR-HILL. «Capitation funding in the public sector». *Journal of Royal Statistical Society*, 164 (2), 2001: 217-256.

TAMAYO LORENZO, P. A. *Descentralización y financiación de la asistencia sanitaria pública en España: un estudio desde la perspectiva de la equidad*. Consejo Económico y Social. CES, Colección Estudios, 2001.

TORJMAN, S. y K. BATTLE *Can we have national standards?* Caledon Institute of Social Policy. Otawa, 1995.

VAN DEN NOORD, P., T. HAGEN y T. IVERSEN. «The Norwegian health care system». *Economics Department. Working papers* 198. OECD, 1998.

4. La evolución de la financiación sanitaria en España

David Cantarero Prieto
Universidad de Cantabria

4.1. Introducción

Hasta el pasado año 2002 el proceso de descentralización autonómica en España llevaba asociada la transferencia de las competencias de carácter sanitario a únicamente siete regiones que pertenecían a la denominada *vía rápida* y que gestionaban la sanidad a través de sus respectivos Servicios de Salud mientras que el Insalud mantenía la gestión sanitaria en las diez regiones restantes. No obstante, el proceso descentralizador se ha extendido a todas las regiones españolas después del pasado 31 de diciembre de 2001 coincidiendo con la finalización de la vigencia de los modelos de financiación autonómica general (1997-2001) y específico en el caso de la sanidad (1998-2001). Asimismo, en el momento actual, se plantea a debate la cuestión del *supuesto* déficit sanitario por parte de algunas regiones inicialmente habiéndose unido otras después. Todo ello parte de la idea de una evolución asimétrica entre los gastos sanitarios traspasados a las regiones y los recursos proporcionados por un sistema de financiación que el Gobierno Central parece ahora no querer modificar en su base y que además ha sido suscrito por todas las comunidades autónomas hace apenas un par de años.

Por todos estos motivos, resulta ahora relevante analizar la evolución de la financiación sanitaria en los últimos años para así posteriormente calibrar la incidencia que el traspaso de competencias sanitarias ha tenido sobre los presupuestos autonómicos, así como el diseño del nuevo marco de financiación regional vigente desde el pasado 1 de enero de 2002.

La financiación sanitaria pública, en el contexto de descentralización del gasto anteriormente señalado, ha venido siendo una cuestión sometida a diversas reformas desde comienzos de la década de los ochenta hasta el sistema vigente en la actualidad y que ha sustituido al del cuatrienio anterior (1998-2001). En este contexto, llama la atención que en la administración de estos recursos en España se haya venido detectando que la asistencia sanitaria se distribuya desigualmente tanto en lo social como en lo territorial.[1] Así, en 2005, cuando han pasado casi 27 años desde la aprobación de la Constitución y 19 años de vigencia de la Ley General de Sanidad (LGS) que ha consolidado al modelo español dentro de los Servicios Nacionales de Salud (SNS) inspirados en el esquema sanitario-asistencial británico desarrollado a mediados de los cuarenta (Rico 1998), puede afirmarse que el proceso de descentralización sanitaria está prácticamente cerrado (excepto para Ceuta y Melilla) pero, a la vez, sigue existiendo riesgo de fragmentar nuestro sistema en función del territorio de residencia (Fernández Santiago 1997; Aja 1999).

La equidad en la salud de todos los españoles se traduce entonces en uno de los objetivos primordiales del programa de la Organización Mundial de la Salud (OMS) *Salud para todos 2000* aprobado por nuestro país en 1984 pero que aún no es una realidad, ya que la probabilidad de enfermar y fallecer depende en gran medida del nivel de renta y de la localización geográfica de las personas por lo que los residentes en las regiones más ricas tienen una esperanza de vida superior a quienes viven en las regiones con menores recursos e incluso también esto se produce en el interior de las grandes ciudades como Madrid o Barcelona. Parece, pues, que la inexistencia de un plan integrado de salud en el país y el modo en que se han transferido las competencias en sanidad a las regiones son las causas últimas de esta disparidad, siendo necesario advertir que esta situación de desigualdad y

[1] Existen notables disparidades entre las comunidades autónomas como se observa en los indicadores más significativos de la asistencia sanitaria (profesionales sanitarios, retribuciones salariales, camas hospitalarias, equipos de alta tecnología o de atención primaria), en el grado de cumplimiento de los objetivos de planificación y coordinación estatales y en el resto de políticas de salud (Gordo 2002).

CUADRO 4.1: **Financiación autonómica sanitaria (1990-2002)**

Año	Financiación autonómica sanitaria
1990	Traspaso de la competencia sanitaria a Galicia y Navarra.
1991	Problemas de tesorería relacionados con las operaciones de saneamiento y liquidación de las deudas del Insalud.
1992	Problemas de tesorería relacionados con las operaciones de saneamiento y liquidación de las deudas del Insalud.
1993	Problemas de tesorería relacionados con las operaciones de saneamiento y liquidación de las deudas del Insalud.
1994	Acuerdo para el sistema específico de financiación sanitaria para 1994-1997. Población protegida y evolución PIB nominal. Traspaso de la competencia sanitaria a Canarias.
1995	Segundo año de funcionamiento del sistema de financiación autonómica sanitaria para el cuatrienio 1994-1997.
1996	Tercer año de funcionamiento del sistema de financiación autonómica sanitaria para el cuatrienio 1994-1997.
1997	Acuerdo del sistema específico de financiación sanitaria para 1998-2001. Fondo general (población protegida) y redistributivo (pérdida de población, docencia y desplazados).
1998	Entrada en vigor del acuerdo del CPFF sobre el sistema de financiación autonómica sanitaria para 1998-2001.
1999	Segundo año de funcionamiento del sistema de financiación autonómica sanitaria para el cuatrienio 1998-2001.
2000	Tercer año de funcionamiento del sistema de financiación autonómica sanitaria para el cuatrienio 1998-2001.
2001	Integración de la sanidad en el esquema general de financiación autonómica. Afectación del tramo autonómico del impuesto de hidrocarburos a la financiación sanitaria (CPFF, 22 de noviembre). Protocolos de Coordinación Sanitaria formalizado entre Castilla-La Mancha, Castilla y León, Madrid y Extremadura (octubre). Negociación de la asunción de competencias sanitarias por parte de las comunidades autónomas del Insalud-Gestión Directa (diciembre).
2002 (€)	Entrada en vigor del nuevo sistema de financiación autonómica. Fin del proceso generalizado de transferencia de competencias sanitarias y desaparición del Insalud. Período transitorio de tres meses en algunas comunidades autónomas del Insalud-Gestión Directa de adaptación con Insalud en gestión económica y presupuestaria. Sólo Madrid usa el tramo autonómico del impuesto de hidrocarburos para sanidad (septiembre). Protocolos de Coordinación Sanitaria entre Castilla y León y Galicia (enero), y Cataluña y Aragón (febrero). Coordinación Cantabria y Asturias (junio). Anteproyecto Ley de Acciones Integradas en materia de sanidad (posteriormente Ley de *Cohesión y Calidad de la Sanidad)* y liquidación del antiguo Insalud-Gestión Directa para convertirse en el *Instituto Nacional de Gestión Sanitaria* (RD 840/2002, de 2 de agosto).

Fuente: Elaboración propia.

asimetría entre comunidades autónomas es probable que vaya a tender a una divergencia mayor si no existe un esfuerzo de distribución importante en los próximos años.

El punto de partida de todo el proceso es la Constitución española, texto en donde se reconoce el derecho a protección de la salud a toda la población y a todo el territorio (art. 43). Su aplicación exige que «los recursos sanitarios se distribuyan de forma que cualquier ciudadano acceda a ellos en igualdad de condiciones con los demás, independientemente de la región en que viva» y así se establece también en el artículo 12 de la Ley General de Sanidad de 1986. Precisamente, dicha ley es la que ha servido para establecer el modelo de planificación sanitaria llamando la atención sobre la necesidad de introducir criterios de territorialidad en la administración de los recursos de este tipo. En concreto, como se verá a continuación, en lo que se refiere a la financiación sanitaria pública en el contexto de descentralización autonómica cabe señalar que ésta ha sido una cuestión sometida a diversas reformas a pesar de que quedaba fuera de del ámbito de aplicación de la Ley Orgánica de Financiación de las Comunidades Autónomas (LOFCA), situación que refleja el tratamiento específico que se le ha venido otorgando hasta el año 2002 (cuadro 4.1).

Con estas premisas, en las páginas siguientes se estudia toda la problemática de la financiación autonómica de las prestaciones sanitarias, finalizando la exposición con el modelo actual de financiación vigente desde el pasado año 2002.

4.2. Los modelos de financiación de la sanidad en España

La sanidad, en calidad de bien preferente con unas características muy concretas que le hacen ser diferente al resto de bienes similares como la educación o vivienda, se ha venido manteniendo al margen de la financiación autonómica general del sistema LOFCA. Ello no implica que, a la luz de lo acordado por el Consejo de Política Fiscal y Financiera (CPFF) en julio de 2001 y ratificado posteriormente por ley, se fuera a pasar por alto la importancia de este modelo como referente de financiación de recursos para la mayoría de competencias gestionadas por las regiones y como posible vía de reforma por la cual la sanidad podría integrarse dentro de su funcionamiento. Así, en general, en lo que se refiere a la evolución de la financiación autonómica entre 1978 y 2002 puede considerarse que a raíz del nuevo modelo de financiación existe una presencia cada vez más intensa del *principio de corresponsabilidad fiscal,* aceptado generalmente entre los expertos en el tema. Según este concepto, habría de abandonarse la dinámica de financiarse a través de los ingresos fiscales del Estado para pasar a mentalizarse que, salvada la parte de financiación que responda al principio de solidaridad y que busca un nivel similar de prestación de todos y cada uno de los servicios, cualquier incremento de calidad o cantidad de servicios públicos que se pretenda ha de poder financiarse con el esfuerzo fiscal propio.

En relación con dicha financiación sanitaria autonómica, la indefinición se ha venido plasmando en la dualidad de criterios existentes en la LGS al respecto. El objetivo era que «los poderes públicos orientarán sus políticas de gasto sanitario en orden a corregir las desigualdades sanitarias y garantizar la igualdad de acceso a los servicios sanitarios públicos en todo el territorio español según lo dispuesto en la Constitución» (art. 12). Como refleja el análisis de la experiencia comparada llevado a cabo anteriormente y el referente principal (RAWP británica), el mejor instrumento diseñado hasta el momento para llevarlo a la práctica han sido las fórmulas asignativas basadas en el *principio capitativo compuesto,* que distribuyen recursos entre las regiones ajustando el tamaño de su población en función de su nivel relativo de necesidades sanitarias. Este principio de equidad incorporaría consideraciones redistributivas al pretender asignar una cantidad mayor de recursos a regiones con niveles de necesidad superiores a la media. Sin embargo, el apartado de la LGS dedicado a regular la distribución territorial de recursos estipulaba que «la financiación de los servicios transferidos se realizará siguiendo el criterio de población protegida» (art. 82), que coincide con el *principio capitativo simple* y refleja un principio de equidad distinto al anterior conocido como *igualdad horizontal entre gobiernos de un mismo nivel* (Costas i Terrones 1989) que supone asignar recursos de acuerdo al peso relativo de la población regional sin considerar ni siquiera las dotaciones de partida e ignorando que el nivel específico de necesidad de atención médica puede diferir considerablemente en dos regiones con el mismo número de habitantes.

En consecuencia, se puede concluir que el marco formal de la financiación sanitaria era bastante contradictorio ya que el criterio de ejecución recogido en el artículo 82 no se correspondía con los objetivos programáticos de la LGS al respecto. Además, la asignación final de los recursos no cumplía tampoco con la igualdad horizontal sino que respondía a negociaciones políticas bilaterales específicas para cada comunidad autónoma (Rico 1995). Como resultado, la financiación sanitaria pública, en el contexto de descentralización autonómica, se ha reformado sucesivamente desde comienzos de los ochenta con la promulgación de la LOFCA. Según ella, era de esperar que la financiación de cualquier servicio transferido a las comunidades autónomas siguiera sus cauces (como, por ejemplo, la educación que es también un bien preferente que, al igual que la sanidad, se encuentra dentro de nuestro estado del bienestar), si bien no ha sido así en este caso ya que la sanidad ha quedado fuera de del ámbito de aplicación de la LOFCA, situación que refleja el tratamiento propio y específico de financiación que se le ha venido otorgando hasta el año 2002. Más en concreto, en la exposición del mecanismo de financiación de la sanidad autonómica pueden distinguirse varios periodos[2] que se pasan a detallar a continuación.

4.2.1. Periodo anterior a la Ley General de Sanidad de 1986

El proceso de descentralización sanitaria se inició con la aprobación de la Constitución en 1978 y con el traspaso de competencias sanitarias en 1981 a Cataluña, recibiendo ésta una dotación económica valorada de acuerdo con el criterio de coste de

---

[2] Tal y como se señala en Cabasés (1998a y b), Gómez Sala y Sánchez Maldonado (1998), López Casasnovas (1998), Rey (1998 y 1999), Truyoll (1999), Carpio (1999), Cabiedes (2000), Monasterio y Suárez Pandiello (1996 y 1998), Rico (1995), Albillos et al. (2000), Urbanos y Utrilla (2000), López Casasnovas y Rico (2001), y Tamayo (2001), entre otros.

los servicios asumidos que se mantuvo hasta 1984 y siendo seguida por Andalucía en 1983. En este periodo inicial, a semejanza de la LOFCA, la asignación de recursos que se aplicaba en el momento en que se materializaba la transferencia se apoyó en el coste histórico de los servicios sanitarios, si bien desde 1984 se perfiló un periodo transitorio de unos diez años durante el cual los porcentajes de reparto debían adaptarse al criterio de población protegida. Es decir, población con derecho a la asistencia sanitaria de la Seguridad Social que no era fácil de determinar a comienzos de los ochenta, ya que no todos los colectivos encuadrados en los distintos regímenes de la Seguridad Social estaban cubiertos.

4.2.2. Periodo posterior a la Ley General de Sanidad de 1986

En este epígrafe se analiza el periodo transcurrido entre la aprobación de la Ley General de Sanidad y el último sistema de financiación específica sanitaria perteneciente al cuatrienio 1998-2001, e inmediatamente anterior al actual Acuerdo de Financiación Autonómica General que incluye a la sanitaria y que ha entrado en vigor el pasado 1 de enero de 2002.

4.2.2.1. Subperiodo 1986-1994

En esta etapa se producen las transferencias sanitarias al País Vasco y Comunidad Valenciana (1987), y a Galicia y Navarra (1991). El CPFF al aprobar el método definitivo de financiación general de las comunidades autónomas para el periodo 1987-1991 acordó continuar con el sistema específico de financiación de la sanidad autonómica debido al especial origen de los fondos con que se financiaba el sistema sanitario de la Seguridad Social con predominio de las cotizaciones sociales y lo que señalaba el artículo 82 de la LGS de financiación en base a la población protegida. Además, con el Real Decreto 1088/89, por el que se extendía la cobertura sanitaria a personas sin recursos económicos suficientes, se culminó el proceso de inclusión de colectivos no cubiertos por la Seguridad Social.

Dentro de esta especificidad se abrieron diferentes líneas de financiación sanitaria, ya que se distinguía el sistema propio de las comunidades autónomas forales del general del resto. El mecanismo básico del sistema general para tal cuantificación consistía en que el presupuesto del Insalud se desglosaba en dos grandes bloques: el de los servicios no transferidos (Gestión Directa) y el del resto (Gestión Transferida), que se distribuía entre las comunidades autónomas combinando los criterios de coste efectivo del servicio transferido y de población protegida. Se continuaba así con el criterio de coste efectivo del servicio que de no coincidir con lo que correspondería en función de su porcentaje de población protegida las diferencias se irían eliminando en un periodo de diez años (a razón de aproximadamente un 10% anual).

El sistema podría haber funcionado bien pero no lo hizo ya que los presupuestos iniciales nacían con insuficiencia crónica, originando la aprobación de modificaciones para dotar de mayores recursos al presupuesto sanitario únicamente para el Insalud-Gestión Transferida, de las cuales participaban automáticamente las comunidades autónomas de régimen foral. Por contra, la financiación definitiva de las comunidades autónomas de régimen común estaba en función del presupuesto liquidado del Insalud-Gestión Directa, al no participar automáticamente de las modificaciones presupuestarias aprobadas para el mismo, lo cual introducía un enorme grado de incertidumbre respecto a su capacidad final de gasto. Esta dinámica se traducía en que las comunidades autónomas de régimen común disponían de un escenario incierto en el cual debían seguir la evolución presupuestaria del Insalud-Gestión Directa con el ánimo de que el mismo requiriera de mayores recursos económicos y teniendo que incurrir en unos importantes gastos financieros al recibir los recursos cuando se firmaban los Acuerdos de Liquidación incluso con un desfase medio de dos años desde el cierre del ejercicio presupuestario.

A partir del año 1992, fruto de un acuerdo adoptado en el seno del CPFF, durante el primer trimestre del ejercicio siguiente se debía realizar una liquidación a cuenta que venía a representar en torno a un 75% de la liquidación final resultante. También durante este periodo se infradotaron sistemáticamente las dotaciones destinadas a farmacia para el pago de las recetas médicas y las cuotas de Seguridad Social, ambas definidas como ampliables por la Ley General Presupuestaria, por lo que durante el periodo 1989-1992 era una práctica bastante habitual el incrementar a lo largo del ejercicio el presupuesto destinado a farmacia entre un 30 y un 70%.

Los resultados no fueron los esperados ya que generaron de manera sistemática una gestión ineficiente de los recursos sanitarios por parte de las comunidades autónomas y continuos problemas de tesorería, demostrado por las operaciones de saneamiento y liquidación de las deudas acumuladas por el Insalud[3] en cuatro planes de las deudas existentes a 31 de diciembre de 1988 (1.003,7 millones de euros), 31 de diciembre de 1991 (3.372,4 millones de euros) y ejercicios de 1992 (869,72 millones de euros) y 1993 (846,06 millones de euros). El cálculo de la deuda, cuyo saneamiento superó los 6.010,12 millones de euros, se realizó a partir de la del Insalud-Gestión Directa, extrapolada para el SNS (Sistema Nacional de Salud) en función de los coeficientes de participación de las comunidades autónomas que tenían asumidas las competencias en sanidad. Paralelamente a dicho proceso, a partir de 1989 se había ido produciendo, según la LGS, el cambio en la financiación a través de la sustitución de los ingresos por cotizaciones sociales por los de la imposición general.

Así, las características de la financiación sanitaria enunciadas en base a este acuerdo desembocaron en la creación de una comisión para el estudio de las disfuncionalidades del proceso de presupuestación del Insalud, ya que con las transferencias a Galicia y Navarra el Insalud-Gestión Directa pasó a representar en torno al 41% y no podía seguir condicionando la financiación de sus comunidades autónomas, que además tenían un mayor peso en el conjunto del sistema. Los resultados de dicha Comisión constituyeron las bases preliminares del Acuerdo de financiación sanitaria 1994 1997 que precisamente es el que se analiza a continuación.

4.2.2.2. Modelo de financiación sanitaria en el cuatrienio 1994-1997

Todo el conjunto de problemas anterior motivó que a raíz de la comisión especial creada para tal fin y del acuerdo del CPFF del 21 de septiembre de 1994 se estableciera el primer mecanismo de

[3] Buen ejemplo de lo que González-Páramo (2001) denomina *restricción presupuestaria blanda.*

financiación sanitaria específica en España vigente para el cuatrienio 1994-1997. Dicho acuerdo incorporaba novedades importantes ya que contaba con el apoyo de todas las comunidades autónomas con competencias en sanidad, definía como criterio de reparto la población protegida y pretendía alcanzar la suficiencia dinámica y estabilidad financiera para lo que se partió del gasto efectivo del SNS de 1993, entendido como el sumatorio de los Acuerdos de Liquidación firmados entre la Administración del Estado y las comunidades autónomas con competencias asumidas en materia de asistencia sanitaria y el gasto efectivo del Insalud-Gestión Directa de 1993, con lo que se saneó la deuda existente a 31 de diciembre de 1993 en los ejercicios de 1995 y 1996 definiendo un escenario financiero estable para un cuatrienio cuyo comienzo coincidía con el transcurso de un decenio desde que Cataluña iniciase el periodo de ajuste correspondiente.

En el escenario financiero del modelo se introdujo un ahorro por la implantación de medidas de ajuste y racionalización del gasto sanitario, que minoró la base financiera de reparto y se cuantificó inicialmente en 540,9 millones de euros trasladando sus efectos a los ejercicios siguientes, lo que dio pie a la posterior elevación de esa cuantía hasta los 880,12 millones de euros por decisión unilateral del Ministerio de Economía y Hacienda, detrayéndose así un importante volumen de recursos del sistema sanitario (López Casasnovas y Rico 2001). Además, en el primer año de este periodo se produjo la transferencia sanitaria a Canarias (1994) y se vinculaba el presupuesto del SNS, canalizado a través del Insalud en cada uno de los años del cuatrienio, al índice de crecimiento previsto de la economía del país (PIB nominal; v. cuadros 4.2 y 4.3). En segundo lugar, se introdujo mayor rigidez en el gasto de las comunidades autónomas al eliminar la posibilidad de financiación con cargo a créditos *ampliables*. En síntesis, los créditos del presupuesto del Insalud tuvieron, sobre todo a partir del año 1994, el carácter de limitativos, por lo que toda insuficiencia que surgiera a partir de ese momento en el presupuesto del Insalud requeriría de la aprobación de un crédito extraordinario mediante la tramitación de un proyecto de ley en el Parlamento que debería contemplar los recursos necesarios. Asimismo, las comunidades autónomas con competencias en sanidad recibían por doceavas partes la totalidad de los recursos de tal forma que en el mes de noviembre de cada ejercicio económico disponían de toda la dotación que les correspondía como aplicación del modelo de financiación. Precisamente, esta situación no se daba en el Insalud gestionado directamente debido a la imposibilidad material de poder ejecutar al 100% el presupuesto sanitario.

Por otro lado, en el caso de la sanidad, a diferencia de la educación y el resto de competencias comunes, al existir por ley un criterio explícito de equidad en financiación,[4] la situación de statu quo financiero no se trasladaba indefinidamente al futuro (como sucedía con el método del coste efectivo) sino que tras el periodo decenal de ajuste se pasaba del porcentaje de gasto inicial del Insalud p al criterio de población protegida n. Es interesante señalar que el sistema era diferente en el caso de las comunidades autónomas forales (País Vasco y Navarra) ya que participaban en el presupuesto del Insalud no según su población protegida sino en función de su renta relativa, situación ventajosa dadas las peculiaridades de su régimen fiscal y su reconocida mayor capacidad de negociación política. Precisamente, estas dos comunidades autónomas determinaban su financiación a partir de una base presupuestaria distinta al descontar el Fondo de Investigaciones Sanitarias (FISS) de su parte de Presupuesto inicial del Insalud y añadirle la parte imputable de los servicios centrales del Ministerio de Trabajo (Tesorería) y de Sanidad. Por el contrario, una comunidad autónoma de régimen común *i-ésima* obtenía esa financiación de su Gasto Sanitario (GSAN) participando en una base obtenida de deducir del Presupuesto Inicial del Insalud (PII) el coste de los Centros Sanitarios de Ámbito Nacional (CSAN), el FISS y recibiendo un porcentaje p equivalente al gasto efectivo Insalud en ese territorio:

$$\text{GSAN}_i = p_i\{\text{PII} - (\text{CN} + \text{FISS})\}$$
$$\text{(Ejercicio del traspaso sanitario)} \qquad (4.1)$$

[4] Siguiendo ese procedimiento, en algunas ocasiones el porcentaje de participación de las comunidades autónomas se fijaba en una cifra objetivo (Cataluña y Andalucía), pero luego no se realizaba efectivamente la aproximación al objetivo (Andalucía) y en otras el porcentaje se establecía según parámetros desconocidos (C. Valenciana).

$$GSAN_i^5 = p_i - \left(\frac{5}{10}\right)(n_i - p_i) - \{PII^5 - (CN^5 + FISS^5)\}$$

(Por ejemplo, al 5.º año) (4.2)

$$GSAN_i^{10} = n_i\{PII^{10} - (CN^{10} + FISS^{10})\}$$

(Finalizado el periodo de ajuste al 10.º año) (4.3)

Otra diferencia se producía por el hecho de que las comunidades autónomas forales descontaban del Cupo líquido a pagar la parte imputable de las desviaciones del presupuesto del Insalud mientras que las comunidades autónomas de régimen común recibían las liquidaciones correspondientes a las desviaciones del presupuesto del Insalud con uno o incluso dos años de retraso (Monasterio 1998).

La única desviación en este periodo del criterio de población protegida correspondía a una dotación específica contemplada por primera vez en la financiación sanitaria como era el *Fondo de compensación por gastos derivados de la atención a los no residentes o desplazados de otras regiones.* El importe de esta dotación era de 247,1 millones de euros para el periodo 1994-1997 de los cuales 60,1 millones de euros correspondían al año 1995, 90,15 millones de euros para 1996, y 96,84 millones de euros en 1997 y se distribuía en función de porcentajes cuyo cálculo no se hizo explícito, lo que hace pensar en que tuvieran poca base científica o debido a la escasez de información. En todo caso, existía una evidente vinculación del acuerdo al criterio de oportunidad política así como la ausencia de elementos que pudieran reflejar las diferencias en términos de necesidad relativa entre territorios (Tamayo 2001). Así, la ausencia de ajustes de ese tipo podía considerarse como explicación parcial de las insuficiencias presupuestarias respecto de algunas comunidades autónomas, especialmente para aquellas que recibían flujos estacionales por motivo del turismo o para aquellas que disponían de centros de excelencia que se convertían en referencia para habitantes de regiones limítrofes (López Casasnovas et al. 1992).

En resumen, si bien este acuerdo fue capaz de resolver algunos de los problemas generados con los distintos traspasos no puede decirse que con él quedaba establecido un modelo de financiación

CUADRO 4.2: **Subsistema de financiación de los servicios transferidos previo al año 2002**

Comunidad autónoma	Estatuto de autonomía	Vía de acceso	Año de transferencia	Criterios aplicados en la transferencia de recursos sanitarios y coeficientes de participación
Andalucía	Ley Orgánica 6, 30 de diciembre de 1981	Vía rápida (art. 151 CE)	1984	Coste servicios (1984-1985, 17,47%, y 1986-1993, 17,72%), después en 1994-1997 (17,72%) y 1998-2001 (18,07%) acercamiento al criterio de población (protegida para el gasto y de derecho —Censo de 1991— para la inversión), con carácter retroactivo desde 1986.
Canarias	Ley Orgánica 10, 10 de agosto de 1982	Vía lenta (art. 143 CE)	1994	Coste servicios (dinámico) y acercamiento a población protegida (Censo de 1991) en 1994-1997 (3,90%) y según Padrón de 1996 en 1998-2001 (4,07%).
Cataluña	Ley Orgánica 4, 18 de diciembre de 1979	Vía rápida (art. 151 CE)	1981	Coste servicios (1981-1984, 16,30%, y 1985-1993, 15,85%), después transición al criterio población protegida en 1994-1997 (Censo de 1991, 15,99%) y en 1998-2001 (Padrón 1996, 15,75%).
Comunidad Valenciana	Ley Orgánica 5, 1 de julio de 1982	Vía lenta (art. 143 CE)	1988	Coste servicios provisional (1988, 9,62%) y definitivo (1989-1993, 10,18%), acercamiento a población protegida en 1994-1997 (Censo de 1991, 10,03%) y en 1998-2001 (Padrón 1996, 10,23%).
Galicia	Ley Orgánica 1, 6 de abril de 198[illegible]	Vía rápida (art. 151 CE)	1991	Coste servicios con acercamiento a la población protegida en 1986-1993 (Padrón 1989, 6,27%), en 1994-1997 reducción periodo transitorio (1996, 7,03%) y en 1998-2001 protegida según Padrón de 1996 (6,91%).
Navarra	Ley Orgánica de Reintegración y mejora Régimen Foral, 10 de agosto de 1983	Vía especial	1991	Coste servicios (1991-1993, 1,19%). Acercamiento a la población protegida según Censo de 1991 en 1994-1997 (1,33%) y según Padrón de 1996 (1998-2001) (1,34%). Índice Imputación de la aportación (1,60%). La base del cálculo difiere respecto a las de régimen común.
País Vasco	Ley Orgánica 3, 18 de diciembre de 1979	Vía rápida (art. 151 CE)	1988	Coste servicios (1988-1993, 5,72%). Acercamiento a población protegida según Censo de 1991 en 1994-1997 (5,58%) y según Padrón de 1996, en 1998-2001 (5,45%). Índice imputación del Cupo (6,24%). La base del cálculo difiere respecto a las de régimen común.

Fuente: Elaboración propia.

CUADRO 4.3: Modelos de financiación sanitaria específica en España (1994-2001)

Periodo	Características
Modelo 1994-1997 (Acuerdo del CPFF de 21 de septiembre de 1994)	*Suficiencia financiera (estática y dinámica):* Plan de saneamiento de la deuda. Base gasto real de 1993. Como novedad, vinculación a la tasa de crecimiento del PIB a coste de factores. *Criterio de reparto:* Población protegida según Censo de 1991. Dotación específica por desplazamiento de pacientes entre comunidades autónomas (deficiencias de información).
Modelo 1998-2001 (Acuerdo del CPFF de 27 de noviembre de 1997)	*Suficiencia financiera (estática y dinámica):* Dos Fondos (General y Finalista) además de la reducción de gastos en farmacia. Todos, excepto el *Fondo de asistencia hospitalaria,* se distribuyen según población. Vinculación, de nuevo, a la tasa de crecimiento del PIB a coste de factores. *Criterio de reparto:* El primero (Fondo General) se reparte según población protegida del Padrón de 1996 mientras que el segundo (Fondo finalista) incluye dos partidas de Atenciones específicas: *Modulación financiera* para compensar a comunidades autónomas que hayan sufrido pérdida de población (garantizando que la pérdida de fondos no supere el 0,25% de los recursos) y *Asistencia hospitalaria* para gastos de desplazados, si bien sus condiciones no se hicieron explícitas.

Fuente: Elaboración propia a partir de CPFF (1994 y 1997) y Ministerio Sanidad y Consumo (varios años).

definitivo y estable. Por ejemplo, no se consideró la introducción de criterios de necesidad territorial que ajustarán el reparto de recursos al criterio de equidad contenido en la propia LGS. Esto es algo que, a pesar de los intentos del *Libro Blanco* sobre financiación regional de 1995, no ha sucedido efectivamente hasta el pasado 1 de enero de 2002 con el modelo actual de financiación autonómica general.

4.2.2.3. Modelo de financiación sanitaria en el cuatrienio 1998-2001

En este periodo, a pesar de las expectativas previas de algunas regiones, no se produjeron transferencias sanitarias a ninguna comunidad autónoma ya que las que restaban fueron finalmente negociadas en las respectivas Comisiones Mixtas en diciembre de 2001, no siendo efectivas hasta el pasado 1 de enero de 2002. En cualquier caso, próximo al vencimiento del modelo de financiación sanitaria aprobado en el año 1994 y en desarrollo de lo establecido en el dictamen de la subcomisión parlamentaria creada al efecto para el estudio de la consolidación y modernización del SNS, el 27 de noviembre de 1997 el CPFF acordó el nuevo modelo de financiación para los servicios de sanidad en el periodo 1998-2001[5] que contó con el apoyo de todas las comunidades autónomas que en ese momento tenían asumida la gestión de la asistencia sanitaria.

Este acuerdo mantenía las líneas básicas del anterior en cuanto a su metodología (población protegida actualizada para 1996 como criterio de reparto y escenario de evolución del gasto ligado al crecimiento del PIB nominal, al igual que el modelo anteriormente aprobado en 1994) y en él se planteaban como principios básicos: la suficiencia estática y dinámica, homogeneidad distributiva, satisfacción de la demanda de servicios, eficiencia en la aplicación de recursos, equidad en la distribución de los costes del sistema y equilibrio financiero. También una de las novedades se encontraba precisamente en su articulación a través de distintos fondos según la finalidad otorgada a cada uno de ellos.

Así, la financiación de la Gestión Transferida se distribuía a través de un Fondo General destinado a la cobertura de prestaciones asistenciales generales y configurado a partir del escenario previsto para 1998 como prórroga del anterior modelo con 22.291,95 millones de euros a los que se incorporaban recursos adicionales por importe de 450,75 millones de euros, repartiéndose todos ellos en función del criterio población protegida. No obstante, se introducían dos novedades: el aumento de los recursos a distribuir entre regiones y la creación de un Fondo Finalista para atenciones específicas de 440,92 millones de euros que incorporaba el Estado en el año 1998 y que estaba compuesto por los siguientes dos subfondos:

— Un Fondo de Modulación Financiera de 122,87 millones de euros que compensaba a aquellas zonas donde se había producido una reducción significativa de la población entre 1991 y 1996. Dicha actualización había supuesto un crecimiento significativo de su coeficiente de población protegida para Andalucía, Canarias y la C. Valenciana, en

[5] Aunque sólo se habla de un acuerdo, en realidad son seis acuerdos diferentes los que se adoptaron.

detrimento de Cataluña, Galicia y del propio Insalud-Gestión Directa. Este fondo garantizaba una pérdida máxima del 0,25% de la financiación correspondiente a los distintos Servicios de Salud.

— Un Fondo de Asistencia Hospitalaria de 318,04 millones de euros con objeto de financiar los desequilibrios territoriales debidos a la formación especializada (diferencias en costes de docencia) y compensar los gastos hospitalarios derivados de la atención a pacientes de otras comunidades autónomas (atención a desplazados con un reparto sin criterios justificados). El Fondo incluía unos 30,05 millones de euros destinados a Centros Nacionales del Insalud-Gestión Directa que atendían a pacientes de todo el Estado por su elevado grado de especialización.

Además, el acuerdo aprobó una financiación adicional a la prórroga del modelo 1994-1997 de 891,67 millones de euros, al aplicarse el ahorro previsto en incapacidad temporal, transferidos

CUADRO 4.4: **Presupuesto inicial y capacidad total de financiación del Insalud en 1998** (millones de euros corrientes)

Admón. Gestora	Proyecto presupuesto 1998 (1)	Garantía cobertura (2)	Modulación financiera (3)	Asistencia hospitalaria (4)	Presupuesto inicial 1998 Insalud (5)	Fondo incapacidad laboral temporal (6)	Reducción gasto en farmacia (7)	Capacidad total de financiación (8)
Andalucía	3.935	11	0	74	4.125	43	71	4.239
Canarias	864	2	0	7	918	10	16	944
Cataluña	3.550	9	45	140	3.715	38	62	3.815
C. Valenciana	2.227	6	0	20	2.312	25	40	2.376
Galicia	1.561	4	22	9	1.581	17	27	1.625
Navarra	304	1	5	1	307	3	5	316
País Vasco	1.230	3	18	3	1.242	13	21	1.276
Insalud-GT	13.671	37	90	255	14.200	149	241	14.590
Insalud-GD	8.621	23	33	63	8.743	92	149	8.984
Total	**22.292**	**60**	**123**	**318**	**22.943**	**240**	**391**	**23.574**

Notas: (1) + (Anticipo nuevo modelo) + (2) + (6) = Fondo General; (3) + (4) = Fondos Específicos; (1) + (anticipo nuevo modelo) + (2) + (3) + (4) = (5) = Presupuesto inicial Insalud 1998; (5) + (6) + (7) = (8) = Capacidad total de financiación del sistema.

Fuente: Elaboración propia en base a Memoria del Insalud y Ministerio de Sanidad y Consumo (1998).

los recursos a finales de diciembre a todas las comunidades autónomas Gestión Transferida y al Insalud-Gestión Directa. Para 1998 se partía de un gasto presupuestado inicial de 22.354,02 millones de euros que, junto con 240,4 millones de euros adicionales por aumento en garantía de cobertura y ahorro por incapacidad laboral temporal, se distribuía por población protegida.

Asimismo, existía otro programa de racionalización del gasto relativo al ahorro en relación al gasto farmacéutico consolidando el hecho de que el ahorro alcanzado en el SNS revirtiese en el propio sistema, al contrario del modelo 1994-1997 (cuadro 4.4).

En resumen, lo que se observa es que la subjetividad que impregnaba el sistema de financiación sanitaria 1998-2001 llevaba a que la cuantía recibida por cada comunidad autónoma fuera el fruto de la negociación bilateral entre ésta y el Gobierno Central (Rey 1998) y que en lugar de un reparto objetivo en función de variables que reflejasen las verdaderas necesidades de cada comunidad autónoma se recurría a la creación de fondos especiales cuyo destino final era bastante discutible.

No podría considerarse un acuerdo como éste como *políticamente robusto* al fijar tres criterios de reparto diferentes para distribuir los recursos,[6] de lo que sólo puede entenderse como explícito y transparente el utilizado para el reparto de recursos del Fondo General, es decir, la población protegida (Tamayo 2001). Por ello, una vez más el acuerdo dejaba pendiente la incorporación de variables correctoras del criterio capitativo puro como las relativas al envejecimiento relativo de la población, su dispersión geográfica o el diferencial de precios relativo. Con este horizonte, se plantearon las negociaciones entre las comunidades autónomas de régimen común y el Estado para llegar a un acuerdo sobre el nuevo modelo de financiación, aspecto este último alcanzado finalmente en julio de 2001 y ratificado posteriormente en diciembre de ese mismo año por ley. Antes de poner en contexto dicho sistema y sus repercusiones económicas, es necesario centrarse en los recursos autonómicos disponibles hasta 2001 a fin de

[6] Parece ser más el resultado de la negociación política y de la posición privilegiada de alguna comunidad autónoma para manejar las variables según criterios de oportunidad y de estrategia política dentro de esa negociación.

plantearse si éstos podrían servir para financiar el gasto público objeto de estudio, es decir, la sanidad.

4.2.2.4. El modelo actual desde 2002

De acuerdo con las características señaladas del modelo de financiación finalmente acordado en 2001, el aumento de la corresponsabilidad fiscal, la integración de los distintos sistemas hasta ahora existentes y la desaparición de las garantías financieras generales que operaban en el modelo anterior representan las principales novedades. Así, los recursos autonómicos pasan a depender en cada región de la proporción y evolución de las transferencias recibidas del Estado a través del *Fondo de Suficiencia* y de la propia evolución del resto *(cesta de impuestos)*. Así, es de esperar que la evolución diferenciada de los recursos generará diferentes grados de suficiencia financiera regionales por la propia composición de sus ingresos, lo cual evidentemente afectará a sus políticas de gasto regional y a sus correspondientes márgenes presupuestarios de maniobra.

Por otro lado, en el bloque del modelo de las competencias de sanidad el criterio de distribución, a diferencia del periodo anterior, es el de *usuario,* lo que supone que la masa homogénea de financiación se asignaría de acuerdo con las siguientes reglas:

— En primer lugar se toman como variables de reparto para el Fondo General a la población protegida, según su valor de 1999 suministrado por el Ministerio de Sanidad y Consumo (ponderación del 75%), a la población mayor de 65 años en función del Padrón a 1 de enero de 1999 para cada comunidad autónoma del INE (ponderación del 24,5%) y, por último, un pequeño ajuste por insularidad en proporción a la distancia en kilómetros ponderada según tramos desde la capital de cada provincia a las costas de la península a partir de datos suministrados por el Centro Nacional de Información Geográfica del Ministerio de Fomento (ponderación del 0,5%).
— Por otro lado, también se especifica una garantía de mínimos o de mantenimiento del statu quo anterior tal que el Estado garantiza que ninguna comunidad autónoma dis-

ponga de menos recursos que los resultantes de aplicar el sistema anterior 1998-2001. Es decir, se aplica el criterio de todos ganan y, en consecuencia, nadie pierde. Ello supone incrementar los recursos que se han de dedicar a la asistencia sanitaria por el conjunto del sistema (disposición transitoria segunda de la Ley 21/2001, de 27 de diciembre) y permite a cada comunidad autónoma que la cantidad que tenga que dedicar a financiar la asistencia sanitaria de la Seguridad Social no sea inferior a la que les correspondería de acuerdo al coste efectivo que se estuviese aplicando en el año considerado como base. Esto último se concreta en que al producirse el traspaso de la sanidad a cada una de las comunidades autónomas que aún no las habían recibido en el año 2001 se incorpore en el año base del sistema de financiación de cada comunidad autónoma la mayor de las siguientes cantidades: liquidación definitiva del anterior sistema, la resultante para la comunidad autónoma del reparto de la financiación sanitaria en dicho año según el nuevo sistema y sus indicadores (población protegida, mayor de 65 años e insularidad) o el coste efectivo acordado en la Comisión Mixta de Transferencias, en valores del año base, derivado del traspaso generalizado de competencias.

Es decir, se deduce que si la aplicación de la ponderación de las variables otorga a una comunidad autónoma una cantidad superior a la del coste efectivo del presupuesto liquidado de 1999, ésta es la mínima cantidad que hay que afectar para la financiación sanitaria o si por el contrario, el coste efectivo del año base fuese superior, éste se mantendría como cantidad mínima afectada a la financiación.

— Además, el nuevo modelo reforzará la financiación sanitaria mediante otras vías adicionales o fondos de carácter específico debido a los siguientes aspectos:

- Se mantiene el Fondo *Programa de Ahorro en Incapacidad Laboral Temporal* (FILT), ya existente en el acuerdo anterior 1998-2001, determinado por un importe de 240,40 millones de euros, correspondiendo su gestión financiera a la Tesorería General de la Seguridad Social según el art. 4.B.c) del Proyecto de Ley de Medidas Fiscales y Administrativas del nuevo sistema de financiación de las comunidades autónomas de régimen común y ciudades con estatuto de autonomía. Su distribución estaba prevista en función del esfuerzo relativo de cada comunidad autónoma si bien, dada la dificultad de encontrar una variable que lo reflejase, se optó por distribuirlo proporcionalmente mediante la población protegida e incrementándose anualmente según las leyes de PGE, teniendo en cuenta, al liquidarse el sistema, el cumplimiento por las comunidades autónomas de los objetivos anuales del *Programa de Ahorro en Incapacidad Laboral Temporal.*

- Se establece un nuevo Fondo de Desplazados en Sanidad (art. 12 de la LGS) según el Acuerdo que se pasa a denominar en la Ley *Fondo de Cohesión Sanitaria* (FCS). Garantizará la solidaridad con la igualdad de acceso a los servicios sanitarios en todo el país y la atención a desplazados de países de la UE o de países con los que España tenga convenios recíprocos. Su objetivo es el de compensar económicamente a las regiones con menos recursos sanitarios y que ahora tienen que hacer un esfuerzo mayor.

Es conveniente señalar que los recursos iniciales estimados del modelo de financiación presentan un margen financiero relevante en términos de suficiencia financiera estática (Cantarero 2002). Así, según los cuadros 4.5 y 4.6, el cálculo de la restricción financiera inicial efectiva del sistema a partir de las liquidaciones de 1999 para pasar a ser las necesidades de financiación hace que puedan variar en algunas comunidades autónomas, especialmente en sanidad, donde se elevan claramente (509,88 millones de euros) y en servicios sociales (60,93 millones de euros) por el efecto del peso de la población mayor de 65 años y por el hecho que las ganancias no estén limitadas ni moduladas a diferencia de las competencias comunes (1.713,25 millones de euros) sino que se han estimado teniendo en cuenta la generalización del proceso de transferencias de competencias sanitarias y las garantías financieras establecidas.

Todo ello supone que de la restricción financiera inicial total (51.537,84 millones de euros) se aplican las variables de reparto de la Ley 21/2001, de 27 de diciembre, a fin de estimar las necesidades de financiación (53.821,89 millones de euros) donde las competencias comunes son las de mayor importancia (29.493,41 millones de euros) con un 54,80% del total, seguidas por las de sanidad[7] (23.533,75 millones de euros) con un 43,72% del total y servicios sociales (794,73 millones de euros) que representan un 1,48% del total.

Respecto a la determinación de las necesidades de financiación para cada una de las competencias del sistema cabe hacer las siguientes precisiones generales para las competencias en sanidad:[8] dichas competencias han supuesto una parte relativamente importante (22,32%) de los recursos adicionales de cada región a través de las necesidades de financiación globales, si bien la incidencia regional ha sido desigual. Así, del total de incremento de recursos del modelo obtenido por Castilla y León, prácticamente un 100% se debe a la mayor financiación por sanidad mientras que otras comunidades autónomas también reflejan una situación similar aunque en menor grado: La Rioja (86,82%), Illes Balears (59,98%), Galicia (56,20%), Castilla-La Mancha (49,45%), Cantabria (39,33%), Canarias (38,04%) y Aragón (32,57%), mientras que Cataluña, Andalucía[9] y Madrid no obtuvieron ganancias por esa vía.

---

[7] De donde regiones como Illes Balears (47,49%), Cataluña (46,18%), Comunidad Valenciana (46,14%) y Asturias (46,05%) tienen un alto porcentaje de recursos sanitarios sobre el total de financiación, mientras que en Extremadura (39,26%), Castilla y León (40,98%), Castilla-La Mancha y Galicia (41,69%) sucede lo contrario.

[8] Es necesario tener en cuenta la comparación entre los datos padronales de población para 1999, 2000 y 2001 y las previsiones basadas en el censo para esos mismos años, puesto que éstas últimas subestiman el efecto de la inmigración sobre la población total. Esta última circunstancia resulta de especial importancia como lo demuestra el hecho de que puedan existir ya comunidades autónomas ganadoras y perdedoras en base a ello y que el pleno del Consejo de Política Fiscal y Financiera del 14 de septiembre de 2004 acordó la creación de un grupo de trabajo para analizar los efectos de los cambios en la variable población en el sistema de financiación. Recientemente, se han analizado los efectos de dichos cambios para solucionar así el problema del *déficit sanitario* planteado desde algunas regiones, ante la dificultad de aplicar las asignaciones de nivelación.

[9] Con las dificultades inherentes a un sistema asistencial más complejo y cuya financiación puede no contar con las mismas posibilidades de generar ingresos (al disponer de una cesta autonómica relativamente inelástica de impuestos) con el nuevo sistema, a

También se han realizado los cálculos correspondientes a las necesidades financieras de las comunidades autónomas, incluyendo la denominada *garantía de mínimos* (pero no de máximos, que definitivamente se muestran) para aquéllas con competencias durante 1999 que podrían perder financiación. A este respecto, el modelo actual de financiación provoca la coexistencia de dos formas alternativas de financiación para las comunidades autónomas que ya tenían asumidas las transferencias. Así, mientras unas quedan financiadas a su coste histórico o efectivo (Andalucía y Cataluña), provocando la aplicación de la *garantía de mínimos*, el resto de comunidades autónomas se financiarían según las nuevas variables de necesidad introducidas en el modelo.

De todos modos, la comparación entre las necesidades financieras que se desprenden de la aplicación sin garantías del modelo de financiación autonómica y las cantidades finalmente recogidas en los acuerdos de las Comisiones Mixtas (incluyendo el subfondo para la lucha contra el fraude en la incapacidad temporal) muestra que la diferencia es positiva en todos los casos, lo que significa que el acuerdo de traspasos finalmente producido ha reconocido una mayor necesidad financiera que el contemplado en el modelo de financiación autonómica.

El resultado global de los tres componentes de las necesidades de financiación (competencias comunes, servicios sociales y sanidad) muestra así un aumento relativo de recursos respecto a la restricción inicial del 4,43%, con un aumento significativo en regiones como Illes Balears (15,35%), Cantabria (14,71%) y La Rioja (13,57%) y menores incrementos en Andalucía (1,67%), Galicia (2,10%) y Castilla y León (2,51%). Si la comparación se realiza en términos absolutos, lógicamente Madrid (606,21 millones de euros), Cataluña (256,51 millones de euros), C. Valenciana (169,66 millones de euros), Andalucía (168,81 millones de euros), Castilla-La Mancha (154,81 millones de euros) e Illes Balears (146,16 millones de euros) absorben la mayor parte de las ganancias.

No obstante, según el cuadro 4.7, las diferencias regionales siguen siendo importantes por los límites establecidos en el siste-

---

diferencia de Cataluña y Madrid, viéndose abocada a una mayor deuda y a futuras reivindicaciones de financiación extraregional vía Fondo de Cohesión Sanitaria.

CUADRO 4.5: **Estructura del sistema de financiación autonómica. Competencias en sanidad en 1999**

(millones de euros corrientes)

Concepto	Restricción inicial. Bloque: competencias en sanidad	Reparto: variable población protegida	Reparto: variable población mayor 65	Reparto: variable insular	Bloque: sanidad. Variable reparto	Necesidades financiac. competenc. en Sanidad	Diferencias respecto a restricción inicial	Diferencias en porcentaje	Diferencias en porcentaje s/dfcia total	Bloque: sanidad. Variable reparto	Acuerdos traspaso sanitario (art. 143 CE)	Criterio mejor posible para cada comunidad autónoma
Cataluña	4.001,69	2.937,53	964,79	0	3.902,32	4.001,69	0	0	0	0	0	Statu quo
Galicia	1.703,44	1.262,15	490,31	0	1.752,46	1.752,12	48,68	2,78	56,20	0	0	Variables
Andalucía	4.418,07	3.340,38	937,64	0	4.278,02	4.418,07	0	0	0	0	0	Statu quo
Asturias	749,83	510,05	206,42	0	716,47	750,60	0,77	0,10	1,02	716,47	750,60	Coste
Cantabria	357,07	247,24	89,35	0	336,59	402,86	45,80	11,36	39,33	336,59	402,86	Coste
La Rioja	156,63	122,76	46,37	0	169,13	204,42	47,79	23,37	86,82	169,13	204,42	Coste
Murcia	673,13	515,23	146,47	0	661,17	680,74	7,61	1,11	14,71	661,17	680,74	Variables
C. Valenciana	2.494,97	1.898,41	601,16	0	2.499,57	2.500,38	5,41	0,21	3,19	0	0	Variables
Aragón	796,03	546,36	229,04	0	775,40	816,85	20,82	2,54	32,57	775,40	816,85	Coste
C.-La Mancha	1.027,84	797,06	307,65	0	1.104,71	1.104,39	76,56	6,93	49,45	1.104,71	1.104,71	Variables
Canarias	990,96	772,85	175,32	89,18	1.037,35	1.037,84	46,88	4,51	38,04	0	0	Variables
Extremadura	676,00	489,30	178,71	0	668,01	698,35	22,35	3,20	19,98	668,01	698,35	Coste
Illes Balears	434,08	382,10	111,41	26,12	519,63	521,75	87,67	16,80	59,98	519,63	521,75	Variables
Madrid	3.017,02	2.339,30	680,33	0	3.019,63	3.019,63	2,61	0,08	0,43	3.019,63	3.019,63	Statu quo
Castilla y León	1.527,11	1.132,48	491,44	0	1.623,92	1.624,04	96,93	5,96	100,00	1.623,92	1.624,04	Variables
Comunidades autónomas (art. 143 CE)	9.414,74	7.078,43	3.142,07	89,18	9.590,60	9.852,46	408,91	4,15	29,01	9.594,66	9.823,62	s.d

CUADRO 4.5 *(CONT.)*: **Estructura del sistema de financiación autonómica. Competencias en sanidad en 1999**

(millones de euros corrientes)

Concepto	Restricción inicial. Bloque: competencias en sanidad	Reparto: variable población protegida	Reparto: variable población mayor 65	Reparto: variable insular	Bloque: sanidad. Variable reparto	Necesidades financiac. competenc. en Sanidad	Diferencias respecto a restricción inicial	Diferencias en porcentaje	Diferencias en porcentaje s/dfcia total	Bloque: sanidad. Variable reparto	Acuerdos traspaso sanitario (art. 143 CE)	Criterio mejor posible para cada comunidad autónoma
Comunidades autónomas (art. 151 CE)	13.609,14	10.211,32	2.487,18	26,11	13.469,72	13.710,11	100,97	0,73	12,55	0	0	s.d
Total	**23.023,88**	**17.289,75**	**5.655,27**	**115,29**	**23.060,32**	**23.533,75**	**509,88**	**2,17**	**22,32**	**9.594,66**	**9.823,63**	**s.d**

Nota: La columna correspondiente al criterio mejor posible en financiación sanitaria para cada comunidad autónoma se concreta en que al producirse el traspaso de la sanidad a cada una de las comunidades autónomas que aún no las habían recibido en el año 2001 se incorpore en el año base del sistema de financiación de cada comunidad autónoma la mayor de las siguientes cantidades: liquidación definitiva del anterior sistema o coste histórico (Statu quo), la resultante para la comunidad autónoma del reparto de la financiación sanitaria en dicho año según el nuevo sistema y sus indicadores (población protegida, mayor de 65 años e insularidad) (Variables) o el coste efectivo acordado en la Comisión Mixta de Transferencias, en valores del año base, derivado del traspaso generalizado de competencias (Coste). Es decir, se deduce que si la aplicación de la ponderación de las variables otorga a una comunidad autónoma una cantidad superior a la del coste efectivo del presupuesto liquidado de 1999, ésta es la mínima cantidad que hay que afectar para la financiación sanitaria. Si, por el contrario, el coste efectivo del año base fuese superior, éste se mantendría como cantidad mínima afectada a la financiación. Por otro lado, también se especifica una garantía de mínimos o de mantenimiento del statu quo anterior tal que el Estado garantiza que ninguna comunidad autónoma disponga de menos recursos que los resultantes de aplicar el sistema anterior 1998-2001. Es decir, se aplica el criterio de todos ganan y, en consecuencia, nadie pierde. Ello supone incrementar los recursos que se han de dedicar a la asistencia sanitaria por el conjunto del sistema (disposición transitoria segunda de la Ley 21/2001, de 27 de diciembre) y permite a cada comunidad autónoma que la cantidad que tenga que dedicar a financiar la asistencia sanitaria de la Seguridad Social no sea inferior a la que les correspondería de acuerdo al coste efectivo que se estuviese aplicando en el año considerado como base. Cataluña, Andalucía y prácticamente Madrid no obtuvieron ganancias por esa vía.

Fuente: Elaboración propia a partir de Memorias y Liquidaciones Presupuestarias del Insalud, Agencia Estatal para la Administración Tributaria y Consejo de Política Fiscal y Financiera.

CUADRO 4.6: **Estructura del sistema de financiación autonómica (competencias comunes, sanidad y servicios sociales): restricción inicial y necesidades de financiación en 1999**

(millones de euros corrientes)

Concepto	Total restricción inicial	Bloque general: c. comunes	Nec. financ.: c. comunes	Diferencia	Diferencia en porcentaje s/diferencia total	Bloque: c. sanidad	Nec. financ.: c. sanidad	Diferencia	Diferencia en porcentaje s/diferencia total	Bloque: C. Imserso	Nec. Financ.: C. Imserso	Diferencia	Diferencia en porcentaje s/diferencia total	Necesidades financiación globales	Diferencia nec. financ. y restr. inic.	Diferencia nec. financ. y restr. inic. en porcentaje
Cataluña	8.408,86	4.297,50	4.535,42	237,92	92,75	4.001,69	4.001,69	0	0	109,66	128,25	18,58	7,25	8.665,37	256,51	3,05
Galicia	4.115,53	2.346,33	2.384,27	37,94	43,80	1.703,44	1.752,12	48,68	56,20	65,76	65,76	0	0	4.202,16	86,63	2,10
Andalucía	10.115,32	5.590,06	5.741,42	151,36	89,66	4.418,07	4.418,07	0	0	107,19	124,64	17,45	10,34	10.284,13	168,81	1,67
Asturias	1.553,85	778,81	851,89	73,08	96,05	749,83	750,60	0,78	1,02	25,21	27,44	2,23	2,93	1.629,94	76,09	4,90
Cantabria	791,35	421,15	491,79	70,64	60,67	357,07	402,86	45,80	39,33	13,13	13,13	0	0	907,79	116,44	14,71
La Rioja	405,76	238,33	245,58	7,26	13,18	156,63	204,42	47,79	86,82	10,80	10,80	0	0	460,80	55,04	13,57
Murcia	1.493,09	800,21	844,32	44,11	85,29	673,13	680,74	7,61	14,71	19,75	19,75	0	0	1.544,81	51,72	3,46
C. Valenciana	5.249,57	2.690,02	2.838,94	148,92	87,78	2.494,97	2.500,38	5,41	3,19	64,58	79,91	15,33	9,03	5.419,23	169,66	3,23
Aragón	1.836,90	1.002,95	1.046,06	43,11	67,43	796,03	816,85	20,82	32,57	37,91	37,91	0	0	1.900,83	63,93	3,48
C.-La Mancha	2.494,37	1.419,17	1.497,43	78,26	50,55	1.027,84	1.104,39	76,56	49,45	47,35	47,35	0	0	2.649,18	154,81	6,21
Canarias	2.338,74	1.327,46	1.400,83	73,37	59,54	990,96	1.037,84	46,88	38,04	20,32	23,30	2,98	2,42	2.461,98	123,24	5,27
Extremadura	1.666,65	963,21	1.052,73	89,52	80,02	676,00	698,35	22,35	19,98	27,44	27,44	0	0	1.778,52	111,87	6,71
Illes Balears	952,44	502,23	560,72	58,49	40,02	434,08	521,75	87,67	59,98	16,13	16,13	0	0	1.098,60	146,16	15,35
Madrid	6.249,92	3.146,81	3.746,06	599,26	98,85	3.017,02	3.019,63	2,61	0,43	86,09	90,44	4,35	0,72	6.856,13	606,21	9,70
Castilla y León	3.865,49	2.255,92	2.255,92	0	0	1.527,11	1.624,04	96,93	100,00	82,46	82,46	0	0	3.962,43	96,93	2,51
Comunidades autónomas (art. 143 CE)	21.309,82	11.528,79	12.592,51	1.063,72	70,55	9.414,74	9.852,14	437,40	29,01	366,28	372,86	6,58	0,44	22.817,52	1.507,70	7,08

CUADRO 4.6 *(cont.)*: **Estructura del sistema de financiación autonómica (competencias comunes, sanidad y servicios sociales): restricción inicial y necesidades de financiación en 1999**

(millones de euros corrientes)

Concepto	Total restricción inicial	Bloque general: c. comunes	Nec. financ.: c. comunes	Diferencia	Diferencia en porcentaje s/diferencia total	Bloque: c. sanidad	Nec. financ.: c. sanidad	Diferencia	Diferencia en porcentaje s/diferencia total	Bloque: C. Imserso	Nec. Financ.: C. Imserso	Diferencia	Diferencia en porcentaje s/diferencia total	Necesidades financiación globales	Diferencia nec. financ. y restr. inic.	Diferencia nec. financ. y restr. inic. en porcentaje
Comunidades autónomas (art. 151 CE)	30.228,02	16.251,37	16.900,89	649,53	80,70	13.609,14	13.710,11	100,97	12,55	367,52	421,87	54,35	6,75	31.032,87	804,85	2,66
Total comunidades autónomas	**51.537,84**	**27.780,16**	**29.493,41**	**1.713,25**	**75,01**	**23.023,88**	**23.533,75**	**509,88**	**22,32**	**733,80**	**794,73**	**60,93**	**2,67**	**53.821,89**	**2.284,05**	**4,43**

Nota: En el año base de 1999 se ha dado la circunstancia de que doce regiones presentaron ajustes por modulaciones en competencias comunes (Andalucía, Aragón, Asturias, Illes Balears, Canarias, Cantabria, Castilla-La Mancha, Cataluña, Comunidad Valenciana, La Rioja, Madrid y Murcia), siete por sanidad (Andalucía, Aragón, Asturias, Cantabria, Cataluña, Extremadura y Murcia) y nueve por servicios sociales (Aragón, Illes Balears, Cantabria, Castilla-La Mancha, Castilla y León, Extremadura, Galicia, Murcia y La Rioja).

Fuente: Elaboración propia a partir de Memorias del Insalud e Imserso, Liquidaciones de presupuestos de Comunidades y Ciudades Autónomas, Agencia Estatal para la Administración Tributaria y Consejo de Política Fiscal y Financiera.

ma y se incrementan con la aplicación efectiva del modelo. Así, en la financiación global por habitante se observa un incremento de las diferencias medias medidas por índices estadísticos de dispersión como: desviación típica (D.T.) que pasa de 8,58 a 8,95; coeficiente de variación (C.V.) que varía de 0,0858 a 0,0895; rango (RANGO) que cambia de 27,9398 a 26,9818; recorrido intercuartílico (RECO. INTERCUAR.) que pasa de 12,8433 a 14,3991 y desviación absoluta media (DESV. ABSO. MEDIA) que varía de 7,2303 a 7,7159, dado que las modulaciones en competencias comunes y servicios sociales no compensan las desigualdades en Sanidad. Así, las diferencias máximas se sitúan entre La Rioja (115,71) y Cantabria (114,38) y los mínimos de Madrid (88,73) y C. Valenciana (88,74). Precisamente, de las ocho regiones cuya parte de la restricción inicial per cápita superaba a la media nacional (Galicia, Asturias, Cantabria, La Rioja, Aragón, Castilla-La Mancha, Extremadura y Castilla y León), en tres los incrementos en el reparto final de las necesidades de financiación total les han hecho incluso aumentar sus diferencias respecto a dicha media nacional (Cantabria, La Rioja y Extremadura). Por otro lado, de las siete regiones cuya parte de la restricción inicial per cápita era inferior a la media nacional (Cataluña, Andalucía, Murcia, Comunidad Valenciana, Canarias, Illes Balears y Madrid), en cuatro los incrementos en el reparto final de las necesidades de financiación total les han hecho incluso empeorar sus diferencias respecto a dicha media nacional (Cataluña, Andalucía, Murcia y Comunidad Valenciana, Canarias). En cualquier caso, el resto (Illes Balears y Madrid), aunque mejorarían relativamente en el reparto final, seguirían teniendo una financiación per cápita de partida por debajo de la media nacional.

La principal causa de los desequilibrios iniciales en el nuevo sistema vendría dada por la población, si bien la Ley 21/2001, de 27 de diciembre, en su artículo 4 señala que anualmente se analizarán los efectos en el nuevo sistema de la evolución de la población, pudiendo solucionarse los problemas a medio plazo. Así, en un breve análisis, el sistema de financiación vigente desde 2002 resulta positivo en cuanto a su grado de suficiencia financiera debido a los recursos añadidos a la restricción inicial, aunque no tanto en igualdad de recursos de partida, ya que los desajustes

CUADRO 4.7: Estructura del sistema de financiación autonómica: PIB per cápita (PIBPC), restricción inicial per cápita (RIPC) y necesidades de financiación per cápita (NFPC) por competencias globales (comunes, sanidad y servicios sociales) en 1999

(euros corrientes)

Concepto	PIBPC	PIBPC media 100	NFPC globales	NFPC globales media 100	RIPC global	RIPC global media 100	NFPC comunes	NFPC comunes media 100	RIPC comunes	RIPC comunes media 100	NFPC Sanidad	NFPC sanidad media 100	RIPC sanidad	RIPC sanidad media 100	NFPC sociales	NFPC sociales media 100	RIPC sociales	RIPC sociales media 100
Cataluña	1.713,80	123,18	1.395,94	92,95	1.354,62	95,89	730,63	88,66	692,30	89,62	644,65	98,60	644,65	104,46	20,66	86,32	17,67	76,77
Galicia	1.119,41	80,46	1.539,06	102,48	1.507,33	106,71	873,25	105,97	859,35	111,25	641,72	98,15	623,89	101,10	24,08	100,63	24,08	104,66
Andalucía	994,69	71,50	1.407,79	93,74	1.384,69	98,02	785,94	95,37	765,22	99,06	604,79	92,51	604,79	98,01	17,06	71,28	14,67	63,76
Asturias	1.239,34	89,08	1.503,19	100,09	1.433,02	101,45	785,65	95,34	718,25	92,98	692,24	1.05,88	691,52	112,06	25,30	105,73	23,25	101,03
Cantabria	1.335,39	95,98	1.717,74	114,38	1.497,41	106,00	930,58	112,93	796,91	103,16	762,31	1.16,60	675,65	109,49	24,84	103,81	24,85	107,97
La Rioja	1.593,26	114,52	1.737,70	115,71	1.530,13	108,32	926,10	112,38	898,74	116,34	770,86	1.17,91	590,66	95,72	40,73	170,17	40,73	176,99
Murcia	1.141,26	82,03	1.365,72	90,94	1.319,99	93,44	746,44	90,58	707,44	91,58	601,82	92,05	595,09	96,43	17,46	72,97	17,46	75,89
Comunidad Valenciana	1.308,95	94,08	1.332,66	88,74	1.290,94	91,39	698,13	84,72	661,51	85,63	614,87	94,05	613,54	99,42	19,65	82,10	15,88	69,02
Aragón	1.528,12	109,84	1.601,57	106,64	1.547,71	109,57	881,38	106,96	845,05	109,39	688,25	105,27	670,71	108,69	31,94	133,45	31,94	138,80
Castilla- La Mancha	1.153,35	82,90	1.534,69	102,19	1.445,01	102,29	867,47	105,27	822,14	106,43	639,78	97,86	595,43	96,49	27,43	114,62	27,43	119,21
Canarias	1.293,47	92,97	1.471,87	98,01	1.398,19	98,98	837,47	101,63	793,61	102,73	620,46	94,90	592,43	96,00	13,93	58,21	12,15	52,79
Extremadura	885,11	63,62	1.656,63	110,31	1.552,43	109,90	980,58	118,99	897,19	116,14	650,49	99,49	629,67	102,04	25,56	106,79	25,56	111,07
Illes Balears	1.578,38	113,45	1.336,79	89,01	1.158,94	82,04	682,29	82,79	611,12	79,11	634,87	97,11	528,19	85,59	19,62	81,99	19,62	85,28
Madrid	1.883,48	135,38	1.332,49	88,73	1.214,68	85,99	728,05	88,35	611,58	79,17	586,87	89,76	586,36	95,02	17,57	73,43	16,73	72,71
Castilla y León	1.299,42	93,40	1.592,57	106,05	1.553,62	109,98	906,69	110,03	906,69	117,37	652,73	99,84	613,77	99,46	33,14	138,48	33,14	144,03
Media comunidades autónomas	1.391,26	100,00	1.501,76	100,00	1.412,58	100,00	824,04	100,00	772,47	100,00	653,78	100,00	617,09	100,00	23,93	100,00	23,01	100,00
D. T. comunidades autónomas	265,26	19,06	134,38	8,95	121,21	8,58	90,82	11,02	97,88	12,67	52,37	8,01	40,07	6,49	6,96	29,06	7,64	33,20

CUADRO 4.7 *(cont.)*: **Estructura del sistema de financiación autonómica: PIB per cápita (PIBPC), restricción inicial per cápita (RIPC) y necesidades de financiación per cápita (NFPC) por competencias globales (comunes, sanidad y servicios sociales) en 1999**

(euros corrientes)

Concepto	PIBPC	PIBPC media 100	NFPC globales	NFPC globales media 100	RIPC global	RIPC global media 100	NFPC comunes	NFPC comunes media 100	RIPC comunes	RIPC comunes media 100	NFPC Sanidad	NFPC sanidad media 100	RIPC sanidad	RIPC sanidad media 100	NFPC sociales	NFPC sociales media 100	RIPC sociales	RIPC sociales media 100
C. V. comunidades autónomas	0,1906	0,1906	0,0895	0,0895	0,0858	0,0858	0,1102	0,1102	0,1267	0,1267	0,0801	0,0801	0,0649	0,0649	0,2906	0,2906	0,3320	0,3320
RANGO comunidades autónomas	998,37	71,76	405,2041	26,9818	394,6735	27,9398	298,2954	36,1988	295,5738	38,2631	183,9956	28,1432	163,3288	26,4674	26,7987	111,9656	28,5825	124,2057
RECO. INTERCUAR.	405,94	29,18	216,2413	14,3991	181,4228	12,8433	155,5019	18,8705	152,3334	19,7201	52,8259	8,0800	43,3972	7,0325	7,8963	32,9907	9,3991	40,8439
DESV. ABSO. MEDIA	2.243,78	101,72	115,8755	7,7159	102,1349	7,2303	81,4906	9,8890	85,3194	11,0449	39,8050	6,0884	31,1396	5,0462	5,5427	23,1576	6,2525	27,1704

Fuente: Elaboración propia.

entre la distribución original y final se deben más a los límites fijados (acuerdos políticos y complejidad del modelo en aspectos como las modulaciones financieras que han limitado especialmente el crecimiento de la financiación en comunidades autónomas como la Comunidad Valenciana y Madrid y, en menor medida, en Illes Balears) que a las variables finalmente elegidas.

4.3. Conclusiones

En este trabajo se han considerado las diferentes etapas por las que ha atravesado nuestro sistema de financiación sanitaria a lo largo de las pasadas décadas de los ochenta y noventa. El análisis ha concluido con una somera descripción del funcionamiento del modelo actual en su año base (1999).

La evolución de dicho sistema de financiación sanitaria en nuestra reciente historia democrática ha estado condicionada tanto por la asimetría en la descentralización de la gestión del gasto (diferentes comunidades autónomas han ido adquirendo las transferencias en distintos momentos del tiempo) como por una trayectoria paralela al sistema de financiación general al funcionar con modelos específicos de financiación. Esto último ha condicionado las transferencias que recibían las regiones para financiar dicha partida de gasto.

Sólo desde hace tres años, las comunidades autónomas españolas disponen de más fuentes de recursos *(cesta de impuestos* y *fondo de suficiencia)* para financiar sus gastos sanitarios mediante la integración del modelo específico de financiación en el general, lo que ha posibilitado tanto que las diez comunidades autónomas que asumieron finalmente la transferencia en 2001 como las siete que ya las tenían desde años anteriores hayan podido soportar la fuerte presión de sus incrementos de gastos sanitarios debido a factores como los gastos de personal, farmacia e inversiones, entre otros.

En el momento en que se escriben estas líneas, la sanidad se ha convertido en uno de los asuntos principales de la agenda política y eso es positivo aunque sólo sea por abordarla en principio desde la óptica de su financiación regional. Además, una solución al *supuesto* problema del *déficit sanitario* es reclamada por diversas regiones. No obstante, dicho déficit podría deberse a causas múltiples tanto debidas a deudas históricas como a propios problemas de gestión del servicio sanitario en la región, etc. Por ello, antes de solucionarlo mediante fondos adicionales de la Administración Central no sólo a estas regiones sino a las demás debería realizarse un análisis detallado de los factores determinantes de dichos déficit y la implementación en su caso de las medidas de capacidad fiscal necesarias para poder atajarlo. A mi entender, la principal enseñanza que podemos extraer de periodos anteriores de cara al futuro es que primero es necesaria la racionalización del gasto sanitario y, a continuación, plantearse posibles cambios en su financiación.

Bibliografía

ALBILLOS, M. L. et al. «Financiación territorial de la sanidad pública en España. Estudio de su evolución en las últimas décadas (1981-2001)». *Revista de Administración Sanitaria,* vol. IV, núm. 16 (2000): 161-177.

AJA, E. *El Estado autonómico: Federalismo y hechos diferenciales.* Alianza, 1999.

CABASÉS, J. M. «La financiación sanitaria autonómica. Bases para una propuesta». *Papeles de Economía Española* 76 (1998a): 67-77.

— «La financiación de los servicios de sanidad en 1998-2001 y en el futuro. Reflexiones en torno a un acuerdo». *Revista de Administración Sanitaria* 2, núm. 6 (1998b): 35-45.

CABIEDES, L. «La financiación del sistema sanitario». *Libro Blanco de los Servicios Sanitarios Asturianos.* Oviedo: Gobierno del Principado de Asturias, 2000: 59-120.

CANTARERO, D. «Descentralización del gasto sanitario e implicaciones de su integración en el nuevo modelo de financiación autonómica», en Salinas, J., coord., *El nuevo modelo de financiación autonómica (2002).* Madrid: Instituto de Estudios Fiscales, 2002: 111-161.

CARPIO, M., coord. *Efectos Económicos del Gasto Público en Sanidad.* Madrid: Pricewaterhousecoopers, 1999.

CONSEJO DE POLÍTICA FISCAL Y FINANCIERA. *Financiación de los servicios de sanidad en el periodo 1994-1997.* Grupo de trabajo para la financiación de la sanidad (Madrid, 21 de septiembre de 1994).

— *Financiación de los servicios de sanidad en el periodo 1998-2001. Grupo de trabajo para la financiación de la sanidad* (Madrid, 27 de noviembre de 1997).

COSTAS I TERRONES, J. C. «La equidad territorial en España. Condicionantes económicos e institucionales». *VIII Jornadas de Economía de la Salud.* Ministerio de Sanidad, 1989

FERNÁNDEZ SANTIAGO, J. M. «La descentralización en el SNS: una asignatura pendiente». *Revista de Administración Sanitaria,* vol. 1, núm. 3 (1997).

GÓMEZ SALA, J. S. y J. SÁNCHEZ MALDONADO. «La financiación territorial de la sanidad: Especial referencia a España». *Papeles de Economía Española,* núm. 76 (1998): 19-48.

GONZÁLEZ-PÁRAMO, J. M. coord. *Bases para un sistema estable de financiación autonómica.* Madrid: Fundación BBVA, 2001.

GORDO, J. L. «El sistema retributivo del SNS y su perspectiva de futuro». *Revista de Administración Sanitaria* 6, núm. 23 (2002): 39-66.

INSALUD. *Memorias anuales.* Madrid: Insalud, varios años.

LEY ORGÁNICA 8/1980, de 22 de septiembre, de Financiación de las Comunidades Autónomas (LOFCA).

LEY 4/1986 GENERAL DE SANIDAD, de 25 de abril (BOE 29-4-1986).

LEY ORGÁNICA 7/2001, de 27 de diciembre, de modificación de la Ley Orgánica 8/1980, de 22 de Septiembre, de financiación de las comunidades autónomas (LOFCA) (BOE 31-12-2001).

LEY 21/2001, de 27 de diciembre, por la que se regulan las medidas fiscales y administrativas del nuevo sistema de financiación de las Comunidades Autónomas de régimen común y Ciudades con Estatuto de Autonomía (BOE 31-12-2001).

LEY 22/2001, de 27 de diciembre, reguladora de los Fondos de Compensación Interterritorial (BOE 31-12-2001).

LÓPEZ CASASNOVAS, G. «El nuevo sistema de financiación autonómico de la sanidad». *Revista de Administración Sanitaria* vol. II, núm. 6 (1998).

LÓPEZ CASASNOVAS, G. et al. «Estudio del sistema de financiación autonómica de la sanidad». *Fulls Economics-Llibres* núm. 3 (1992), Generalitat de Catalunya.

LÓPEZ CASASNOVAS, G., dir. y A. RICO, coord. *Evaluación de las políticas de servicios sanitarios en el Estado de las autonomías. Análisis comparativo de las Comunidades Autónomas del País Vasco, Andalucía y Cataluña.* Bilbao: Fundación BBVA, 2001.

MINISTERIO DE SANIDAD Y CONSUMO. *Presupuesto Insalud.* Madrid: varios años.

MONASTERIO, C., coord. *Seminario sobre la financiación autonómica y sanitaria.* Madrid: Fundación para el Análisis y los Estudios Sociales, 1998.

MONASTERIO, C. y J. SUÁREZ PANDIELLO. *Manual de Hacienda autonómica y local.* Madrid: Ariel Economía, 1996 y 1998.

REY, J. *Descentralización de los servicios sanitarios. Consideraciones generales y análisis del caso español.* Granada: Escuela Andaluza de Salud Pública, 1998.

— «La financiación sanitaria», en Rey, coord. *El futuro de la sanidad española. Un proyecto de reforma.* Madrid: Fundación Alternativas-Exlibris Ediciones, 1999: 51-78.

RICO, A. «Aspectos redistributivos de la financiación sanitaria regional», en *II Simposio sobre Igualdad y Redistribución de la Renta y la Riqueza* (Madrid, 5-9 de junio de 1995).

— «La descentralización sanitaria en España: el camino recorrido y las tareas pendientes». *Papeles de Economía Española* 76 (1998): 49-66.

TAMAYO, P. A. *Descentralización y financiación de la asistencia sanitaria pública en España. Un estudio desde la perspectiva de la equidad.* Madrid: Colección Estudios CES, 2001.

TRUYOLL, I. «La financiación de las comunidades autónomas: presente y futuro». *Revista de Administración Sanitaria,* vol. 3, núm. 12 (1999): 81-93.

URBANOS, R. y A. UTRILLA. «Incidencia del traspaso de competencias sanitarias en los recursos autonómicos: una simulación de escenarios alternativos de financiación». *Papeles de Economía Española* 83 (2000): 184-206.

5. La financiación de la sanidad en España para las comunidades autónomas de régimen común: resultados del actual modelo y consideraciones para su reforma

Alfonso Utrilla de la Hoz
Universidad Complutense de Madrid

5.1. Introducción

En los últimos años se han producido tres cambios significativos en el funcionamiento del Sistema Nacional de Salud que van a modificar sustancialmente el desarrollo efectivo de nuestro modelo sanitario. El primero está relacionado con el marco institucional y afecta de un modo directo al ámbito de gestión de los recursos sanitarios, al completarse el traspaso de las competencias sanitarias a todas las comunidades autónomas. En un escenario de coordinación nacional de la oferta de las prestaciones sanitarias y farmacéuticas la diferenciación regional se visualiza en el campo de la organización y la gestión de los servicios sanitarios asumidos y en los medios materiales y humanos empleados en la asistencia sanitaria ofrecida. El segundo está relacionado con la modificación del marco normativo de financiación de la sanidad, vinculando en mayor medida los recursos destinados a la sanidad con la evolución de la recaudación tributaria obtenida en cada región y, por tanto, con el desarrollo de la actividad económica de cada comunidad autónoma. El tercer cambio está relacionado con la modificación de la distribución territorial de los usuarios potenciales del sistema sanitario plasmada en la evolución demográfica derivada fundamentalmente del fenómeno migratorio. Estos tres aspectos están estrechamente vinculados ya que, ante una organización sanitaria territorialmente diferenciada, la adecuación entre los recursos disponibles y las necesidades objetivas deben plantearse desde una óptica regional en términos dinámicos.

Globalmente considerado, el funcionamiento del Sistema Nacional de Salud se enfrenta a las tensiones propias de un modelo público financiado a través del sistema impositivo general, con una cobertura muy amplia en términos de población protegida y una tendencia a la extensión natural en las prestaciones cubiertas derivadas de la demanda de los usuarios y de los tratamientos prescritos por los facultativos, sin apenas elementos de pago directo que contribuyan a contener dicha demanda. En este marco, el mayor desarrollo económico y el envejecimiento de la estructura demográfica plantean una tendencia natural al crecimiento del gasto sanitario. La introducción de la perspectiva regional en el análisis, al menos desde los tres aspectos señalados, introduce necesariamente una mayor complejidad en el estudio sobre la viabilidad financiera del sistema.

Desde una perspectiva nacional, la financiación sanitaria obtenida a través de recursos no finalistas se analiza en términos dinámicos a partir de la contrastación entre la evolución de los ingresos públicos y el crecimiento del gasto sanitario. En la medida en la que éste represente una parte importante del conjunto del gasto público y sea necesario mantener un equilibrio presupuestario a largo plazo será necesario analizar también la evolución del resto de partidas de gasto para determinar si existen holguras a la hora de priorizar el gasto sanitario frente a otras alternativas.

Desde una perspectiva descentralizada de la sanidad es necesario contemplar otros elementos a la hora de valorar en términos dinámicos la financiación sanitaria. En primer lugar, el de la mayor rigidez del marco normativo fiscal y presupuestario de las comunidades autónomas en referencia al aplicado al Estado. La flexibilidad del sistema fiscal regional, aunque mayor que en modelos anteriores, no es tan amplia como la del Estado por su diferente composición y por la mayor limitación en el uso de capacidad normativa sobre los tributos cedidos o compartidos. Además, mientras que los cambios en los elementos básicos de los impuestos introducidos por las comunidades autónomas repercuten directamente en sus ingresos, los adoptados por la Administración Central afectan también a los de aquéllas, sin que hasta la fecha se hayan articulado mecanismos explícitos de compensación financiera suficientes. Por otro lado, la normativa de estabilidad presupuestaria actualmente vigente resulta más estricta en el ámbito autonómico que en el estatal, por los elementos de supervisión y control establecidos y, transitoriamente, por determinarse la situación de equilibrio o superávit presupuestario en las comunidades autónomas de forma individualizada mientras que en la Administración Central se permite consolidar sus resultados con los de la Seguridad Social.

En segundo lugar, por la importancia que tiene el gasto sanitario dentro de las competencias autonómicas y la naturaleza de las mismas, mucho más vinculadas a las prestaciones en especie propias del estado del bienestar y con una elevada elasticidad-renta. En consecuencia, la financiación sanitaria adquiere una dimensión muy importante en la financiación autonómica y, el hecho de fijar mínimos obligatorios con esa finalidad en la actual normativa, contribuye a primar esta opción de gasto frente a otras muy significativas, como la educación, e igualmente relevantes.

En tercer lugar, la descentralización de los servicios sanitarios, como ocurre con otras competencias lleva aparejada, al menos en un primer momento, un doble efecto de legitimación y demostración que tiende a incrementar el gasto y que no es compensado por las mejoras de gestión. El primero hace referencia a las mejoras introducidas en los servicios sanitarios por los nuevos responsables al asumir las competencias una vez valoradas para determinar su coste efectivo y negociar la cuantía de la transferencia. El segundo tiene en cuenta la importación de otras experiencias regionales, tendiendo a igualar el nivel de prestaciones con las de aquellas regiones que tienen una mejor oferta sanitaria. Por otro lado, el hecho de aproximar la administración sanitaria al ciudadano incrementa el valor individual del voto en los procesos de elección colectiva y la capacidad de respuesta del responsable político, no siendo desdeñable su incidencia sobre el nivel de gasto.

Finalmente, el profundo cambio demográfico producido en los últimos años ha alterado sustancialmente las tendencias regionales en el colectivo de usuarios potenciales de las prestaciones sanitarias, afectando necesariamente al gasto sanitario de determinadas comunidades autónomas y también a su financiación, aunque no de la misma manera y en la misma proporción.

En definitiva, cualquier valoración de la financiación sanitaria desde una perspectiva descentralizada tendrá que tener en cuenta los efectos esperados del modelo adoptado a medio y largo plazo y su capacidad de respuesta para hacer frente a la evolución prevista del gasto sanitario. Con el objeto de ilustrar los elementos de análisis para poder efectuar una valoración razonada del sistema de financiación se abordan a continuación los tres aspectos señalados que hacen referencia a la evolución del gasto sanitario de las comunidades autónomas, los resultados esperados del actual sistema de financiación y la evolución futura de la población protegida a tenor de las últimas tendencias demográficas.

5.2. El gasto sanitario por comunidades autónomas en un contexto descentralizado

Como se ha señalado, el traspaso de competencias sanitarias a las comunidades autónomas contribuye a abrir, con carácter general, un escenario de comparación permanente de los indicadores y parámetros relevantes en la prestación del servicio sanitario. Así, la perspectiva regional está ineludiblemente presente en dos terrenos: en el análisis comparativo del mapa territorial de medios y utilización de los mismos para adecuarse a las necesidades desde una perspectiva de equidad; y, a partir de la descentralización, en el estudio de la materialización de las decisiones autónomas en términos de preferencias sociales y en las experiencias de gestión en cada comunidad autónoma.

Desde la primera perspectiva se trataría de obtener una valoración contrastada sobre el despliegue territorial de la oferta sanitaria pública y su adecuación a las necesidades territoriales para poder pronunciarse sobre el grado de equidad incorporado inicialmente al sistema. Desde la segunda se trataría de comprobar en que medida la descentralización corrige las diferencias detectadas o las agrava y, en este último caso, si esto se debe a la existencia de preferencias sociales territorialmente diferenciadas o a cambios en la demanda regional, a efectos derivados de la gestión autónoma que deberán valorar en última instancia los electores, o a los medios financieros de los que disponen y que están implícitos en el sistema de financiación sanitario.

Varias son las limitaciones existentes a la hora de valorar el despliegue territorial de la oferta sanitaria. La primera se deriva del propio calendario de transferencias sanitarias que se ha prolongado a lo largo de 20 años y que impide valorar en un momento determinado, con los parámetros actuales, el alcance de las desigualdades derivadas de la oferta centralizada o de las experiencias de gestión descentralizada de la sanidad. Desde 1981, año en que se traspasan las competencias sanitarias a Cataluña (RD 1517/1981, de 8 de julio) hasta 2001 en que se completa el traspaso a las diez comunidades autónomas que aún no habían asumido dichas competencias, siendo la última Castilla y León (RD 1480/2001, de 27 de diciembre) se han producido transferencias en 1984 (Andalucía), 1987 (País Vasco y Comunidad Valenciana), 1990 (Galicia), 1991 (Navarra) y 1994 (Canarias). Además, la configuración del Sistema Nacional de Salud, creado a partir de la Ley 14/1986 General de Sanidad, de 25 de abril, que deja los servicios sanitarios bajo la responsabilidad de las comunidades autónomas a través de los respectivos servicios de salud con la dirección y la coordinación del Estado, comprende un amplio dispositivo institucional que va más allá de los servicios transferidos del antiguo Instituto Nacional de la Salud (Insalud).

Por otro lado, al no partir la estructura territorial de la sanidad de un cálculo de necesidades sino de la valoración de los medios sanitarios existentes configurados en un Estado centralizado la oferta resultante y sus diferencias regionales iniciales pueden presentar niveles bien distintos. En este sentido, tendría que haberse contemplado en cada traspaso no sólo la financiación corriente de prestación del servicio (aproximada a través del coste efectivo) sino también la dotación de stock de capital público sanitario correspondiente. Una complejidad añadida en la valoración de la situación inicial de la oferta de servicios sanitarios regionales hace referencia a las formas de gestión en la prestación de las prestaciones sanitarias, ya que la utilización regional asimétrica de sistemas de conciertos sanitarios afectaría a la valoración del stock de capital público existente.

Un problema añadido para valorar la oferta sanitaria existente es la cantidad y la calidad de los datos e indicadores relevantes, que afectan tanto a la cuantificación de las necesidades objetivas y a la utilización de los servicios sanitarios, como a los medios materiales y humanos disponibles para las distintas prestaciones. En el anexo estadístico se recogen los principales indicadores disponibles sobre oferta y utilización de los servicios sanitarios en asistencia primaria, hospitalaria y prestaciones farmacéuticas que ponen de relieve las diferencias territoriales existentes, a las que no son ajenas, en el ámbito de la asistencia hospitalaria las fórmulas de gestión adoptadas, directa o mediante conciertos sanitarios, utilizadas de forma desigual en cada comunidad autónoma.

5.3. La financiación de la sanidad: resultados esperados del actual sistema

El conjunto de los saldos fiscales de las Administraciones Públicas ha tenido una evolución muy positiva en los últimos años, pasando de un déficit de 6.634 millones de euros en 1999 a un superávit de 2.574 millones de euros en el avance de liquidación del ejercicio 2003. En este periodo, coincidente con el grueso del traspaso de competencias en materia de educación no universitaria y sanidad a las comunidades autónomas de desarrollo competencial más tardío, la Administración Central ha reducido su necesidad de financiación en 3.430 millones de euros, mientras las comunidades autónomas han incrementado su déficit en 363 millones a pesar de las mejoras introducidas en el nuevo sistema de financiación y la buena marcha de los ingresos regionales en los últimos ejercicios. Los datos más recientes muestran esa mayor estabilidad en los desequilibrios presupuestarios regionales en contraste con el saneamiento financiero conseguido por la Administración Central.

Si se analiza la evolución de ingresos y gastos autonómicos en los años posteriores a la generalización del traspaso de la educación y la sanidad se puede observar un fuerte crecimiento que pone de relieve el fuerte dinamismo de estas políticas. De esta manera, si se plantea un equilibrio a medio plazo entre los ingresos y los gastos del conjunto de las Administraciones Públicas y el mantenimiento de su peso en términos de la economía española, habrá que reordenar en términos dinámicos la asignación de fuentes tributarias para adecuarlas en cada nivel de gobierno a la evolución de sus necesidades.

En el caso de la sanidad, además, la evolución reciente del gasto real muestra un crecimiento tendencial creciente por diversos motivos (elevada elasticidad-renta, cobertura pública generalizada, tecnologías de diagnóstico y tratamiento de costes crecientes, etc.). En la medida en que se considere prioritario este gasto desde el punto de vista social o se constate su coste de provisión creciente es necesario garantizar a las administraciones que gestionan estas competencias una financiación adecuada, incentivando además los elementos de gestión eficiente a la vez que se alcanza una cohesión territorial elevada propia de un Sistema Nacional de Salud descentralizado.

En un modelo de financiación regional de elevada corresponsabilidad fiscal en el que se integra la financiación de las competencias sanitarias, este carácter prioritario otorgado socialmente a la sanidad debe articularse a través de un sistema tributario regional que evolucione a un ritmo similar a las necesidades de gasto, al menos en proporción al peso de estos gastos. Esto sólo puede hacerse a través de tres vías: asignando fuentes tributarias que tendencialmente crezcan por encima del PIB, compensando las bajadas de impuestos estatales a los ciudadanos con incrementos de impuestos regionales o, alternativamente, transfiriendo porcentajes crecientes de impuestos a las comunidades autónomas. En la medida en que el actual cuadro tributario de éstas incorpora muchas figuras y la cesta de impuestos es más amplia que la del propio Estado, los riesgos financieros se minimizan pero, aún así, no queda garantizada plenamente la suficiencia financiera en términos dinámicos. Así, los impuestos regionales crecen a tasas similares o menores a los del Estado y las transferencias niveladoras (Fondo de Suficiencia) lo hacen en proporción parecida, al excluir de su cálculo algunos de los impuestos más dinámicos del

Estado. La consecuencia de este funcionamiento es que la Administración Central va reduciendo sus desequilibrios financieros a ritmos significativos mientras en las comunidades autónomas este proceso es más lento y se produce con más ajustes ad hoc sobre los gastos: periodificándoles de forma irregular (diferencias entre gasto real y liquidado en la sanidad, moderando los gastos de inversión o financiándolos a través de procedimientos más costosos a largo plazo, etc.) o afectando a la calidad de los servicios prestados.

De este modo, la revisión del sistema de financiación autonómica debería contemplar la necesidad de que a medio y largo plazo se produzca una reordenación de la distribución por niveles de gobierno de los ingresos fiscales con el fin de adecuarlos a la evolución diferencial de parte de sus necesidades. En este contexto, la revisión de las necesidades financieras globales de las comunidades autónomas en lo que se refiere a las competencias sanitarias, en la cuantía que corresponda, debería de materializarse en un aumento puntual de la participación autonómica en un impuesto que muestre un mayor dinamismo, cuyos criterios de reparto sean más uniformes regionalmente y que presente pocos problemas, en su caso, de ejercicio de capacidad normativa.

En el periodo 1997-2001 la evolución del gasto sanitario ha sido pareja a la del crecimiento de la economía en términos nominales, con un mayor aumento del gasto farmacéutico. Este paralelismo guarda cierta lógica al estar la financiación en esta etapa condicionada por la evolución del PIB. En este periodo, los recursos sanitarios y la evolución económica han crecido menos que la financiación autonómica recibida para el resto de competencias por el sistema anterior y, en cualquier caso, su evolución ha sido claramente inferior a la del conjunto de los recursos tributarios del Estado. Esto ha permitido cierta holgura financiera que ha servido para reducir los desequilibrios financieros, especialmente en la Administración Central, y fomentar el desarrollo de otras políticas de gasto que contaban con financiación incondicionada.

El cambio de sistema de financiación para las comunidades autónomas de régimen común en 2002 modifica sustancialmente este escenario desde distintas perspectivas. En primer lugar, desvincula la financiación autonómica de la evolución del PIB nacio-

CUADRO 5.1: **Evolución de las principales variables de gasto sanitario y financiación regional**

	Índices de evolución acumulados (1996 = 1,0000)				
	1997	**1998**	**1999**	**2000**	**2001**
Gasto sanitario	1,0463	1,1141	1,1945	1,2719	1,3677
Atención hospitalaria	1,0295	1,0851	1,1487	1,2133	1,2919
Atención primaria	1,0459	1,0994	1,1798	1,2437	1,3380
Farmacia	1,1127	1,1951	1,3149	1,4165	1,5300
Gasto en comunidades autónomas transferidas	1,0523	1,1163	1,1930	1,2838	1,3755
PIB	1,0546	1,1133	1,1832	1,2861	1,3817
Ingresos tributarios (ITAE)	1,1131	1,1951	1,3022	1,4151	1,5140
Financiación comunidades autónomas	1,0754	1,1465	1,2209	1,3428	1,4542

Fuente: Ministerio de Economía y Hacienda, y elaboración propia.

nal que había prevalecido en sistemas anteriores, tanto de financiación de la sanidad en los distintos periodos, como en la financiación del resto de competencias al establecerse como garantía mínima de los recursos recibidos en el quinquenio 1997-2001. Desaparecen las garantías externas fijadas, con excepción de un periodo inicial transitorio para la sanidad, dependiendo los recursos recibidos en distinta proporción de la evolución económica de cada región y de la evolución de los ingresos estatales compartidos con las comunidades autónomas, que determinan además el crecimiento mínimo de los gastos sanitarios de cada región. Por último, se refuerza la capacidad normativa de las comunidades autónomas en los tributos cedidos para determinar la cuantía de la recaudación y la distribución de la carga tributaria.

Con estas características, la valoración del actual modelo de financiación en términos de suficiencia financiera tiene que partir de la composición inicial de recursos en cada región, de la evolución previsible de las principales fuentes de financiación a nivel nacional, de la evolución económica diferenciada que se produzca en cada región y su traducción en recaudación fiscal asignada por el modelo, del comportamiento diferencial en cada territorio entre la evolución normativa de los antiguos tributos cedidos y su crecimiento real y del posible uso de capacidad normativa aplicada por cada comunidad autónoma, incluyendo la introducción y/o modificación de tributos propios. Cada uno de estos elementos va a condicionar el resultado previsible del modelo que, además, deberá contrastarse con la evolución de las necesidades objetivas de gasto sanitario.

Al integrarse la financiación sanitaria en el conjunto de la financiación autonómica, la evolución de ésta determina también la suficiencia financiera alcanzada por aquélla. La forma de determinar en el año base (1999) las necesidades de gasto sanitario en función de la población, corregida por edad e insularidad, con unos mínimos garantizados en función de los recursos efectivamente obtenidos y la valoración del coste efectivo en el momento del traspaso de los servicios implica algunos cambios relativos en relación con la restricción inicial global.

CUADRO 5.2: **Peso de cada comunidad autónoma de régimen común en la determinación de necesidades y recursos a financiar en 1999**

	Índices de reparto aplicados					
	Servicios comunes	Sanidad	Servicios sociales	Gastos	Normativos	A financiar
Andalucía	19,5%	18,8%	15,6%	19,1%	12,6%	20,2%
Aragón	3,5%	3,5%	4,7%	3,5%	3,3%	3,6%
Asturias	2,9%	3,2%	3,4%	3,0%	2,4%	3,1%
Balears (Illes)	1,9%	2,2%	2,0%	2,0%	2,6%	1,9%
Canarias	4,8%	4,4%	2,9%	4,6%	11,1%	3,5%
Cantabria	1,7%	1,7%	1,7%	1,7%	1,0%	1,8%
Castilla y León	7,6%	6,9%	10,9%	7,4%	5,0%	7,8%
Castilla-La Mancha	5,1%	4,7%	5,9%	4,9%	2,5%	5,3%
Cataluña	15,4%	17,0%	16,1%	16,1%	19,9%	15,5%
C. Valenciana	9,6%	10,6%	10,0%	10,1%	11,1%	9,9%
Extremadura	3,6%	3,0%	3,4%	3,3%	1,3%	3,6%
Galicia	8,1%	7,4%	8,2%	7,8%	4,7%	8,3%
Madrid	12,7%	12,8%	11,3%	12,7%	20,2%	11,5%
Murcia	2,9%	2,9%	2,5%	2,9%	1,7%	3,1%
Rioja (La)	0,8%	0,9%	1,4%	0,9%	0,6%	0,9%
Total	100,0%	100,0%	100,0%	100,0%	100,0%	100,0%

Fuente: Ministerio de Economía y Hacienda, INE, AEAT y elaboración propia.

De las necesidades integradas de servicios comunes, sanidad y servicios sociales se genera una restricción inicial de la que se descuenta para cada comunidad autónoma una recaudación teórica por tributos cedidos con anterioridad y que se determina a través de la actualización en función de la evolución de los ingresos del Estado de los tributos cedidos normativos en años precedentes. Estos tributos teóricos, muy alejados de la recaudación real generada por cada uno de ellos, representan una proporción diferente en cada comunidad autónoma y cubren globalmente el 14,1% de la restricción inicial.[1] El 85,9% restante constituyen los ingresos incorporados por el modelo de financiación. Como puede observarse en el cuadro 5.3, la incidencia del sistema de financiación basado en la corresponsabilidad fiscal presenta muchas diferencias regionales. Illes Balears y Madrid presentan proporciones negativas en su participación en el Fondo de Suficiencia y los nuevos impuestos incorporados, al margen de los anteriormente cedidos, representan el 94,6% y el 81% respectivamente de su restricción inicial.[2] Por el contrario, Extremadura recibe el 64,2% de su restricción inicial en el año base del Fondo de Suficiencia. Estas diferencias se manifiestan en cada uno de los impuestos, como puede observarse de forma detallada en el anexo estadístico, siendo especialmente significativas en el IRPF y en el IVA.

La evolución de las entregas a cuenta realizadas hasta 2004 con el nuevo modelo han permitido mejorar los resultados obtenidos por las comunidades autónomas en términos de suficiencia financiera respecto a los sistemas anteriores que vinculaban la financiación sanitaria a la evolución del PIB, si bien el aumento del ITE es menor en los dos últimos años como consecuencia de la reforma del IRPF, cuyo coste ha recaído en una parte muy significativa en el Estado.

---

[1] A efectos de analizar la evolución dinámica del modelo de forma homogénea en Canarias se han incluido como tributos cedidos la recaudación normativa del régimen especial de imposición indirecta.

[2] La distribución territorial se ha realizado en el caso del IRPF por la cuota líquida de 1999, en el caso del IVA, impuestos especiales sobre la cerveza, productos intermedios y alcohol y bebidas derivadas según la metodología y las cuotas resultantes calculadas por el INE en octubre de 2003 (*Índices de consumo para la asignación regional de impuestos cedidos)*. En el resto de Impuestos Especiales se han utilizado los índices publicados por la Agencia Estatal de Administración Tributaria (AEAT, Impuestos Especiales 2002).

CUADRO 5.3: **Proporción de recursos a financiar en 1999**

	A financiar	IRPF	IVA	Resto impuestos	Impuestos	Fondo Suficiencia
Andalucía	90,7	10,9	18,0	12,6	41,5	49,2
Aragón	86,8	18,2	19,1	14,4	51,8	35,1
Asturias	89,0	16,7	20,2	11,7	48,5	40,5
Balears (Illes)	82,1	22,0	50,6	22,0	94,6	–12,6
Canarias	66,0	14,3	0,0	3,1	17,4	48,5
Cantabria	92,1	14,7	17,9	12,5	45,1	47,0
Castilla y León	90,5	13,4	16,8	13,4	43,5	47,0
Castilla-La Mancha	92,8	9,5	14,9	16,1	40,4	52,4
Cataluña	82,6	26,6	24,0	16,8	67,4	15,2
C. Valenciana	84,5	17,5	22,2	16,8	56,5	28,0
Extremadura	94,5	7,2	13,2	9,9	30,3	64,2
Galicia	91,5	12,2	16,9	11,5	40,5	50,9
Madrid	77,6	37,1	26,8	17,2	81,0	–3,4
Murcia	91,6	12,3	19,2	17,0	48,5	43,1
Rioja (La)	89,6	16,8	16,8	12,5	46,1	43,5
Total	85,9	18,5	20,0	14,2	52,7	33,2

Fuente: Ministerio de Hacienda, INE, AEAT y elaboración propia.

CUADRO 5.4: **Evolución del PIB y el ITE provisional desde 1999**

	Índices de evolución		
	2002	**2003**	**2004**
ITE	1,2583	1,2677	1,3358
Anual		1,0075	1,0537
PIB	1,2313	1,3142	1,3917
Anual		1,0673	1,0590

Fuente: Ministerio de Economía y Hacienda y elaboración propia.

Como puede observarse en el cuadro 5.5, en 2004 el conjunto de las entregas a cuenta por IRPF e IVA superan el 9,3% de incremento interanual y el impuesto sobre la electricidad alcanza casi el 12% de crecimiento. Sólo el conjunto de los impuestos especiales tiene un comportamiento más moderado, con un aumento inferior al 4,5%, así como el Fondo de Suficiencia ajustado por nuevos traspasos (5,37%), situándose en ambos casos por debajo del crecimiento previsto para el PIB nominal. En consecuencia, el actual sistema está resultando más favorable para el conjunto de comunidades autónomas y, de forma especial, para aquellas que dependan poco de las transferencias niveladoras y cuyo porcentaje de financiación que proceda del IRPF y del IVA sea comparativamente elevado.

Por otro lado, el fuerte crecimiento de los tributos cedidos presupuestados, especialmente en el impuesto sobre transmisiones patrimoniales y actos jurídicos documentados está posibilitando una mayor holgura financiera, dado que su evolución interanual es significativamente mayor que la evolución normativa, determinada por el comportamiento del ITE nacional. La evolución recaudatoria por las tasas sobre el juego, el impuesto sobre patrimonio y el impuesto sobre sucesiones y donaciones es más moderada y, en los dos últimos casos, su potencial recaudatorio se verá previsiblemente afectado por reformas generales o uso autónomo de capacidad normativa. Por el contrario, en el caso del impuesto sobre transmisiones patrimoniales y actos jurídicos documentados la evolución de su recaudación está siendo afecta-

CUADRO 5.5: **Entregas a cuenta en el sistema de financiación en 2003 y 2004**

(miles de euros)

	2003	**2004**	**Porcentaje 2004/2003**
IRPF	13.352.759	14.624.545	9,52
IVA	13.439.049	14.705.782	9,43
Alcohol	361.346	339.864	–5,94
Cerveza	88.318	89.376	1,20
Tabaco	2.062.351	2.223.424	7,81
Hidrocarburos	3.841.443	3.984.288	3,72
Productos intermedios	6.625	7840	18,34
Especiales	6.360.082	6.644.792	4,48
Electricidad	705.646	789.749	11,92
Fondo de Suficiencia	23.419.821	24.865.980	6,17
Total	57.277.356	61.630.849	7,60
Fondo de Suficiencia ajustado	23.419.821	24.677.465,01	5,37
PIB			5,90

Fuente: Ministerio de Economía y Hacienda y elaboración propia.

da muy positivamente por las transacciones inmobiliarias y el incremento de la actividad económica en general. De tal manera ha evolucionado la recaudación de estos impuestos que en algunas comunidades autónomas alcanza y supera a la financiación obtenida a través del IRPF, a pesar de que la cesión efectiva de éste se ha elevado del 33% al 36%. Así, en Illes Balears representa el 128% respecto al IRPF, incluidas en este las liquidaciones de ejercicios anteriores y en las cuatro comunidades autónomas con mayor presupuesto en 2004 mantienen porcentajes muy elevados, como ocurre en Cataluña (72,5%), Andalucía (98,3%), Madrid (68,9%) y la Comunidad Valenciana (76,1%), con incrementos de recaudación previstos respecto al presupuesto inicial de 2003 muy elevados. En consecuencia, la valoración del sistema de financiación autonómico debe también contemplar la evolución tan positiva del conjunto de los tributos cedidos reales que tienen una aportación al conjunto de recursos regionales mucho más determinante que la reflejada formalmente en el modelo de financiación vigente.

CUADRO 5.6: **Evolución de la financiación y el gasto sanitario en el periodo 1999-2004**

Índices de evolución	1999-2002	2003	2004
ITE inicial	1,2583	1,0075	1,0537
ITE estimado	1,2583	1,0310	1,0792
ITE estimado ajustado (sin IRPF)	1,2583	1,0831	1,0667
PIB	1,2313	1,0673	1,0590
Financiación real	1,2470	1,0657	1,0771
	1,1954		
Gasto sanitario comunidades autónomas[1]	1,2295	1,0970	1,0925

[1] La evolución del gasto sanitario en el periodo 1999-2002 presenta dos índices. El primero recoge la comparación entre el gasto real del periodo 1999-2001 y el presupuesto inicial de 2002. En este último caso el incremento anual en 2002 sólo sería de un 3,61% cuando el real de años anteriores ha sido del 7,21% y 7,62% respectivamente. El otro índice más elevado recoge para 2002 un incremento equivalente al del PIB nominal (6,57%) para aproximarlo más al valor final del conjunto del periodo.

Fuente: Ministerio de Hacienda, Ministerio de Sanidad y Consumo, Presupuestos de Cataluña y Madrid y elaboración propia.

En este contexto, el problema a abordar no es tanto de análisis de la suficiencia financiera del sistema sino de adecuación de ésta al ritmo de evolución del gasto sanitario real. A este respecto, el análisis de los datos del último periodo pone de relieve que, si bien la evolución de la financiación ha estado acorde con la evolución del gasto sanitario en el periodo 1999-2002, el crecimiento de los ingresos estimados para 2003 y 2004 se sitúa globalmente por debajo del aumento en los presupuestos autonómicos del gasto sanitario.

Por comunidades autónomas, las diferencias entre la evolución de los ingresos regionales y el gasto sanitario en 2004 resultan significativas en algunas comunidades autónomas, como La Rioja, la Comunidad Valenciana, Cataluña, Canarias o Madrid. En estas regiones las tensiones sobre el gasto sanitario resultan

CUADRO 5.7: **Comparación entre la evolución del gasto sanitario regional presupuestado en 2004 y las estimaciones de financiación** (millones de euros)

	2003	2004	Porcentaje	Porcentaje financiación
Andalucía	6.154,56	6.615,22	7,48	7,90
Aragón	1.180,20	1.219,18	3,30	7,44
Asturias	1.025,70	1.103,34	7,57	7,06
Balears (Illes)	678,70	691,55	1,89	9,41
Canarias	1.562,82	1.736,29	11,10	8,07
Cantabria	569,81	589,24	3,41	7,50
Castilla y León	2.229,76	2.410,89	8,12	7,10
Castilla-La Mancha	1.634,89	1.753,80	7,27	7,28
Cataluña	5.597,59	6.304,90	12,64	7,35
C. Valenciana	3.272,27	3.713,23	13,48	8,03
Extremadura	1.003,05	1.067,57	6,43	7,53
Galicia	2.381,60	2.552,24	7,16	7,42
Madrid	4.569,69	5.045,70	10,42	8,24
Murcia	1.044,07	1.130,39	8,27	8,09
Rioja (La)	287,88	328,79	14,21	7,47
Total	33.192,59	36.262,33	9,25	7,71

Fuente: Ministerio de Sanidad y Consumo, Presupuestos de Cataluña y Madrid y elaboración propia.

muy elevadas y el sistema de financiación deberá complementarse con aportaciones generadas por la evolución favorable de los tributos cedidos reales.

En consecuencia, hay que señalar que el problema presentado en la financiación de la sanidad no es tanto de suficiencia financiera derivado del propio modelo, que cuenta con una elevada elasticidad renta en sus principales figuras tributarias, como de evolución del gasto sanitario. Los recursos tributarios regionales están suficientemente diversificados y, en ausencia de shocks asimétricos que afecten de manera específica a la base económica y fiscal de una región, están teniendo un comportamiento muy positivo. Es necesario, por tanto, profundizar en las variables que determinan este crecimiento sustancial del gasto sanitario, más allá del coyuntural que se corresponde con el aumento del gasto en el momento del traspaso de las competencias.

5.4. La evolución regional del gasto sanitario

La información proporcionada sobre la liquidación del gasto sanitario real en 2003 y la liquidación definitiva del sistema de financiación para ese año permiten valorar la situación existente por comunidades autónomas. El gasto sanitario gestionado por las comunidades autónomas está creciendo por encima del PIB desde su transferencia completa en 2002. En 2003 el ritmo de crecimiento medio ha sido de 4,5 puntos por encima del PIB. Sólo en Extremadura, debido al fuerte aumento del año anterior, ha crecido por debajo del PIB nominal.

Este fuerte crecimiento en 2003 del gasto real se ha producido en todas las áreas de gasto sanitario significativas. Los gastos de personal, que representan el 46% del total, aumentan de media un 10,3%. Desde la perspectiva funcional los gastos más dinámicos han sido los de asistencia primaria, con un aumento del 13,4%. Los gastos de atención hospitalaria y especializada y el gasto en farmacia, las partidas de gasto más significativas, han crecido una media en 2003 del 11,8%.

Este fuerte aumento del gasto no es ajeno al aumento de la población protegida que se ha producido en los últimos años,

CUADRO 5.8: Gasto sanitario en porcentaje de incremento anual

	2000	2001	2002	2003
Andalucía	13,2	4,3	6,9	9,9
Aragón	6,5	10,1	7,9	13,3
Asturias	6,1	7,6	8,4	12,3
Balears (Illes)	6,9	10,5	23,6	17,4
Canarias	9,2	6,4	12,2	13,0
Cantabria	8,4	11,9	11,0	7,3
Castilla y León	8,0	6,6	7,0	15,1
Castilla-La Mancha	7,5	8,7	15,3	8,6
Cataluña	8,6	6,9	8,9	13,6
Comunidad Valenciana	10,5	7,4	10,3	14,2
Extremadura	7,8	5,5	17,2	5,9
Galicia	5,8	8,6	4,5	9,3
Madrid	5,2	8,6	6,6	10,9
Murcia	10,1	9,0	10,2	14,6
Navarra	7,5	5,4	8,2	9,1
País Vasco	5,7	7,2	7,4	7,6
Rioja (La)	9,3	7,8	13,9	11,5
Ceuta	5,8	6,1	10,0	9,6
Melilla	13,5	11,0	5,2	8,8
Comunidades autónomas	8,6	7,1	8,8	11,6
PIB	8,0	7,9	7,2	7,1

Fuente: Ministerio de Economía y Hacienda y elaboración propia.

aunque este se ha producido de forma más asimétrica desde la perspectiva territorial. Mientras el conjunto de la población protegida se ha incrementado en un 6,6% desde 1999, año base del actual sistema, Illes Balears, Canarias, Murcia y Madrid prácticamente ha duplicado esta cifra.

A pesar del aumento del gasto sanitario regional y del esfuerzo realizado la dispersión en el gasto por población protegida se ha ido acrecentando por dos razones: la desigual política de control del gasto realizada por cada comunidad en los últimos años y la desigual evolución de la población atendida. El incremento de la población protegida hace que el esfuerzo de gasto realizado no se refleje en el aumento del gasto por habitante. Analizada la evolución del gasto sanitario real, es preciso con-

CUADRO 5.9: **Porcentaje de incremento 2002/2003**

	Remuneraciones	Atención hospitalaria	Atención primaria	Farmacia
Andalucía	8,6	9,9	9,4	9,8
Aragón	13,6	18,8	13,1	8,1
Asturias	11,6	12,3	6,1	12,0
Balears (Illes)	21,9	21,4	22,5	13,0
Canarias	8,2	14,7	10,5	15,9
Cantabria	12,9	17,2	16,2	12,9
Castilla y León	9,4	16,7	12,0	12,4
Castilla-La Mancha	11,1	9,4	20,9	12,1
Cataluña	13,5	11,8	20,4	12,0
Comunidad Valenciana	9,0	13,8	15,6	13,2
Extremadura	15,6	16,9	24,6	10,9
Galicia	5,2	6,4	4,5	13,1
Madrid	10,2	11,0	13,1	10,1
Murcia	14,2	12,0	11,6	14,7
Navarra	9,4	10,1	6,9	12,8
País Vasco	5,2	6,5	6,7	11,9
Rioja (La)	11,8	24,9	18,2	12,9
Ceuta	10,4	7,9	12,7	11,6
Melilla	10,1	7,0	14,8	14,9
Comunidades autónomas	10,3	11,8	13,4	11,8
Porcentaje/Total	45,9	53,7	14,2	23,4

Fuente: Ministerio de Economía y Hacienda y elaboración propia.

trastarla con los resultados del subsistema sanitario en 2003 dentro del modelo de financiación de las comunidades autónomas de régimen común.

El denominado *déficit sanitario,* en términos estrictos, debería vincularse con la financiación de la sanidad dentro del modelo para confrontarla con el gasto. No obstante el cuadro 5.12 recoge las cifras de deuda contraída por las comunidades autónomas en términos financieros reconocida por cada Administración, incluida, por tanto, en el gasto real.

El aumento del gasto sanitario en 2003 no se corresponde con el incremento de la financiación sanitaria obtenido a través del sistema de financiación, tanto a través de las entregas a cuenta

CUADRO 5.10: **Porcentaje de incremento población protegida**

	Pob. P. 2003/1999	Pob. P. 2003/2002	Pob. PA[1] 2003/1999	Pob. PA[1] 2003/2002
Andalucía	4,4	1,8	5,5	1,8
Aragón	4,0	1,2	3,9	0,8
Asturias	–0,8	0,1	0,9	0,2
Balears (Illes)	15,9	3,5	14,0	3,1
Canarias	13,6	2,8	14,5	3,0
Cantabria	4,2	1,4	4,7	1,3
Castilla y León	0,0	0,4	1,6	0,3
Castilla-La Mancha	5,3	2,0	5,2	1,6
Cataluña	8,3	3,1	8,1	2,7
Comunidad Valenciana	10,3	3,4	10,6	3,3
Extremadura	–0,2	0,1	1,3	0,0
Galicia	1,0	0,6	3,4	0,8
Madrid	12,4	3,8	12,3	3,5
Murcia	13,1	3,7	12,3	3,3
Navarra	7,8	1,6	7,4	1,3
País Vasco	0,8	0,2	3,1	0,6
Rioja (La)	8,5	2,1	8,5	1,5
Ceuta	1,4	–2,2	2,7	–1,9
Melilla	25,0	–1,5	23,0	–1,0
Comunidades autónomas	6,6	2,2	7,1	2,0

[1] Ajustada en función del consumo estimado de la población menor de 65 años y mayor de 65 años.

como en su liquidación definitiva, incluidas las garantías transitorias incorporadas en el modelo.

Como puede observarse, el sistema de financiación ha evolucionado para el bloque de sanidad a un índice medio del 1,2362 en 2002 respecto al año base, ligeramente por encima del PIB y de forma más acentuada que el crecimiento mínimo del ITE. En 2003 la situación ha sido similar y muy alejada del crecimiento del gasto real en sanidad. Entre 2002 y 2003 el incremento interanual ha sido inferior al PIB y al ITE en la Comunidad de Madrid, siendo la región en que menos se han incrementado los recursos al no recibir garantía sanitaria.

El gasto sanitario regional computado incluye otros gastos al margen de los procedentes del antiguo Insalud y, por tanto, no

CUADRO 5.11: **Gasto sanitario/Población protegida en 2003**

	Atención especializada	Atención primaria	Farmacia	Gasto/PP	Porcentaje 2003/2002
Andalucía	96	104	97	95	7,9
Aragón	114	114	109	112	11,9
Asturias	116	96	113	111	12,2
Balears (Illes)	102	86	76	95	13,5
Canarias	110	90	92	105	9,9
Cantabria	128	90	99	112	5,8
Castilla y León	100	118	104	108	14,6
Castilla-La Mancha	89	93	110	98	6,5
Cataluña	96	115	104	100	10,2
Comunidad Valenciana	91	90	116	98	10,4
Extremadura	97	140	110	108	5,9
Galicia	101	83	120	103	8,6
Madrid	103	75	75	91	6,7
Murcia	94	90	104	100	10,5
Navarra	118	133	96	114	7,4
País Vasco	112	110	97	108	7,4
Rioja (La)	102	101	101	104	9,2
Ceuta	115	138	76	107	12,0
Melilla	122	239	64	121	10,4
Comunidades autónomas	100	100	100	100	9,2

Fuente: Ministerio de Economía y Hacienda y elaboración propia.

coinciden las cantidades de 1999 con las incorporadas al sistema de financiación. El gasto gestionado resulta lógicamente superior al incorporado al sistema, salvo en Cantabria, La Rioja y Illes Balears, donde el traspaso de competencias se produjo al alza respecto a lo anteriormente imputado a la región. Además, en 2003 el sistema de financiación incorpora una revisión en el año base en la restricción inicial de la sanidad en Aragón y Madrid por el traspaso de nuevos servicios.

En ausencia de garantías, la financiación de la sanidad habría crecido por debajo del PIB, con un bajo crecimiento, por debajo del ITE, en Illes Balears, Castilla y León, Galicia, La Rioja y Asturias.

En definitiva, el sistema de financiación, tanto en sus entregas a cuenta totales como en las vinculadas al sistema tributario o en

CUADRO 5.12: **Deuda sanitaria** (miles de euros)

	Acumulada 2002	Acumulada 2003	Contraída 2002	Contraída 2003
Andalucía	1.357.858	1.558.273	54.638	200.415
Aragón	—	43.399	—	43.399
Asturias	66.606	128.979	31.395	62.373
Balears (Illes)	42.408	96.368	40.028	53.960
Canarias	48.625	184.937	–4.976	135.206
Cantabria	19.110	33.271	–1.638	14.162
Castilla y León	—	150.408	—	150.410
Castilla-La Mancha	—	71.119	—	71.119
Cataluña	1.769.734	2.175.896	238.852	406.162
Comunidad Valenciana	817.696	1.111.632	174.006	293.936
Extremadura	14.400	40.311	14.400	25.911
Galicia	93.811	218.061	–74.409	124.250
Madrid	125.038	223.579	125.038	98.541
Murcia	—	—	—	—
Navarra	—	—	—	—
País Vasco	—	—	—	—
Rioja (La)	—	—	—	—
Comunidades autónomas	4.355.286	6.036.233	597.340	1.680.947

Fuente: Ministerio de Economía y Hacienda y elaboración propia.

su liquidación definitiva, ha evolucionado claramente por debajo del gasto sanitario real en 2003.

5.5. Los cambios demográficos y sus implicaciones en la financiación del gasto sanitario

Sin duda, una de las causas del aumento de los gastos sanitarios en los últimos años es el incremento producido en el número de personas con cobertura dentro del sistema, ligado estrechamente a la evolución de la población. El aumento de la población en los últimos años ha resultado muy significativo, especialmente en determinadas comunidades autónomas.

Desde 1999, año base en el actual sistema de financiación, y hasta 2003 la población oficial española se ha incrementado en más de 2,5

CUADRO 5.13: **Evolución de la financiación sanitaria 2002-2003 (con garantías)**

	2002	2003	2003/2002 (porcentaje)
Cataluña	1,2313	1,3184	7,1
Galicia	1,2313	1,3184	7,1
Andalucía	1,2313	1,3200	7,2
Asturias	1,2313	1,3184	7,1
Cantabria	1,2320	1,3206	7,2
La Rioja	1,2313	1,3184	7,1
Murcia	1,2396	1,3330	7,5
Comunidad Valenciana	1,2313	1,3240	7,5
Aragón	1,2313	1,3184	7,1
Castilla-La Mancha	1,2313	1,3184	7,1
Canarias	1,2317	1,3184	7,0
Extremadura	1,2313	1,3184	7,1
Illes Balears	1,2313	1,3184	7,1
Madrid	1,2672	1,3522	6,7
Castilla y León	1,2313	1,3184	7,1
Total	1,2362	1,3241	7,1
PIB	1,2313	1,3184	7,1
ITE	1,2129	1,2951	6,8
Gasto en Sanidad	1,2693	1,4200	11,9

Fuente: Ministerio de Economía y Hacienda y elaboración propia.

millones de personas, con un aumento del 6,3%. En algunas comunidades autónomas como Illes Balears (15,3%), Canarias (13,3%), Murcia (12,2%) o Madrid (11,1%) ese aumento ha sido espectacular. Este crecimiento de la población ha sido especialmente significativo entre 2002 y 2003, con incrementos, especialmente en el último año, superiores al 3% en Madrid (3,5%), Murcia (3,4%), Illes Balears (3,3%) y la Comunidad Valenciana (3,3%). Por el contrario, otras comunidades autónomas como Asturias, Castilla y León, Extremadura y el País Vasco apenas han aumentado su población en estos últimos años.

Esta evolución de la población oficial se ha traducido también en los datos de población protegida. Así, mientras en el trienio 1996-1999 la población protegida se había incrementado en un 1,7% a nivel nacional, en los tres años siguientes el aumento ha

CUADRO 5.14: Evolución de la financiación sanitaria 2002-2003 (sin garantías)

	2002	2003	2003/2002 (porcentaje)
Cataluña	1,2224	1,3094	7,1
Galicia	1,2101	1,2873	6,4
Andalucía	1,2268	1,3200	7,6
Asturias	1,2119	1,2877	6,3
Cantabria	1,2320	1,3206	7,2
La Rioja	1,2054	1,3034	8,1
Murcia	1,2396	1,3330	7,5
Comunidad Valenciana	1,2305	1,3240	7,6
Aragón	1,2180	1,3040	7,1
Castilla-La Mancha	1,2245	1,3167	7,5
Canarias	1,2317	1,3130	6,6
Extremadura	1,2131	1,2951	6,8
Illes Balears	1,1843	1,2738	7,6
Madrid	1,2672	1,3522	6,7
Castilla y León	1,2064	1,2873	6,7
Total	1,2272	1,3145	7,1
PIB	1,2313	1,3184	7,1
ITE	1,2129	1,2951	6,8

Fuente: Ministerio de Economía y Hacienda y elaboración propia.

sido del 4,3%. Esta diferencia sustancial, especialmente visible en algunas comunidades autónomas, se ha producido muy recientemente, dado que en 2002, último año disponible, el aumento incluso se ha triplicado en algunas regiones respecto al incremento producido en los dos años anteriores.

En términos absolutos, la evolución de la población protegida en los dos trienios analizados (1996-1999 y 1999-2002) es suficientemente elocuente, ya que mientras en el primer periodo el aumento global fue de algo más de 650.000 personas en el segundo superó el 1.627.000 y sólo en 2002 el aumento resulta más elevado que en todo el trienio anterior. También se eleva progresivamente el porcentaje de población protegida sobre la población oficial, representando el 95,1% en 2002.

La magnitud del cambio demográfico producido en algunas comunidades autónomas ha obligado a revisar las proyecciones

CUADRO 5.15: **Evolución de la financiación sanitaria 2003/2002**

(porcentaje)

	A cuenta total	A cuenta impuestos	Liquidación con garantía	Gasto real
Cataluña	5,3	6,0	7,1	13,6
Galicia	4,7	7,2	7,1	9,3
Andalucía	4,8	8,0	7,2	9,9
Asturias	5,1	7,3	7,1	12,3
Cantabria	4,7	6,6	7,2	7,3
La Rioja	12,3	5,8	7,1	11,5
Murcia	5,9	7,9	7,5	14,6
Comunidad Valenciana	5,4	6,5	7,5	14,2
Aragón	6,4	6,6	7,1	13,3
Castilla-La Mancha	5,2	8,4	7,1	8,6
Canarias	4,3	13,2	7,0	13,0
Extremadura	4,1	8,1	7,1	5,9
Illes Balears	8,1	7,1	7,1	17,4
Madrid	8,9	7,1	6,7	10,9
Castilla y León	4,5	5,3	7,1	15,1
Total	5,5	7,0	7,1	11,9

Fuente: Ministerio de Economía y Hacienda y elaboración propia.

demográficas realizadas por el INE. Las estimadas a partir del Censo de población de 2001 sólo se refieren a 2002 y 2003 y no recogen íntegramente los cambios en el saldo migratorio que se han producido estos años, reflejando aumentos globales de la población del 1,7% en 2002 y del 1,6% en 2003, claramente inferior en este caso al incremento realizado en la población oficial, al subestimarse la población inmigrante. Su análisis por sexo y edad, variables más representativas del consumo sanitario, muestra un aumento sustancial del número de nacimientos, de los segmentos de edad entre 25 y 49 años, especialmente de los varones y de las personas mayores de 80 años.

De acuerdo con estas proyecciones se ha estimado la distribución de la población ajustada por características de sexo y edad para determinar la población representativa a efectos del consumo sanitario, utilizando para ello las ponderaciones calculadas en otros trabajos precedentes.[3] Para la elaboración de los perfiles de gasto por sexo y edad se ha imputado el gasto

CUADRO 5.16: **Evolución de la población oficial**

	1999	2002	2003	Absoluta 1999-2003	Porcentaje 1999/2003	Extranjeros 2003	Porcentaje 2003	Absoluta 2002-2003	Porcentaje 2002/2003
Total	40.202.160	41.837.894	42.717.064	2.514.904	6,3	2.672.596	6,3	879.170	2,1
Andalucía	7.305.117	7.478.432	7.606.848	301.731	4,1	285.620	3,8	128.416	1,7
Aragón	1.186.849	1.217.514	1.230.090	43.241	3,6	62.340	5,1	12.576	1,0
Asturias	1.084.314	1.073.971	1.075.381	–8.933	–0,8	20.341	1,9	1.410	0,1
Balears (Illes)	821.820	916.968	947.361	125.541	15,3	126.631	13,4	30.393	3,3
Canarias	1.672.689	1.843.755	1.894.868	222.179	13,3	179.698	9,5	51.113	2,8
Cantabria	528.478	542.275	549.690	21.212	4,0	13.724	2,5	7.415	1,4
Castilla y León	2.488.062	2.480.369	2.487.646	–416	0,0	59.819	2,4	7.277	0,3
Castilla-La Mancha	1.726.199	1.782.038	1.815.781	89.582	5,2	71.013	3,9	33.743	1,9
Cataluña	6.207.533	6.506.440	6.704.146	496.613	8,0	544.670	8,1	197.706	3,0
Comunidad Valenciana	4.066.474	4.326.708	4.470.885	404.411	9,9	415.015	9,3	144.177	3,3
Extremadura	1.073.574	1.073.050	1.073.904	330	0,0	17.950	1,7	854	0,1
Galicia	2.730.337	2.737.370	2.751.094	20.757	0,8	53.888	2,0	13.724	0,5
Madrid	5.145.325	5.527.152	5.718.942	573.617	11,1	589.400	10,3	191.790	3,5
Murcia	1.131.128	1.226.993	1.269.230	138.102	12,2	113.973	9,0	42.237	3,4
Navarra	538.009	569.628	578.210	40.201	7,5	38.925	6,7	8.582	1,5
País Vasco	2.100.441	2.108.281	2.112.204	11.763	0,6	49.262	2,3	3.923	0,2
Rioja (La)	265.178	281.614	287.390	22.212	8,4	20.791	7,2	5.776	2,1

Fuente: INE y elaboración propia.

CUADRO 5.17: **Evolución de la población protegida**

	1996	1999	Porcentaje 1999/1996	2001	2002	Porcentaje 2002/1999	Porcentaje 2001/1999
Andalucía	6.774.675	6.850.222	1,1	6.928.512	7.014.695	2,4	1,2
Aragón	1.108.936	1.120.380	1,0	1.120.516	1.156.511	3,2	3,2
Asturias	1.051.137	1.048.088	–0,3	1.039.011	1.038.038	–1,0	–0,1
Balears (Illes)	723.096	784.058	8,4	840.798	879.172	12,1	4,6
Canarias	1.524.792	1.586.527	4,0	1.691.763	1.752.174	10,4	3,6
Cantabria	504.221	505.796	0,3	514.715	519.363	2,7	0,9
Castilla y León	2.337.021	2.321.645	–0,7	2.306.730	2.309.353	–0,5	0,1
Castilla-La Mancha	1.621.209	1.634.501	0,8	1.661.660	1.687.141	3,2	1,5
Cataluña	5.904.464	6.025.239	2,0	6.179.831	6.325.266	5,0	2,4
Comunidad Valenciana	3.833.506	3.893.049	1,6	4.017.282	4.146.926	6,5	3,2
Extremadura	1.002.984	1.003.499	0,1	1.002.539	1.001.864	–0,2	–0,1
Galicia	2.591.469	2.587.489	–0,2	2.579.681	2.594.936	0,3	0,6
Madrid	4.595.550	4.793.897	4,3	4.946.550	5.181.717	8,1	4,8
Murcia	1.018.150	1.057.093	3,8	1.108.233	1.161.531	9,9	4,8
Navarra	503.945	521.707	3,5	539.779	553.555	6,1	2,6
País Vasco	2.041.507	2.047.424	0,3	2.049.054	2.057.407	0,5	0,4
Rioja (La)	252.484	251.821	–0,3	256.714	267.860	6,4	4,3
Ceuta y Melilla	100.435	110.164	9,7	114.480	122.548	11,2	7,0
Total comunidades autónomas	37.489.581	38.142.599	1,7	38.897.848	39.770.057	4,3	2,2

Fuente: Ministerio de Sanidad y Consumo y elaboración propia.

CUADRO 5.18: **Variación de la población protegida**

Población protegida	Variación absoluta			Porcentaje población oficial		Porcentaje total	
	1999/1996	2002/1999	2002/2001	2001	2002	1999	2002
Andalucía	75.547	164.473	86.183	93,6	93,8	18,0	17,6
Aragón	11.444	36.131	35.995	93,4	95,0	2,9	2,9
Asturias	–3.049	–10.050	-973	96,6	96,7	2,7	2,6
Balears (Illes)	60.962	95.114	38.374	95,7	95,9	2,1	2,2
Canarias	61.735	165.647	60.411	95,0	95,0	4,2	4,4
Cantabria	1.575	13.567	4.648	95,7	95,8	1,3	1,3
Castilla y León	–15.376	–12.292	2.623	93,0	93,1	6,1	5,8
Castilla-La Mancha	13.292	52.640	25.481	94,7	94,7	4,3	4,2
Cataluña	120.775	300.027	145.435	97,1	97,2	15,8	15,9
Comunidad Valenciana	59.543	253.877	129.644	95,6	95,8	10,2	10,4
Extremadura	515	–1.635	–675	93,4	93,4	2,6	2,5
Galicia	–3.980	7.447	15.255	94,4	94,8	6,8	6,5
Madrid	198.347	387.820	235.167	92,1	93,8	12,6	13,0
Murcia	38.943	104.438	53.298	93,1	94,7	2,8	2,9
Navarra	17.762	31.848	13.776	97,0	97,2	1,4	1,4
País Vasco	5.917	9.983	8.353	97,5	97,6	5,4	5,2
Rioja (La)	–663	16.039	11.146	94,9	95,1	0,7	0,7
Ceuta y Melilla	9.729	12.384	8.068	79,2	84,3	0,3	0,3
Total comunidades autónomas	653.018	1.627.458	872.209	94,6	95,1	100,0	100,0

Fuente: Ministerio de Sanidad y Consumo y elaboración propia,

CUADRO 5.19: **Proyecciones oficiales de la población por sexo y edad**

Variaciones anuales	Ambos sexos (porcentaje)		Varones (porcentaje)		Mujeres (porcentaje)	
	2002	**2003**	**2002**	**2003**	**2002**	**2003**
Total	1,7	1,6	1,8	1,6	1,6	1,5
0 a 4 años	4,2	4,0	4,3	4,0	4,0	3,9
5 a 9 años	0,5	1,0	0,5	1,0	0,6	1,0
10 a 14 años	–0,4	–0,3	–0,4	–0,3	–0,4	–0,3
15 a 19 años	–2,6	–2,3	–2,6	–2,3	–2,6	–2,3
20 a 24 años	–1,4	–2,3	–1,4	–2,4	–1,4	–2,3
25 a 29 años	3,0	1,9	3,2	2,0	2,7	1,7
30 a 34 años	3,1	3,1	3,6	3,4	2,7	2,7
35 a 39 años	2,7	2,4	3,0	2,8	2,4	2,1
40 a 44 años	3,5	3,0	3,7	3,2	3,3	2,8
45 a 49 años	3,9	3,9	3,9	4,0	3,9	3,9
50 a 54 años	1,2	1,7	1,2	1,7	1,1	1,7
55 a 59 años	3,1	2,6	3,0	2,6	3,2	2,7
60 a 64 años	2,5	2,4	2,7	2,6	2,3	2,3
65 a 69 años	–2,4	–2,2	–2,5	–2,2	–2,4	–2,1
70 a 74 años	1,9	1,3	2,0	1,4	1,8	1,1
75 a 79 años	2,5	2,4	2,7	2,5	2,3	2,4
80 a 84 años	5,6	5,2	6,6	6,1	5,0	4,6
85 y más años	1,0	1,7	0,6	1,4	1,2	1,9

Fuente: INE y elaboración propia.

CUADRO 5.20: **Proyecciones oficiales de la población por comunidades autónomas**

	Ambos sexos (porcentaje)		Varones (porcentaje)		Mujeres (porcentaje)	
	2002	2003	2002	2003	2002	2003
Andalucía	1,2	1,1	1,2	1,1	1,2	1,1
Aragón	1,0	0,9	1,1	1,0	0,9	0,8
Asturias	–0,2	–0,3	–0,3	–0,3	–0,2	–0,2
Balears (Illes)	4,0	3,6	4,2	3,8	3,9	3,5
Canarias	2,5	2,2	2,6	2,4	2,3	2,1
Cantabria	0,8	0,7	0,8	0,7	0,8	0,7
Castilla y León	0,1	0,0	0,1	0,0	0,1	0,1
Castilla-La Mancha	1,7	1,6	1,9	1,8	1,5	1,5
Cataluña	2,4	2,2	2,7	2,4	2,2	2,0
Comunidad Valenciana	2,9	2,6	3,1	2,8	2,7	2,5
Extremadura	–0,1	–0,1	–0,1	–0,1	0,0	0,0
Galicia	0,2	0,2	0,3	0,2	0,2	0,2
Madrid	2,9	2,5	3,0	2,6	2,8	2,5
Murcia	2,8	2,6	3,1	2,8	2,6	2,4
Navarra	1,6	1,5	1,6	1,5	1,6	1,5
País Vasco	0,3	0,3	0,3	0,2	0,3	0,3
Rioja (La)	1,9	1,7	2,1	1,9	1,7	1,5
Ceuta y Melilla	0,0	0,0	–0,1	–0,1	0,1	0,1
Total	1,7	1,6	1,8	1,6	1,6	1,5

Fuente: INE y elaboración propia.

sanitario real en 1998 a los distintos grupos de población a partir de diferentes hipótesis y del empleo de distintas fuentes de datos, en función de la partida de gasto considerada (asistencia primaria, servicios hospitalarios y extrahospitalarios, farmacia y otros gastos). Los resultados, presentados en el cuadro 5.21, muestran un crecimiento paulatino de las necesidades relativas de gasto sanitario ponderadas por sexo y edad en Illes Balears, Canarias, Cataluña, Comunidad Valenciana, Madrid y Murcia.

Con el fin de estimar los efectos de los cambios demográficos en la población de cada comunidad autónoma a medio y largo plazo y, a falta de proyecciones oficiales de población por Comunidades Autónomas, se adaptan las principales hipótesis de evolución de la población de la Comunidad de Madrid al conjunto de las regiones españolas por sexo y edad. La proyección de población que se utiliza[4] se ha realizado mediante el método de los componentes que consiste en proyectar por separado los diferentes fenómenos que afectan al crecimiento de una población (mortalidad,[5] fecundidad y migraciones), considerando las interacciones que se producen entre ellos y las estructuras demográficas.

Para la proyección de la mortalidad se han considerado dos aspectos: por un lado, la esperanza de vida al nacer; por otro, su estructura o patrón por edad. Se ha estimado que en el año 2016 la esperanza de vida presentará unas mejoras absolutas de tres y de dos años en hombres y mujeres, respectivamente.[6]

---

[3] Véase, para la metodología utilizada y los resultados alcanzados, R. Urbanos (2001) y Urbanos y Utrilla (2001a y b y 2002).

[4] Proyecciones de población y de hogares de la Comunidad de Madrid, 2002-2017 elaboradas por el Instituto de Estadística de la Comunidad de Madrid y el Centre d'Estudis Demogràfics de la Universidad Autónoma de Barcelona.

[5] Por lo que se refiere a la mortalidad, en los últimos años, una vez alcanzados bajos niveles de mortalidad en la infancia y adolescencia, se ha asistido a un progresivo desplazamiento de las ganancias de esperanza de vida hacia edades superiores, como consecuencia de una reducción sostenida de las tasas de mortalidad en las edades maduras y ancianas. En las dos últimas décadas la esperanza de vida de los ciudadanos ha aumentado en algo más de cinco años.

[6] Si bien esas ganancias son inferiores a las de los últimos quinquenios, su logro requiere de aumentos sostenidos de supervivencia en las edades adultas-maduras y avanzadas, ya que el margen de actuación sobre la niñez y la adolescencia es escaso debido

La estimación realizada proyecta el reciente repunte de la fecundidad hasta situarlo en un valor similar al observado a mediados del primer quinquenio de los ochenta.[7] En relación con la edad media a la maternidad se observa desde los primeros años de la proyección una ligera inversión de la tendencia de incrementos sostenidos que se da desde principios de la década de los ochenta.

El fenómeno de la migración ha condicionado fuertemente las proyecciones demográficas, al incrementarse de forma espectacular en los últimos años y ha afectado de una manera especial a la Comunidad de Madrid.[8] El procedimiento de proyección de

---

a los bajos niveles de mortalidad en esas edades. El mayor incremento de la esperanza de vida en los hombres se basa en el supuesto de una reducción de los factores de sobremortalidad masculina en las edades adultas-jóvenes en los próximos años.

[7] La evolución de la fecundidad tiene una importante repercusión sobre la estructura por edades de la población y sobre la propia dinámica demográfica. A corto plazo, sus efectos se concentran sobre la base de la pirámide, determinando, junto con los contingentes de población en edad fecunda, los efectivos de niños. Posteriormente, la llegada de generaciones, más o menos numerosas, a las edades centrales condiciona el número de nacimientos a medio y a largo plazo. La evolución en las últimas décadas de la natalidad y la fecundidad presenta dos fases, cuyo punto de inflexión se localiza a mediados de la década de los noventa. A partir de 1995, y más claramente en los últimos años, se ha producido un ligero pero sostenido incremento en los niveles de fecundidad con una recuperación de los nacimientos respecto de los mínimos de mediados de los noventa. Un aspecto a destacar en las tendencias más recientes, difícilmente previsible, ha sido el repunte de la fecundidad en los grupos más jóvenes, que está relacionado con el fenómeno de la inmigración del extranjero. Si bien el aumento en el número de nacimientos de madre extranjera no sería tanto el resultado de su mayor fecundidad como el efecto directo del propio incremento de sus efectivos, si que altera la evolución de la fecundidad en estas edades al presentar un calendario más precoz. No obstante, el retraso en las generaciones más antiguas es superior al rejuvenecimiento previsto en las más recientes, lo que presupone la persistencia de un modelo de fecundidad relativamente tardío.

[8] Como se señala en el trabajo utilizado, en las migraciones de la Comunidad de Madrid con el resto de España «conviven diferentes tipos de movimientos migratorios. El primero, protagonizado por jóvenes y adultos, está gobernado por la lógica del mercado laboral, la evolución económica y la desconcentración suprarregional hacia provincias limítrofes. El segundo, en el que son dominantes los grupos en edades próximas a la jubilación, corresponde a migraciones de retorno y a la búsqueda de otros entornos de vida. A ellos, hay que añadir un tercer tipo de movimiento, de carácter muy reciente, integrado por los inmigrantes extranjeros cuya primera residencia en España se radica en la Comunidad de Madrid y más tarde se desplazan hacia otras regiones». Así como las migraciones de la tercera edad son más independientes de la evolución económica general, las emigraciones e inmigraciones de jóvenes son extremadamente flexibles a la coyuntura económica. El crecimiento económico ha reactivado el polo de atracción de la Comunidad de Madrid como destino de los migrantes internos jóvenes, aunque no ha podido compensar las salidas generadas por los retornos, la desconcentración urbana hacia las provincias limítrofes y la alta movilidad geográfica de la población extran-

CUADRO 5.21: **Población ajustada por sexo y edad**

	Población ponderada por sexo y edad (porcentaje)			Población (porcentaje)		
	2001	**2002**	**2003**	**2001**	**2002**	**2003**
Andalucía	17,07	17,00	16,95	18,02	17,92	17,84
Aragón	3,19	3,17	3,14	2,95	2,93	2,91
Asturias	2,83	2,79	2,75	2,60	2,55	2,50
Balears (Illes)	1,98	2,02	2,05	2,06	2,11	2,15
Canarias	3,75	3,79	3,82	4,15	4,18	4,21
Cantabria	1,36	1,35	1,34	1,31	1,30	1,29
Castilla y León	6,61	6,52	6,43	6,01	5,91	5,83
Castilla-La Mancha	4,48	4,46	4,45	4,31	4,31	4,31
Cataluña	15,74	15,83	15,90	15,53	15,64	15,74
Comunidad Valenciana	10,10	10,19	10,27	10,19	10,31	10,42
Extremadura	2,65	2,61	2,57	2,59	2,55	2,50
Galicia	7,08	6,99	6,91	6,59	6,50	6,41
Madrid	12,77	12,93	13,07	13,28	13,43	13,56
Murcia	2,76	2,78	2,80	2,93	2,97	3,00
Navarra	1,40	1,40	1,39	1,36	1,36	1,36
País Vasco	5,23	5,19	5,15	5,10	5,03	4,96
Rioja (La)	0,71	0,71	0,71	0,68	0,68	0,68
Ceuta y Melilla	0,30	0,29	0,29	0,34	0,33	0,33
Total	100,00	100,00	100,00	100,00	100,00	100,00

Fuente: INE y elaboración propia.

las migraciones es más complejo que el del resto de fenómenos demográficos. A la dimensión demográfica por sexo y edad hay que sumarle una dimensión espacial de origen y de destino. Desde una óptica demográfica, la emigración es un fenómeno endógeno que se trata a partir de tasas, al ser la población de riesgo la proyectada; la inmigración, por el contrario, es un fenómeno exógeno, tratándose como un vector de población que se incorpora anualmente a la población proyectada.

Las entradas desde el resto de España y el extranjero son consideradas como un vector de población distribuido por sexo y edad. Aunque como *input* de proyección ambas constituyen una unidad, en el análisis y en la formulación de hipótesis son tratadas independientemente al tratarse de migraciones de naturaleza muy distinta. En las inmigraciones interregionales se mantienen las proporciones constantes.[9]

En la inmigración exterior se ha utilizado la última proyección del Instituto Nacional de Estadística, cifrándose en 160.000 personas, aunque modificando los flujos intermedios que se han ajustado a las tendencias de los últimos años, que son claramente superiores a las previstas.[10] Posteriormente, los flujos totales de inmigración se han distribuido por sexo y edad. Durante el periodo analizado, 1988-2002, no se observan diferencias significativas por sexo en ninguna de las dos corrientes inmigratorias, por lo que se ha optado por repartirlos equitativamente entre ambos

---

jera hacia otras regiones. Los intercambios migratorios de la Comunidad de Madrid han experimentado una aceleración sin precedentes durante el año 2002, obligando a reelaborar las hipótesis de migraciones y a centrar buena parte de los parámetros de proyección sobre los datos del periodo 2000-2002, y en algunos casos incluso sobre los del bienio 2001-2002. Además, a diferencia del resto de fenómenos demográficos de esta proyección, los datos migratorios del año 2002 son datos reales y no proyectados.

[9] El análisis de las tendencias del periodo 1993-2002 muestra que la proporción de migrantes interregionales que capta la Comunidad de Madrid se mantiene estable, en valores próximos al 14%. Esa estabilidad aconseja conservar ese coeficiente de captación constante a lo largo de toda la proyección. La segunda fase, consiste en la determinación del volumen de migrantes interregionales en España. Para ello, se proyecta previamente una tasa bruta de migración interregional del conjunto de España para el periodo 2002-2016.

[10] Se ha considerado, en el estudio realizado, que la elevada captación de esos inmigrantes por parte de la Comunidad de Madrid es el fruto de una coyuntura generada por la masiva entrada de latinoamericanos. Por este motivo, se ha optado por reducir la proporción de inmigrantes extranjeros que recibe la Comunidad de Madrid hasta un 17,5% en el año 2016, valor similar al del periodo 1997-1998.

sexos. La estructura por edades de cada flujo, tanto del resto de España como del extranjero, se mantiene constante a lo largo de toda la proyección en los valores del periodo 2000-2002, siendo diferente según el sexo y el origen.

Finalmente, la hipótesis de evolución de la emigración exterior considera que la intensidad de las salidas de la Comunidad de Madrid experimentará una reducción en el futuro principalmente por la disminución de la inmigración del extranjero y la fijación residencial de este colectivo en el seno de la Comunidad de Madrid y, también, porque los jóvenes en las edades de mayor migración se reducirán en los próximos años cuando lleguen a dichas edades las generaciones nacidas en los años 1980-1995.

De acuerdo con esta metodología la estructura de la población resultante afianza los resultados apuntados en las previsiones del INE por comunidades autónomas de forma significativa, con un fuerte incremento de la población prevista hasta 2007 en la Comunidad de Madrid, los dos archipiélagos y el arco mediterráneo y un comportamiento más moderado en el siguiente quinquenio. Como consecuencia de estas estimaciones, las seis comunidades autónomas que absorbían en 1999 el 47,4% y en 2003 el 49,2%, alcanzarían en 2007 el 50,9% y en 2012 el 53% de la población española, modificando el mapa territorial de la demografía. Eso supone un aumento neto de la población total de 2.371.810 personas hasta 2007 de las que el 89,5% se concentraría en esos territorios.

El ajuste por sexo y edad matiza algo los resultados por comunidades autónomas, aunque se continúa apuntando hacia una distribución de las necesidades de gasto sanitario mucho más desigual que la actual desde el punto de vista territorial. Si las proyecciones demográficas se basan en el comportamiento ajustado del último año disponible (2003), los efectos regionales son aún más acentuados.

En definitiva, si el análisis del sistema de financiación ha puesto de manifiesto las ganancias potenciales en términos de suficiencia financiera del actual modelo respecto al anterior, la evolución del gasto sanitario en los últimos años y las tendencias demográficas previsibles apuntan hacia un crecimiento mayor de las necesidades sanitarias, especialmente en algunas zonas.

CUADRO 5.22: **Estructura de la población por comunidades autónomas e índices de evolución hasta 2012**

	2002 (porcentaje)	2007 (porcentaje)	2012 (porcentaje)	2007/2002	2012/2007	2012/2002
Andalucía	17,9	17,5	17,0	1,0322	0,9877	1,0195
Aragón	2,9	2,8	2,7	1,0226	0,9786	1,0007
Asturias	2,6	2,3	2,1	0,9646	0,9231	0,8904
Balears (Illes)	2,2	2,4	2,7	1,1683	1,1180	1,3061
Canarias	4,4	4,6	4,7	1,0920	1,0450	1,1411
Cantabria	1,3	1,2	1,2	1,0122	0,9686	0,9804
Castilla y León	5,9	5,5	5,1	0,9784	0,9363	0,9161
Castilla-La Mancha	4,3	4,3	4,3	1,0602	1,0145	1,0756
Cataluña	15,6	16,0	16,5	1,0897	1,0428	1,1364
Comunidad Valenciana	10,3	10,9	11,4	1,1120	1,0641	1,1832
Extremadura	2,6	2,4	2,2	0,9742	0,9323	0,9082
Galicia	6,5	6,1	5,7	0,9863	0,9438	0,9309
Madrid	13,2	13,9	14,5	1,1080	1,0603	1,1749
Murcia	2,9	3,1	3,2	1,1089	1,0611	1,1767
Navarra	1,4	1,4	1,3	1,0523	1,0070	1,0597
País Vasco	5,0	4,7	4,4	0,9903	0,9476	0,9384
Rioja (La)	0,7	0,7	0,7	1,0631	1,0173	1,0816
Ceuta y Melilla	0,3	0,3	0,3	0,9776	0,9355	0,9146
Total comunidades autónomas	100,0	100,0	100,0	1,0567	1,0137	1,0711

Fuente: Instituto de Estadística de la Comunidad de Madrid y elaboración propia.

CUADRO 5.23: **Evolución de la población hasta 2007 y variación absoluta**

	2003	2004	2005	2006	2007	Variación 2002-2007
Andalucía	1,0123	1,0098	1,0058	1,0030	1,0010	240.527
Aragón	1,0104	1,0079	1,0039	1,0011	0,9992	27.530
Asturias	0,9987	0,9962	0,9922	0,9895	0,9876	–38.022
Balears (Illes)	1,0377	1,0351	1,0310	1,0281	1,0261	154.300
Canarias	1,0237	1,0212	1,0172	1,0143	1,0124	169.630
Cantabria	1,0083	1,0058	1,0018	0,9991	0,9971	6.612
Castilla y León	1,0015	0,9990	0,9951	0,9923	0,9904	–53.516
Castilla-La Mancha	1,0177	1,0152	1,0112	1,0084	1,0064	107.242
Cataluña	1,0233	1,0208	1,0167	1,0139	1,0120	583.899
Comunidad Valenciana	1,0275	1,0249	1,0208	1,0180	1,0161	484.432
Extremadura	1,0006	0,9982	0,9942	0,9914	0,9895	–27.684
Galicia	1,0031	1,0006	0,9966	0,9939	0,9920	–37.557
Madrid	1,0267	1,0242	1,0201	1,0173	1,0153	597.045
Murcia	1,0269	1,0244	1,0203	1,0175	1,0155	133.587
Navarra	1,0162	1,0137	1,0097	1,0069	1,0049	29.808
País Vasco	1,0039	1,0014	0,9974	0,9947	0,9928	–20.544
Rioja (La)	1,0183	1,0158	1,0117	1,0089	1,0070	17.774
Ceuta y Melilla	1,0013	0,9989	0,9949	0,9921	0,9902	–3.255
Total comunidade autónomas	1,0168	1,0143	1,0103	1,0075	1,0056	2.371.810

Fuente: Instituto de Estadística de la Comunidad de Madrid y elaboración propia.

CUADRO 5.24: **Estructura de la población hasta 2007 ponderada por sexo y edad,**
(porcentaje)

	2003	2004	2005	2006	2007
Andalucía	16,9	16,9	16,8	16,7	16,6
Aragón	3,1	3,1	3,1	3,1	3,1
Asturias	2,7	2,7	2,6	2,6	2,5
Balears (Illes)	2,1	2,1	2,2	2,2	2,2
Canarias	3,8	3,8	3,9	3,9	3,9
Cantabria	1,3	1,3	1,3	1,3	1,3
Castilla y León	6,4	6,3	6,2	6,1	6,1
Castilla-La Mancha	4,5	4,5	4,5	4,5	4,5
Cataluña	15,9	16,0	16,2	16,3	16,4
Comunidad Valenciana	10,3	10,4	10,5	10,6	10,7
Extremadura	2,6	2,5	2,5	2,4	2,4
Galicia	6,9	6,8	6,7	6,6	6,5
Madrid	13,1	13,2	13,3	13,5	13,6
Murcia	2,8	2,8	2,9	2,9	2,9
Navarra	1,4	1,4	1,4	1,4	1,4
País Vasco	5,1	5,1	5,0	4,9	4,9
Rioja (La)	0,7	0,7	0,7	0,7	0,7
Ceuta y Melilla	0,3	0,3	0,3	0,3	0,3
Total comunidades autónomas	100,0	100,0	100,0	100,0	100,0

Fuente: Instituto de Estadística de la Comunidad de Madrid y elaboración propia.

Un modelo de mayor corresponsabilidad fiscal como el actual permite una mayor conexión entre la evolución económica regional y la financiación resultante y, por tanto, en la medida en la que la localización de la población se traduzca en una mayor prosperidad a medio plazo, también mayores recursos. En el sistema anterior esta conexión no se producía de la misma manera como se puede observar en los gráficos 5.1, 5.2 y 5.3. Así, en el periodo 1997-2001, aunque la relación entre la evolución económica y la recaudación por IRPF era relativamente elevada, su conexión con la financiación total obtenida era menor.

En el actual modelo, la ausencia de sistemas de garantías explícitos hace que el ajuste en términos de suficiencia financiera dinámica venga marcado por la evolución de las necesidades de gasto, vinculadas con la demografía y la calidad de las prestaciones realizadas, y la evolución de los recursos, relacionados en distinta proporción con las fuentes tributarias propias o con índices de consumo anualmente revisables aplicados a recaudaciones estatales. En ambos casos la relación de la financiación autonómica con la evolución económica regional es ahora más importante que en el sistema anterior y los riesgos también más elevados. Entre éstos cabe destacar los siguientes:

— Los importantes cambios demográficos que se han producido en las regiones españolas respecto a las cifras que se usaron para establecer la necesidad de gasto inicial y que afectan de una forma especial a aquellas comunidades autónomas que vieron limitadas las ganancias derivadas de aplicar estrictamente las variables en la restricción inicial y que cuentan, por consiguiente, con peor financiación per cápita.
— Los cambios en el ritmo de crecimiento de las economías regionales en términos nominales y reales, que no se adecuan en todas ellas por igual a la evolución de las necesidades objetivas aproximadas por el comportamiento demográfico.
— La incidencia desigual que representa el Fondo de Suficiencia en la financiación regional y su efecto estabilizador limitado.
— La ausencia de un sistema de compensaciones explícito de efectos económicos derivados de decisiones de la Administración Central que afectan a las políticas de gasto o a la financiación tributaria de las comunidades autónomas.

Evidentemente, aunque hay una cierta conexión entre la evolución de la población y la riqueza regional y de ésta con la capacidad tributaria, ésta no resulta inmediata, pudiéndose generar desajustes entre la evolución de las necesidades regionales de prestaciones sanitarias aproximadas a través de la población y los recursos que proporciona el sistema de financiación autonómico.

GRÁFICO 5.1: **Relación VAB/IRPF 1997-2001 (Coeficiente de correlación = 0,83)**

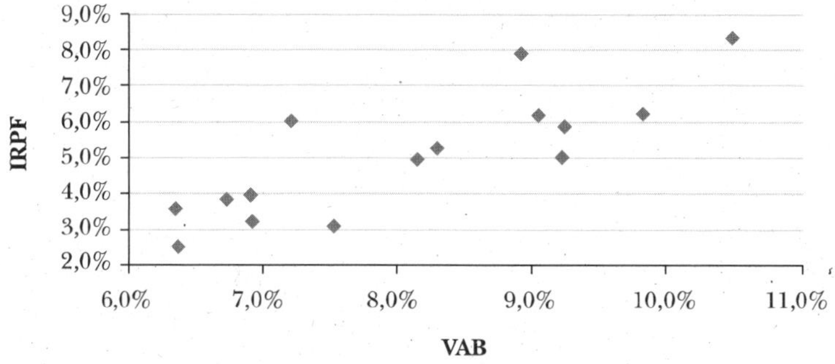

GRÁFICO 5.2: **Relación VAB/Financiación 1997-2001 (Coeficiente de correlación = 0,55)**

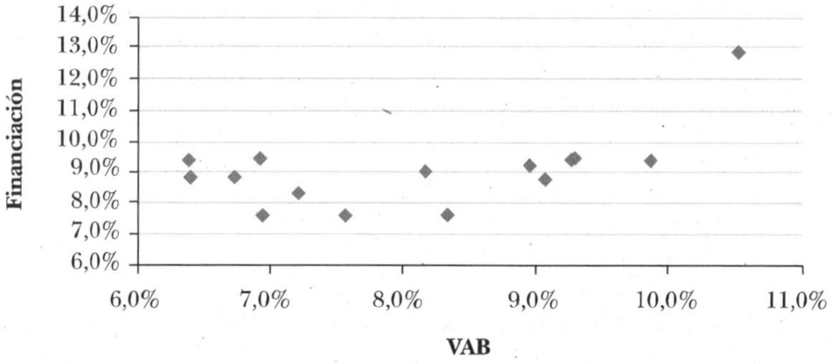

GRÁFICO 5.3: **Relación PIB/población 1999-2002 (Coeficiente de correlación = 0,16)**

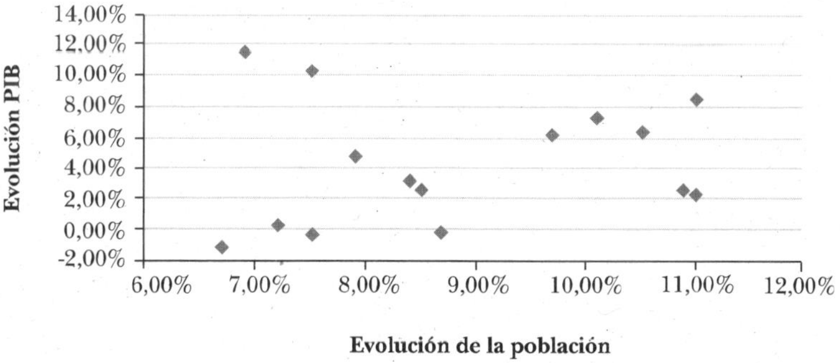

CUADRO 5.25: **Evolución de la población hasta 2012. Hipótesis continuista**

	2002 (porcentaje)	2007 (porcentaje)	2012 (porcentaje)	2007/2002	2012/2007	2012/2002
Andalucía	17,9	17,5	17,1	1,0574	1,0119	1,0699
Aragón	2,9	2,8	2,6	1,0223	0,9783	1,0001
Asturias	2,6	2,3	2,1	0,9775	0,9354	0,9143
Balears (Illes)	2,2	2,3	2,5	1,1431	1,0938	1,2503
Canarias	4,4	4,5	4,7	1,1134	1,0654	1,1862
Cantabria	1,3	1,2	1,2	1,0393	0,9946	1,0337
Castilla y León	5,9	5,4	4,9	0,9854	0,9430	0,9292
Castilla-La Mancha	4,3	4,2	4,1	1,0666	1,0207	1,0886
Cataluña	15,6	16,3	16,9	1,1279	1,0793	1,2173
Comunidad Valenciana	10,3	11,0	11,6	1,1440	1,0948	1,2525
Extremadura	2,6	2,3	2,1	0,9750	0,9330	0,9096
Galicia	6,5	6,0	5,6	0,9957	0,9528	0,9487
Madrid	13,2	14,1	15,0	1,1517	1,1021	1,2693
Murcia	2,9	3,1	3,3	1,1501	1,1006	1,2659
Navarra	1,4	1,3	1,3	1,0465	1,0014	1,0480
País Vasco	5,0	4,6	4,1	0,9802	0,9380	0,9194
Rioja (La)	0,7	0,7	0,7	1,0748	1,0286	1,1056
Ceuta y Melilla	0,3	0,3	0,2	0,9079	0,8688	0,7888
Total comunidades autónomas	100,0	100,0	100,0	1,0791	1,0363	1,1182

Fuente: Instituto de Estadística de la Comunidad de Madrid y elaboración propia.

CUADRO 5.26: **Evolución anual de la población hasta 2007 y variación absoluta. Hipótesis continuista**

	2003	**2004**	**2005**	**2006**	**2007**	**Variación 2002-2007**
Andalucía	1,0172	1,0147	1,0106	1,0078	1,0059	429.100
Aragón	1,0103	1,0078	1,0038	1,0010	0,9991	27.138
Asturias	1,0013	0,9988	0,9949	0,9921	0,9902	–24.184
Balears (Illes)	1,0331	1,0306	1,0265	1,0237	1,0217	131.174
Canarias	1,0277	1,0252	1,0211	1,0183	1,0163	209.020
Cantabria	1,0137	1,0112	1,0071	1,0044	1,0024	21.324
Castilla y León	1,0029	1,0005	0,9965	0,9937	0,9918	–36.167
Castilla-La Mancha	1,0189	1,0164	1,0124	1,0096	1,0076	118.642
Cataluña	1,0304	1,0278	1,0237	1,0209	1,0189	831.988
Comunidad Valenciana	1,0333	1,0308	1,0267	1,0238	1,0218	623.194
Extremadura	1,0008	0,9983	0,9943	0,9916	0,9897	–26.869
Galicia	1,0050	1,0025	0,9985	0,9958	0,9939	–11.830
Madrid	1,0347	1,0321	1,0280	1,0252	1,0232	838.345
Murcia	1,0344	1,0319	1,0278	1,0249	1,0229	184.221
Navarra	1,0151	1,0126	1,0085	1,0057	1,0038	26.476
País Vasco	1,0019	0,9994	0,9954	0,9927	0,9907	–41.832
Rioja (La)	1,0205	1,0180	1,0139	1,0111	1,0092	21.078
Ceuta y Melilla	0,9866	0,9842	0,9803	0,9776	0,9757	–13.382
Total comunidades autónomas.	1,0210	1,0185	1,0144	1,0116	1,0097	3.307.438

Fuente: Instituto de Estadística de la Comunidad de Madrid y elaboración propia.

CUADRO 5.27: **Evolución del VAB nominal y real y de la población desde 1999 hasta 2002**

	Evolución 1999-2002 (Porcentaje)		
	VAB nominal	**VAB real**	**Población**
Andalucía	25,4	11,0	2,4
Aragón	21,2	8,5	2,6
Asturias	20,6	6,7	–1,0
Balears (Illes)	23,6	6,9	11,6
Canarias	21,7	7,5	10,2
Cantabria	24,7	10,9	2,6
Castilla y León	20,8	7,5	–0,3
Castilla-La Mancha	21,3	8,4	3,2
Cataluña	21,1	7,9	4,8
Comunidad Valenciana	24,7	10,5	6,4
Extremadura	21,3	8,7	0,0
Galicia	19,8	7,2	0,3
Madrid	24,0	10,1	7,4
Murcia	27,2	11,0	8,5
Rioja (La)	22,0	9,7	6,2
Total	22,8	9,1	4,1
Desviación típica	0,0214	0,0156	0,0395
Coeficiente de variación	0,0938	0,1714	0,9705

Fuente: INE y elaboración propia.

Bibliografía

CANTARERO PRIETO, D. y R. URBANOS GARRIDO. «Políticas sectoriales de gasto público. Sanidad». En Salinas y Álvarez (coord.). *El gasto público en la democracia.* Instituto de Estudios Fiscales, 2004.

CARPIO GARCÍA, M. y M. ANGOITIA GRIJALBA. «El cierre del modelo de financiación territorial en los presupuestos de 2004». *Presupuesto y Gasto Público* 34, 2004.

COMUNIDAD AUTÓNOMA DE CATALUÑA. *Presupuestos,* Año 2004.

COMUNIDAD AUTÓNOMA DE MADRID. *Presupuestos,* Año 2004.

DIRECCIÓN GENERAL DE COHESIÓN DEL SISTEMA NACIONAL DE SALUD Y ALTA INSPECCIÓN. *Cuentas Satélite del Gasto Sanitario Público (1988-2001).* Ministerio de Sanidad y Consumo, 2003.

—. *Recursos Económicos del Sistema Nacional de Salud. Datos y Cifras 2003.* Ministerio de Sanidad y Consumo, 2003.

—. *Recursos Económicos del Sistema Nacional de Salud. Datos y Cifras 2004. Avance.* Ministerio de Sanidad y Consumo, 2004.

DIRECCIÓN GENERAL DE PRESUPUESTOS. *El presupuesto para 2004. Presupuestos Generales del Estado para el año 2004 Ley 61/2003, de 30 de diciembre.* Ministerio de Hacienda, 2004.

GÓMEZ-POMAR, J. «El sistema de financiación de las Comunidades Autónomas de régimen común». *Presupuesto y Gasto Público* 28, 2002.

MONASTERIO ESCUDERO, C. «El gasto autonómico. Crónica de una expansión anunciada». En Salinas y Álvarez (coord.) *El gasto público en la democracia.* Instituto de Estudios Fiscales, 2004.

SANTIUSTE VICARIO, A. «El sistema de financiación autonómica a partir de 2002». *Cuenta con IGAE* 3, 2003.

URBANOS, R. «Projections for Spanish health care expenditure». Informe elaborado para el EPC Working Group on the Implications of Ageing (mimeo), 2001.

URBANOS GARRIDO, R. y A. UTRILLA DE LA HOZ. «Distribución regional de los fondos sanitarios bajo el criterio de necesidad: cálculo y propuestas para el caso español». Comunicación presentada al VIII Encuentro de Economía Pública, Cáceres, 2001.

—. «El nuevo sistema de financiación sanitaria y sus implicaciones económicas en las comunidades autónomas». *Revista de Administración Sanitaria* 20, 2001.

—. «La financiación de los servicios sanitarios: distribución de fondos por comunidades autónomas y efectos sobre la suficiencia dinámica». En Salinas (dir.). *El nuevo modelo de financiación autonómica (2002).* Instituto de Estudios Fiscales, 2002.

6. Previsiones de ingresos del modelo de financiación para el periodo 2004-2008

Alfonso Utrilla de la Hoz
Universidad Complutense de Madrid

6.1. Introducción

El objetivo del presente trabajo es estimar los ingresos tributarios derivados del actual sistema de financiación para cada una de las comunidades autónomas, partiendo de los últimos datos disponibles de liquidaciones de la evolución de los ingresos tributarios del Estado 1999-2003 y la actualización del Programa de Estabilidad del Reino de España, además de las previsiones contenidas en los Presupuestos Generales del Estado. Para realizar estas estimaciones se toman como referencia los recursos obtenidos por cada uno de los impuestos contemplados en el modelo de financiación de comunidades autónomas de régimen común en el año base (1999), se determinan las liquidaciones finales correspondientes a 2002 y 2003, ajustando las variables recaudatorias a las fijadas en el sistema, y se fijan escenarios alternativos en la evolución de los distintos impuestos en el periodo 2004-2008. Una vez estimadas las cantidades correspondientes a cada impuesto se distribuyen por comunidades autónomas de acuerdo con unos porcentajes que evolucionan en función del comportamiento reciente de las macromagnitudes regionales de producción y consumo. Paralelamente, se realizan previsiones para las dos comunidades autónomas de régimen foral: País Vasco y Navarra, de acuerdo con la actual normativa de estimación del cupo y de la aportación económica al sostenimiento de las cargas generales del Estado.

Con carácter general, las cantidades absolutas y relativas que se presentan para cada una de las comunidades autónomas parten de varios supuestos:

1. La determinación de la restricción inicial de 1999 se obtiene aplicando los criterios establecidos en la normativa general con las modulaciones aplicadas en cada caso y los índices de reparto en función del consumo elaborados por el INE y la Agencia Estatal de la Administración Tributaria (AEAT). El ejercicio de referencia es el correspondiente a 2002, último año del que se conoce la liquidación definitiva para las 15 comunidades autónomas de régimen común y las dos forales.
2. Se estiman las cantidades resultantes de liquidaciones finales y no de entregas a cuenta en cada ejercicio. En consecuencia, se revisan los índices anuales y acumulados utilizados en las entregas a cuenta para cada impuesto y para determinar el Fondo de Suficiencia.
3. Para el ejercicio 2002 se prescinde del periodo transitorio que se utilizó en los primeros meses en la financiación de la sanidad y se extiende para todo el año la cesión de IVA e impuestos especiales para homogeneizar los resultados con los años posteriores.
4. A partir de 2003 se estima la cesión efectiva del IRPF en el 36% de la cuota líquida, como consecuencia de la última reforma fiscal del impuesto en las comunidades de régimen común.
5. Se considera un marco competencial estable que no considera las nuevas transferencias realizadas a partir de 2002. Este supuesto afecta a la cuantía del Fondo de Suficiencia utilizado, que en el trabajo permanece estable en el año base en cada comunidad autónoma.

6.2. La evolución de los ingresos tributarios del Estado asociados a la financiación autonómica en el periodo 1999-2004 y los escenarios futuros

La publicación de los Informes Anuales de Recaudación Tributaria publicados por la AEAT y las Cuentas de las Administraciones Públicas elaboradas por la Intervención General de la Administración del Estado (IGAE) permiten analizar el comportamiento de los impuestos vinculados con el sistema de financiación para las comunidades de Régimen Común vigente desde 2002.

Con carácter general, los recursos tributarios han aumentado en mayor medida que el PIB nominal en 2004 y, dado el comportamiento más moderado de los gastos no recurrentes, eso ha contribuido a consolidar el equilibrio presupuestario. Sin embargo, por agentes, las comunidades autónomas mantienen la proporción de sus desequilibrios presupuestarios en 2004.

CUADRO 6.1: **Resultados de las Administraciones Públicas**

	2003	2004	2004/2003	2003	2004
	(Millones euros)		(Porcentaje)	(Porcentaje PIB)	(Porcentaje PIB)
Recursos no financieros	298.894	321.235	7,5	40,1	40,2
Recursos tributarios	168.381	184.748	9,7	22,6	23,1
Cotizaciones sociales	95.446	101.825	6,7	12,8	12,7
Otros recursos	35.067	34.662	–1,2	4,7	4,3
Empleos no financieros	296.537	323.489	9,1	39,8	40,5
Empleos no recurrentes	296.537	318.030	7,2	39,8	39,8
Cap/Nec. de financiación	2.358	–2.254	—	0,32	–0,28
Cap/Nec. ajustada	2.357	3.205	36,0	0,32	0,40
PIB utilizado	744.754	798.672	7,2	100,0	100,0
Déficit Estado ajustado	–2.465	–2.173	–11,9	–0,33	–0,27
Déficit comunidad autónoma ajustado	–2.547	–2.648	4,0	–0,34	–0,33
Déficit Corporaciones Locales	–659	–129	–80,4	–0,09	–0,02
Superávit Seguridad Social	8.028	8.155	1,6	1,08	1,02

Fuente: Ministerio de Economía y Hacienda y elaboración propia.

El análisis de la evolución de la recaudación tributaria en términos de contabilidad nacional, pone de manifiesto la elevada elasticidad renta de los impuestos indirectos y de la imposición sobre el capital.

El aumento de los recursos no financieros y el comportamiento moderado de los cmpleos ha permitido reducir paulatinamente los desequilibrios presupuestarios hasta transformarlos en un superávit fiscal importante en 2003 y un déficit en 2004 sólo

CUADRO 6.2: **Ajustes en 2004**

	Porcentaje PIB
Déficit previsto en el avance de liquidación	–0,80
Mayores ingresos alcanzados	+0,28
Menores intereses	+0,09
Menor aportación al presupuesto de la UE	+0,12
Fondo de Contingencia no utilizado	+0,05
Otras diferencias	+0,02
Total ajustes Administración Central	+0,56
Mayor superávit de la Seguridad Social	+0,22
Mayor déficit de las Administraciones territoriales	–0,26
Desviaciones negativas Admones. territoriales (millones euros)	2.077
Total ajustes Administraciones Públicas	+0,52
Déficit de las Administraciones Públicas	–0,28

Fuente: Ministerio de Economía y Hacienda y elaboración propia.

imputable a la asunción de la deuda de Renfe. En 2004, el crecimiento de los recursos no financieros se incrementa respecto al del año anterior, especialmente en lo que se refiere a los recursos corrientes. Globalmente los ingresos no financieros representan el 40,2% del PIB. El fuerte crecimiento de los impuestos indirectos de años anteriores se ha mantenido e incluso incrementado en 2004, mientras las cotizaciones sociales reales aumentan cinco décimas por debajo del crecimiento nominal de la economía. Los impuestos sobre la renta vuelven a recuperar su evolución tan positiva, una vez superadas las consecuencias recaudatorias de la reforma del IRPF de 2003 y los ajustes de imputación temporal en la imposición sobre sociedades, ofreciendo una elasticidad muy positiva respecto a la evolución económica. El resto de ingresos tiene una evolución más irregular, con un fuerte aumento de los impuestos sobre el capital, mientras las transferencias de capital recibidas, que incluyen las provisiones por recaudación incierta de determinados impuestos se reducen y otros recursos corrientes permanecen estables.

En los últimos cuatro años, el conjunto de recursos no financieros ha aumentado por encima del crecimiento nominal de la economía, incrementando su peso en el PIB en 0,9 puntos, mientras la presión fiscal lo ha hecho en 1,4 puntos, produciéndose una reordenación de los recursos hacia una mayor importancia de los de carácter tributario, especialmente los impuestos indirectos que aumentan su peso en el PIB en 1,1 puntos porcentuales.

CUADRO 6.3: **Recaudación tributaria** (porcentaje)

	2002-2001	2003-2002	2004-2003
Imp/producción e importación	9,1	10,2	10,5
IVA	8,5	10,6	11,4
Importaciones	10,8	8,0	–4,9
Productos	11,0	12,0	11,1
Otros	5,4	1,8	4,3
Impuestos/renta	12,0	3,6	8,7
Cotizaciones sociales reales	6,9	7,8	6,7
Impuestos/capital	9,5	12,2	11,1
Total impuestos	10,5	7,1	9,7
Total recursos coactivos	9,2	7,4	8,6
PIB	6,8	6,6	7,2

Fuente: Ministerio de Economía y Hacienda y elaboración propia.

En términos de caja, la recaudación impositiva ha evolucionado más positivamente en impuestos directos no asociados a la financiación autonómica y en el IVA, mientras los impuestos especiales y el IRPF han aumentado de forma más moderada.

En general, los recursos impositivos del Estado se han moderado al verse afectados por la cesión en 2004 a los grandes Ayuntamientos y a las Diputaciones de una cesta de impuestos directos e indirectos. Si se prescinde de esta circunstancia y se analizan individualmente las figuras tributarias, independientemente del nivel de gobierno al que se asigna su recaudación, se puede observar una recuperación significativa de los impuestos directos y un mantenimiento en tasas muy elevadas del crecimiento de los impuestos indirectos. Así, frente a un aumento de los impuestos directos en 2003 del 3,7% respecto al año anterior, en 2004 este porcentaje se eleva al 8,3%. Este fuerte crecimiento se produce especialmente por la recuperación a tasas muy elevadas del aumento de la recaudación del impuesto de sociedades (18,7%

frente a 2,3% del año anterior) y por el aumento del impuesto sobre la renta de no residentes (47,2% frente a una caída del 9,9% en el ejercicio anterior). El IRPF apenas aumenta su recaudación en un 2,7% en 2004 y, en el caso del correspondiente al Estado, la recaudación neta asignada disminuye en un 7,4%.

La evolución de la imposición indirecta mantiene su fuerte crecimiento marcado por una tendencia desigual en el comportamiento del IVA y de los impuestos especiales. El aumento de la recaudación del IVA se ha situado en un 9,7%, 0,2 puntos menos que en 2003. En 2004 este fuerte crecimiento del IVA se produce de forma más equilibrada en el comportamiento de la recaudación por operaciones interiores y de las importaciones, que experimentan un significativo aumento.

La recaudación de los impuestos especiales en términos de caja aumenta un 3,9% en 2004 frente a un 4,6% en 2003. El principal impuesto especial, el impuesto sobre hidrocarburos, tuvo un crecimiento algo mayor al de años anteriores, con un aumento del 3,4,% frente al 3% de otros ejercicios, pero sigue situándose claramente por debajo del crecimiento nominal de la economía. El impuesto con mejor comportamiento ha sido el que recae sobre la electricidad (6,6%), aunque ha moderado su crecimiento de años anteriores (9,7% en 2003). La imposición sobre el tabaco también pierde fuerza, ya que aumenta en un 4,7% frente al 7,4% de 2003. Finalmente, la imposición sobre el alcohol y la cerveza crece a tasas muy bajas (3,4% y 2,2% respectivamente). Al margen de los impuestos especiales, el impuesto sobre primas de seguros mantiene el fuerte incremento experimentado en años anteriores, aunque de forma algo más moderada (9,5% frente al 12,2% en 2003).

Las desviaciones al alza en el cierre presupuestario han sido importantes. En general, los impuestos vinculados con la financiación autonómica han aumentado de forma significativa, contribuyendo a la suficiencia financiera.

Los pagos a cuenta, excluidas las liquidaciones efectuadas en 2004 del ejercicio 2002, de los principales impuestos siguen creciendo a tasas importantes. Así, el IRPF atribuido a las comunidades autónomas aumenta en 2004 un 9,5%, el IVA un 9,4%. En este caso se trata de entregas a cuenta iniciales que deberán ajustarse en función de la recaudación obtenida, inferior a la prevista en el primer caso y superior en el IVA.

La recaudación impositiva ha permitido mejorar, como en años anteriores, el presupuesto inicial para 2004 y el avance de cierre que incluía el proyecto de presupuestos para 2005. Así, respecto a las estimaciones de cierre realizadas en el septiembre

CUADRO 6.4: **Ingresos en términos de caja**

	2003	**2004**	**2004/2003**
	(Millones de euros)		**(Porcentaje)**
Impuestos directos	70.133	75.978	8,3
— IRPF	46.446	47.715	2,7
— I. Sociedades	21.913	26.019	18,7
— I. Renta No Residentes	948	1.395	47,2
— Cuota derechos pasivos	778	805	3,5
— Otros	48	44	–8,3
Impuestos indirectos	59.590	64.497	8,2
— IVA	40.569	44.492	9,7
IVA/importaciones	11.584	12.666	9,3
IVA/operaciones interiores	28.985	31.826	9,8
— I. Especiales	16.853	17.514	3,9
Alcohol y bebidas derivadas	814	842	3,4
Cerveza	229	234	2,2
Productos intermedios	18	18	0,0
Labores del tabaco	5.243	5.487	4,7
Hidrocarburos	979	10.123	3,4
Determinados medios transporte	—	1	—
Electricidad	759	809	6,6
— I. primas de seguro	1.126	1.233	9,5
— Tráfico exterior	1.018	1.229	20,7
— Otros	24	29	20,8
Total impuestos	129.723	140.475	8,3
Estado	95.596	100.018	4,6
Comunidades autónomas	34.127	39.179	14,8
IRPF	13.622	16.678	22,4
IVA	13.439	14.929	11,1
Especiales	7.066	7.572	7,2
Corporaciones Locales	—	1.278	—

Fuente: Ministerio de Economía y Hacienda y elaboración propia.

pasado, las desviaciones al alza se han centrado en el IVA, con unos derechos reconocidos superiores en 1.687 millones de euros y mayores en 2.663 millones a la previsión inicial. En el resto de impuestos significativos el cierre del ejercicio fiscal ha sido también mejor al estimado en otoño, con la excepción de los impuestos especiales. No obstante, las desviaciones a la baja respecto al presupuesto inicial han sido muy importantes también en el IRPF si consideramos los derechos reconocidos, con 1.371 millones menos, mientras en el impuesto sobre sociedades la desviación al alza ha sido de 1.418 millones y de 286 en no residentes. Por el contrario, la recaudación global de los impuestos especiales ha sido de 197 millones menor respecto a la inicialmente previs-

CUADRO 6.5: **Evolución de ingresos del Estado**

	2004		
	Derechos reconocidos (millones de euros)	**Desviación**	**Porcentaje desviación**
Impuestos directos	60.118	2.031	3,5
— IRPF	30.603	–1.371	–4,3
— I. Sociedades	27.245	3.136	13,0
— I. Renta No Residentes	1.410	286	25,4
— Otros	860	-20	–2,3
Impuestos indirectos	42.456	2.620	6,6
— IVA	30.153	2.663	9,7
IVA/importaciones	12.671	656	5,5
IVA/operaciones interiores	17.482	2.007	13,0
— I. Especiales	9.799	–197	–2,0
Alcohol y bebidas derivadas	480	–13	–2,6
Cerveza	136	5	3,8
Productos intermedios	11	–1	–8,3
Labores del tabaco	3.199	–185	–5,5
Hidrocarburos	5.968	–23	–0,4
Otros	5	20	–133,3
— I. primas de seguro	1.232	–40	–3,1
— Otros	1.272	194	18,0
Total impuestos	102.574	4.651	4,7

Fuente: Ministerio de Economía y Hacienda y elaboración propia.

CUADRO 6.6: **Entregas a cuenta**

	Porcentaje 2004/2003				2004 Porcentaje/Total		
	IRPF	IVA	Especiales	Total	IRPF	IVA	Especiales
Cataluña	8,9	8,4	6,2	8,2	44,17	37,25	18,58
Galicia	12,8	8,4	2,3	8,4	34,35	43,66	21,99
Andalucía	11,0	7,9	5,9	8,4	30,60	45,96	23,44
Asturias	8,9	5,9	3,8	6,6	38,17	43,14	18,69
Cantabria	8,6	15,5	5,4	10,6	36,22	41,89	21,89
La Rioja	8,1	9,8	–1,8	6,5	39,18	39,51	21,31
Murcia	13,2	9,6	7,2	10,0	30,27	42,47	27,26
C. Valenciana	11,3	8,7	7,1	9,2	35,50	41,78	22,72
Aragón	7,7	8,1	6,5	7,6	38,77	39,16	22,07
Castilla-La Mancha	10,5	10,9	5,0	8,9	28,87	39,88	31,25
Canarias	10,2	0,0	–0,8	9,2	91,46	0,00	8,54
Extremadura	10,3	8,2	4,7	7,8	27,96	46,19	25,85
Illes Balears	10,5	1,6	3,0	4,1	26,47	55,16	18,37
Madrid	7,9	15,4	4,7	9,9	51,35	34,89	13,76
Castilla y León	9,4	11,3	3,5	8,7	34,41	41,10	24,49
Total	9,5	9,4	5,2	8,6	39,78	40,00	20,22

Fuente: Ministerio de Economía y Hacienda y elaboración propia.

ta, debido fundamentalmente al mal comportamiento de la imposición sobre las labores del tabaco.

Estos datos recientes sobre el cierre presupuestario del conjunto de las Administraciones Públicas son, en general, consecuentes con las perspectivas presupuestarias previstas en la actualización del Programa de Estabilidad del Reino de España 2004-2008, aprobado en marzo por el Ecofin e, incluso, más positivas en el ejercicio 2004. Con un escenario central de crecimiento modificado a la baja respecto al presentado el año anterior en 2004, mantiene para 2005 una hipótesis de crecimiento económico más elevada en relación con las previsiones de las autoridades comunitarias y la tasa estimada de crecimiento potencial (6,7% en términos nominales y 3% en términos reales). Así, se espera un aumento del 7% en los ingresos tributarios, con una mayor subida de la recaudación prevista de los impuestos directos, especialmente de los que recaen sobre las empresas y, sobre todo, de los impuestos indirectos al verse afec-

CUADRO 6.7: **Evolución por impuestos** (porcentaje)

	Total	**Estado 2004/2003**	**Comunidades autónomas**
IRPF	2,7	–7,4	9,5
IVA	9,7	7,3	9,4
Alcohol y bebidas derivadas	3,4	3,2	–5,9
Cerveza	2,2	–3,6	1,2
Productos intermedios	0,0	–11,0	18,4
Labores del tabaco	4,7	0,6	7,8
Hidrocarburos	3,4	0,0	3,7
Electricidad	6,6	–124,1	11,9
Medios de transporte	13,4	–300,4	13,3
I. especiales	4,6	–0,4	6,5
Minorista hidrocarburos	—	—	10,4
Sociedades	18,7	18,7	—
Total	8,0	4,0	8,8
Total sin Sociedades	5,7	–0,7	8,8
PIB	7,2	—	—

Fuente: Ministerio de Economía y Hacienda y elaboración propia.

tada positivamente la recaudación del IVA por la evolución del consumo interno y de la venta de inmuebles. Las estimaciones sobre la evolución de las cotizaciones sociales apuntan a un mantenimiento de su peso en el PIB, tal como se espera en los impuestos que recaen sobre las familias. A medio plazo, la mejora de los recursos tributarios se confía al mayor crecimiento de los impuestos indirectos y a las cotizaciones sociales que ganarían peso al PIB, contribuyendo a elevar ligeramente la presión fiscal del conjunto de las Administraciones Públicas en los próximos años.

El crecimiento de los ingresos tributarios en proporción al PIB a partir de 2004 vendrá acompañado por un incremento inicial del resto de ingresos en los primeros años para moderarse posteriomente, incrementando así ligeramente los recursos de las Administraciones Públicas frente a un mantenimiento más estable previsto en la actualización anterior. Los empleos mantienen una evolución estable a lo largo del periodo, frente una disminución prevista en el programa aprobado a principios de 2004. Así, en el actual, el descenso continuado de los intereses y del gasto corriente se ve compensado por la evolución prevista en los gastos de capital, con un crecimiento interanual claramente superior al del crecimiento nominal de la economía.

Este escenario contemplado prevé mantener la estabilidad presupuestaria y generar, a partir de 2005, una situación de superávit presupuestario, mientras en 2004 se planteaba un mayor déficit que finalmente no ha llegado a los niveles previstos inicialmente. En este sentido, el saldo positivo previsto desde 2005 se corresponde con el descenso de los intereses esperado, que afectará al saldo conjunto del Estado y sus organismos, asignando un ligero desequilibrio a las Administraciones territoriales que no se corresponde con los últimos datos conocidos relativos a las comunidades autónomas antes señalado, y el mantenimiento del superávit de la Seguridad Social. Con este escenario, el ahorro público se incrementará fuertemente desde 2004, esperándose un descenso continuado del peso de la deuda pública en relación con el PIB, en línea con lo que está ocurriendo en los últimos años, hasta situar el *saldo vivo* en el entorno del 40% del PIB en 2008.

Para las autoridades comunitarias los objetivos presupuestarios presentados en el programa son consistentes con una posición cercana al equilibrio o de superávit en cada año de proyección y son valorados positivamente. Los riesgos pueden considerarse equilibrados y se señala que los objetivos, especialmente el del presupuesto equilibrado para 2005, son prudentes y pueden ser sobrepasados, ofreciendo márgenes de maniobra contra una evolución de la economía menos positiva que la prevista. Por lo tanto, la situación presupuestaria puede ser considerada suficiente para asegurar el mantenimiento del objetivo de saldos cercanos al equilibrio del Pacto de Estabilidad y Crecimiento o en superávit de las finanzas públicas a lo largo de la duración del programa. Como en años anteriores, se pone énfasis en los riesgos de sostenibilidad a largo plazo de unas finanzas públicas saneadas en un contexto de fuerte envejecimiento, con las consecuentes tensiones de este hecho sobre determinadas políticas de gasto. En esta línea se vuelve a apuntar el incremento de los gastos en pensiones proyectados en el muy largo plazo y la conveniencia de desarrollar cuanto antes las medidas que prevengan la aparición de tendencias insostenibles, en particular, aquéllas relacionadas con las reformas del sistema de pensiones en línea con las recomendaciones adoptadas en 2004 por la Comisión Permanente del Pacto de Toledo.

CUADRO 6.8: **Programa de Estabilidad**

	2005	2006	2007	2008
PIB apc (Porcentaje interanual)	6,7	6,6	6,3	5,9
Recursos (Porcentaje PIB)	39,9	40,0	40,1	40,2
Recursos (Porcentaje interanual)	6,9	6,8	6,6	6,2
Tributos (Porcentaje PIB)	36,4	36,4	36,5	36,6
Tributos (Porcentaje interanual)	7,0	6,7	6,5	6,1
S/Familias (Porcentaje PIB)	7,1	7,1	7,1	7,1
S/Empresas (Porcentaje PIB)	3,5	3,5	3,5	3,5
Indirectos (Porcentaje PIB)	12,1	12,1	12,2	12,2
Cot. sociales (Porcentaje PIB)	13,7	13,7	13,8	13,8
Empleos (Porcentaje PIB)	39,8	39,8	39,8	39,8
Empleos (Porcentaje interanual)	4,5	6,5	6,3	6,0
Superávit público (Porcentaje PIB)	0,1	0,2	0,4	0,4
Estado y organismos (Porcentajes)	–0,5	–0,4	–0,3	–0,3
Seguridad Social (Porcentajes)	0,7	0,7	0,7	0,7
Admones. Territoriales (Porcentajes)	–0,1	–0,1	0,0	0,0
Comunidades autónomas (Porcentajes)	–0,1	–0,1	0,0	0,0
Corporaciones Locales (Porcentajes)	0,0	0,0	0,0	0,0

Fuente: Ministerio de Economía y Hacienda y elaboración propia.

6.3. Análisis de los resultados del nuevo sistema de financiación autonómica

La liquidación definitiva de los dos primeros ejercicios del actual sistema de financiación autonómica permiten contrastar los efectos financieros derivados de su funcionamiento efectivo en las distintas comunidades autónomas.

En términos de suficiencia dinámica, los más de 67.529 millones de euros canalizados a través del modelo de financiación representan un incremento respecto al año base (1999) del

22,99% en 2002, aumento superior al de los ingresos del Estado asociados al nuevo índice de referencia (ITEn) que ha sido del 21,29%, aunque inferior al crecimiento del PIB, en este periodo (23,13%), garantía mínima en el sistema anterior. Si se hubiese aplicado la garantía de evolución mínima al PIB el coste del sistema se hubiese incrementado en cerca de 326,4 millones de euros adicionales. Sin las garantías transitorias asociadas a la financiación sanitaria, el aumento conjunto hubiese sido del 22,61%.

Los resultados por comunidades autónomas muestran en 2002 diferencias sustantivas, resultando más favorecida la Comunidad de Madrid, seguida de Murcia, Cantabria y Canarias. Por el contrario, Illes Balears presenta los peores resultados, con La Rioja, Castilla y León, Extremadura y Galicia. Esta situación más desfavorable se ha paliado, en parte, por el sistema de garantías asociado a la financiación sanitaria.

Las comunidades autónomas que contaban con una peor financiación per cápita, salvo Andalucía, han aumentado en menor medida sus recursos por habitante en 2002, incrementando con ello las diferencias en recursos relativos. Así, Illes Balears, Murcia y la Comunidad Valenciana cuentan con peor situación en términos relativos, mientras que Cantabria, Extremadura y Castilla y León mejoran su posición. En conjunto, el coeficiente de variación en recursos por habitante aumenta respecto al existente en el año base.

Analizados los resultados del sistema en 2002 en términos dinámicos y sus consecuencias en términos de equidad interterritorial cabe preguntarse sobre las causas que los han originado y su carácter coyuntural o permanente para poder interpretar los mismos en términos prospectivos. El sistema de entregas a cuenta establecido en el modelo de financiación, con una aportación equivalente al 98% de las entregas finales inicialmente estimadas, apostaba por un fuerte aumento de los recursos vinculados al IVA y al impuesto sobre labores del tabaco y un comportamiento más moderado en el resto de impuestos asociados al nuevo modelo.

Las previsiones iniciales se han visto alteradas por el mejor comportamiento del IRPF y un crecimiento más moderado del IVA y de los impuestos especiales. Con todo, el crecimiento del ITEn acumulado ha sido por primera vez en muchos años inferior al PIB. No obstante, el crecimiento del IRPF cedido y las modificaciones en los índices de consumo provisionalmente utilizados en la asignación regional de los impuestos indirectos ha provocado cambios importantes en la liquidación definitiva que han afectado de forma especial a algunas comunidades autónomas y que explican los resultados finalmente obtenidos por éstas. Así, por ejemplo, en el caso de la Comunidad de Madrid, la región donde el sistema ha tenido un mejor comportamiento, las desviaciones al alza en su ITE regional respecto al nacional se han localizado en los principales impuestos indirectos debido a las modificaciones en las cuotas de distribución utilizadas, ofreciendo un sesgo coyuntural a los resultados favorables de 2002, ya que no es previsible cambios tan importantes en las cuotas de consumo en los próximos años cuando se siga la misma metodología que la empleada para el cierre definitivo del ejercicio 2002.

Respecto a las entregas a cuenta elevadas al 100%, se ha producido un alza general muy importante en los resultados del IRPF (14,17%) y en los impuestos especiales sobre alcohol (6,32%), cerveza (5.23%) y, en menor medida, en el impuesto sobre la electricidad (2,76%). En el resto de impuestos las desviaciones han sido a la baja, como también ha ocurrido con el ITE nacional que marca los recursos del Fondo de Suficiencia.

Esta evolución más o menos ajustada respecto a los impuestos inicialmente previstos ha tenido, sin embargo, repercusiones muy diferentes por comunidades autónomas. En el caso del IRPF, aunque la desviación al alza ha sido generalizada ha resultado muy diferente. Mientras en Castilla-La Mancha, Murcia y Andalucía ha superado el 22%, en otras regiones como La Rioja se ha limitado al 7,4%. En Madrid, por ejemplo, su crecimiento ha sido inferior a la media y, por tanto, su mejora en la financiación general hay que atribuirla a otros factores, algunos ya señalados, como los cambios en las cuotas de consumo en el IVA y en los impuestos especiales, la propia composición de sus ingresos o el efecto favorable de tener un Fondo de Suficiencia negativo actualizado con un índice (el ITEn) inferior al que marca los ingresos regionales (ITEr).

En las tres principales fuentes de financiación impositiva se han producido cambios importantes en la distribución regional entre las entregas a cuenta y la liquidación definitiva del primer año. En el caso del IRPF, estos cambios obedecen a una situación real en la recaudación asignada. En el IVA y los impuestos especiales se debe a los cambios metodológicos introducidos en la determinación de las cuotas de consumo. Así se desprende del análisis de las cuotas asignadas a las dos comunidades autónomas con un comportamiento más dispar, como es el caso de Madrid y Illes Balears, cuyos resultados se pueden explicar fundamentalmente por los cambios en sus cuotas de consumo correspondientes al reparto del IVA, aumentando la primera en más del 1% su cuota y disminuyendo la de la otra significativamente.

Si contemplamos el sistema de financiación en su conjunto, incorporando también los impuestos cedidos en su totalidad (electricidad, determinados medios de transporte y minorista sobre hidrocarburos), la recaudación normativa de los antiguos tributos cedidos y de las tasas y el Fondo de Suficiencia, la evolución del modelo respecto del año base ha reforzado la corresponsabilidad fiscal en 2002. Así, en 1999 la financiación impositiva real aportaba el 53,32% de los recursos y se ha incrementado ligeramente en 2002 hasta el 53,82%. La recaudación normativa de los tributos cedidos (12,58%) y el Fondo de Suficiencia (33,59%), por el contrario, han disminuido su peso total, excluidas las garantías asociadas a la sanidad.

Aún así, las diferencias por comunidades autónomas siguen siendo importantes. En las regiones con menor corresponsabilidad fiscal, Canarias, Castilla-La Mancha y Andalucía, aumentan el peso de los impuestos reales en sus recursos, mientras Extremadura y Galicia lo disminuyen. En las regiones con mayor grado de corresponsabilidad fiscal Madrid y Cataluña lo refuerzan, mientras Illes Balears lo disminuye.

La evolución general de los recursos impositivos del nuevo sistema en 2002 respecto al año base ha sido superior con carácter general al ITEn, aunque con grandes diferencias regionales, situando a algunas comunidades autónomas como Illes Balears, La Rioja, Castilla y León, Extremadura, Galicia, Asturias, Aragón y Cataluña por debajo de la media.

Como se ha señalado, una parte importante de este comportamiento en la evolución de las fuentes tributarias se debe a los cambios metodológicos introducidos en la estimación de las cuotas de consumo definitivas usadas en el reparto regional del IVA y de los impuestos especiales. Es de esperar que, una vez fijada una metodología definitiva para su cálculo, la estabilidad de las cuotas regionales sea una característica importante en su desarrollo temporal. Otra causa es la evolución de los tres impuestos cedidos en su totalidad, que representan conjuntamente el 3,9% de la financiación del modelo en 2002 y que en algunas regiones como Madrid alcanza el 5,9% de sus recursos totales. No obstante, el IRPF sigue constituyendo por su peso (21,5% de los recursos totales) y variabilidad territorial (del 8,9% en Extremadura al 41% en Madrid) el principal factor de riesgo en la evolución dinámica del modelo.

La cesión del IRPF a las comunidades autónomas se configura fundamentalmente a partir de la cuota líquida, que aporta el 94,2% del total en 2002, las retenciones de los no obligados a declarar y de un término que recoge otros ingresos derivados de la actividad gestora y de la lucha contra el fraude fiscal. Su evolución regional en términos de entregas a cuenta respecto al año base mostraba ya grandes diferencias regionales, con un mayor crecimiento en Illes Balears (27,69%) o Madrid (25,22%) frente al de Castilla-La Mancha (1,47%), Extremadura (2,67%) o Castilla y León (5,23%). El resultado *real* (sobre el 100% de las entregas a cuenta estimadas de 1999) ha resultado más homogéneo territorialmente, aunque persisten diferencias regionales importantes, triplicando el rendimiento Illes Balears respecto a Castilla y León. Por otro lado, el uso de capacidad normativa ha tenido unos efectos recaudatorios limitados, con la excepción de Extremadura (3,29% de su asignación).

Una característica del actual modelo de financiación es la ausencia general de garantías, con una excepción temporal en la financiación de la sanidad, vinculada a la evolución del PIB durante los tres primeros años del sistema. La menor evolución en los recursos regionales respecto al PIB en once comunidades autónomas ha provocado la generalidad de la garantía con un coste global de casi 209 millones de euros.

Los cambios generados en la metodología empleada en la estimación de las cuotas regionales de consumo restan trascendencia en términos prospectivos a los resultados financieros obte-

CUADRO 6.9: **Índices 1999-2002**

	Total	IRPF	IVA	Impuestos especiales	Medios de transporte	Minorista hidrocarb.
Cataluña	1,2262	1,3381	1,1890	1,1244	0,9319	1,1813
Galicia	1,2187	1,3530	1,1839	1,1033	0,8952	1,1342
Andalucía	1,2287	1,4514	1,1857	1,1550	1,0379	1,2183
Asturias	1,2206	1,3485	1,1554	1,1084	1,0124	1,2294
Cantabria	1,2320	1,3679	1,2715	1,1052	0,9492	1,2302
La Rioja	1,2168	1,2825	1,2153	1,0961	0,8274	1,1214
Murcia	1,2396	1,4771	1,2050	1,1894	1,0144	1,2751
C. Valenciana	1,2308	1,4032	1,1895	1,1613	0,9936	1,2306
Aragón	1,2237	1,3561	1,1788	1,1236	0,9172	1,2248
Castilla-La Mancha	1,2273	1,4821	1,2219	1,1117	0,9696	1,2045
Canarias	1,2317	1,3510	—	1,1006	—	—
Extremadura	1,2202	1,4483	1,1821	1,0896	0,9118	1,1839
Illes Balears	1,2061	1,3811	1,1042	1,2064	0,9655	1,1273
Madrid	1,2672	1,3208	1,2779	1,1515	1,2394	1,3301
Castilla y León	1,2165	1,3229	1,2184	1,0628	0,9071	1,1634
Total	1,2308	1,3627	1,2010	1,1333	1,0281	1,2126
F. Suficiencia	1,2129	—	—	—	—	—
PIB	1,2313	—	—	—	—	—

Fuente: Ministerio de Economía y Hacienda y elaboración propia.

nidos por cada región en 2002. La composición de sus fuentes financieras y la evolución regional del IRPF y, en mucha menor medida, de los impuestos cedidos sin cálculos indirectos de consumo, como el impuesto sobre determinados medios de transporte, marcarán las diferencias regionales. Un elemento ajeno al sistema, pero de indudable relevancia en la financiación real de las comunidades autónomas es el relacionado con la recaudación real de los tributos cedidos y su evolución, claramente superior en los últimos años a la recaudación normativa incorporada en el sistema y que constituye el auténtico margen de ganancia del sistema para las comunidades autónomas.

Como en 2002, en el año 2003 ha sido necesario que entre en funcionamiento el sistema transitorio de garantía sanitaria,

CUADRO 6.10: **Resultados en 2002 per cápita**

	1999				2002			
	euros/h		Índice		euros/h		Índice	
	Total	IRPF	Total	IRPF	Total	IRPF	Total	IRPF
Cataluña	1.480	402	101	141	1.732	513	100	138
Galicia	1.566	204	107	71	1.903	275	110	74
Andalucía	1.441	165	98	58	1.730	234	100	63
Asturias	1.516	267	103	94	1.869	363	108	97
Cantabria	1.712	272	117	95	2.055	362	119	97
La Rioja	1.738	311	118	109	1.991	376	115	101
Murcia	1.353	180	92	63	1.546	244	89	66
C. Valenciana	1.355	248	92	87	1.567	327	90	88
Aragón	1.595	306	109	107	1.903	405	110	109
Castilla-La Mancha	1.540	157	105	55	1.830	225	106	60
Canarias	1.551	231	106	81	1.733	283	100	76
Extremadura	1.668	129	114	45	2.036	187	118	50
Illes Balears	1.359	320	93	112	1.469	396	85	106
Madrid	1.331	524	91	184	1.570	645	91	173
Castilla y León	1.594	229	109	80	1.945	304	112	82
Total	1.467	285	100	100	1.732	373	100	100

Fuente: Ministerio de Economía y Hacienda y elaboración propia.

lo que significa que, en conjunto, los recursos proporcionados por el sistema han crecido menos que el PIB en términos acumulados desde 1999. Así, en 2003 los recursos (sin capacidad normativa) han crecido respecto a 1999 un 31,42% mientras el PIB lo ha hecho en un 31,84%. Si se incluye la garantía sanitaria el aumento global es del 31,83%. El aumento de los recursos tributarios del Estado contemplados en el sistema es del 29,51% en ese mismo periodo. En el año 2002 se produjo una circunstancia parecida, con un incremento de la financiación total del 22,70%, inferior al crecimiento del PIB que fue de un 23,13%.

En consecuencia, el sistema por sí mismo genera unos recursos globales, al margen de la capacidad normativa ejercida por

CUADRO 6.11: **Tributos cedidos**

	Porcentaje normativo/real		Índice 1999-2002		1999	2002	2002
	1999	2002	Real	Normativo	Diferencia	Diferencia	Máxima
Cataluña	81	71	1,3913	1,2129	350	752	854
Galicia	97	90	1,3000	1,2129	12	47	98
Andalucía	87	75	1,4075	1,2129	141	384	527
Asturias	99	98	1,2198	1,2129	2	4	31
Cantabria	61	63	1,1765	1,2129	53	59	67
La Rioja	68	61	1,3380	1,2129	23	37	40
Murcia	68	59	1,4158	1,2129	60	111	123
C. Valenciana	89	71	1,5298	1,2129	101	420	470
Aragón	89	79	1,3617	1,2129	31	80	100
Castilla-La Mancha	95	85	1,3663	1,2129	10	43	110
Canarias	93	91	1,2308	1,2129	23	34	61
Extremadura	93	96	1,1776	1,2129	8	5	19
Illes Balears	53	52	1,2440	1,2129	137	175	189
Madrid	85	69	1,4958	1,2129	263	828	927
Castilla y León	88	81	1,3248	1,2129	51	110	169
Total	85	73	1,4016	1,2129	1.264	3.089	3.788

Fuente: Ministerio de Economía y Hacienda y elaboración propia.

cada comunidad autónoma, inferiores al crecimiento de la economía, crecimiento que se mantiene incluso contemplando la garantía sanitaria.

CUADRO 6.12: **Índices de evolución**

	2003	2002	1999	2003/2002
PIB	1,3184	1,2313	1,0000	7,1%
ITE	1,2951	1,2129	1,0000	6,8%
Financiación total	1,3183	1,2308	1,0000	7,1%
Sin garantía sanitaria	1,3142	1,2270	1,0000	7,1%

Fuente: Ministerio de Economía y Hacienda y elaboración propia.

En términos interanuales, los resultados muestran diferencias, regionales poco importantes si descontamos el proceso de nuevas transferencias que se han producido en el año. Para un crecimiento medio del 7,1% en términos homogéneos, descontados los efectos financieros de las nuevas transferencias, La Rioja y la Comunidad Valenciana, con un aumento del 7,6%, experimentan las mayores ganancias, mientras Asturias aumenta sus recursos en un 6,6%.

Resulta al menos curioso cómo regiones con una ganancia homogénea mayor a la media, como La Rioja, Castilla-La Mancha e Illes Balears, reciben garantía sanitaria, al igual que Cataluña y Aragón, que se sitúan en la media; mientras Madrid, con un aumento menor a la media, carece de la misma, al aplicarse sobre índices acumulados.

Los recursos tributarios totales aumentan en mayor medida entre 2002 y 2003, con un incremento del 7,4% y una mayor varia-

CUADRO 6.13: **Evolución 2003/2002 (I)** (porcentaje)

	A cuenta	Total	Con garantías	Homogéneo
Cataluña	5,3	7,2	7,2	7,1
Galicia	4,7	6,6	6,9	6,7
Andalucía	4,8	7,6	7,4	7,4
Asturias	5,1	6,3	6,6	6,6
Cantabria	4,7	7,5	7,5	7,2
La Rioja	12,3	15,3	14,8	7,6
Murcia	5,9	8,1	8,1	7,5
C. Valenciana	5,4	7,9	7,9	7,6
Aragón	6,4	8,4	8,4	7,1
Castilla-La Mancha	5,2	7,8	7,6	7,3
Canarias	4,3	6,6	6,8	6,8
Extremadura	4,1	6,8	6,9	6,9
Illes Balears	8,1	7,8	7,6	7,3
Madrid	8,9	7,8	7,8	6,7
Castilla y León	4,5	7,3	7,5	6,9
Total	5,5	7,5	7,5	7,1

Fuente: Ministerio de Economía y Hacienda y elaboración propia.

bilidad, oscilando entre el 9,7% de La Rioja y el 5,8% de Galicia, Asturias y Canarias. Estas diferencias, al aplicarse el ITE a los tributos tradicionales cedidos, se producen en el resto de impuestos cedidos y participados en 2002.

El IRPF, excluida la escasa capacidad normativa aplicada por las comunidades autónomas, presenta grandes variaciones por regiones. Murcia aumenta sus recursos por este concepto en un 10,6% en 2003 mientras Galicia lo hace sólo en un 2,1% y Asturias en un 3,2%, para una media del 6,4%. Este impuesto representa el 21,6% de los recursos contemplados en el sistema. En la Comunidad de Madrid, con mayor relevancia en su financiación (40,5%), el aumento ha sido del 6,3%, porcentaje inferior a la media.

Los recursos por IVA, que aportan globalmente el 19,5% de la financiación del sistema, tienen un mejor comportamiento, con un crecimiento medio del 9,9% y mayores aumentos en La Rioja (12%) frente al crecimiento más moderado de Asturias y Extremadura (8,8%).

CUADRO 6.14: **Evolución 2003/2002 (II)** (porcentaje)

	R. tributarios	T. cedidos	IRPF sobre hidrocarburos	IVA
Cataluña	7,3	6,8	6,4	9,9
Galicia	5,8	6,8	2,1	9,8
Andalucía	8,7	6,8	8,1	10,2
Asturias	5,8	6,8	3,2	8,8
Cantabria	7,7	6,8	6,1	10,4
La Rioja	9,7	6,8	8,7	12,0
Murcia	8,3	6,8	10,6	8,9
C. Valenciana	8,2	6,8	7,9	10,1
Aragón	7,3	6,8	6,5	9,5
Castilla-La Mancha	8,6	6,8	8,7	10,4
Canarias	5,8	6,8	5,5	—
Extremadura	6,7	6,8	5,4	8,8
Illes Balears	7,6	6,8	4,5	9,3
Madrid	6,8	6,8	6,3	10,4
Castilla y León	6,6	6,8	5,1	9,4
Total	7,4	6,8	6,4	9,9

Fuente: Ministerio de Economía y Hacienda y elaboración propia.

CUADRO 6.15: **Evolución 2003/2002 (III)** (porcentaje)

	Especiales	Medios de Transporte	Minoristas sobre Hidrocarburos
Cataluña	4,4	8,5	6,1
Galicia	4,1	9,0	6,5
Andalucía	6,2	12,3	9,6
Asturias	5,5	0,8	3,8
Cantabria	5,8	6,6	5,5
La Rioja	5,0	11,0	31,9
Murcia	4,6	9,2	5,7
C. Valenciana	5,1	11,2	7,0
Aragón	5,7	4,2	6,5
Castilla-La Mancha	6,3	8,2	8,7
Canarias	9,2	—	—
Extremadura	4,4	11,6	6,3
Illes Balears	8,0	4,6	7,6
Madrid	0,4	9,8	-9,5
Castilla y León	5,0	5,7	4,1
Total	4,7	9,4	4,9

Fuente: Ministerio de Economía y Hacienda y elaboración propia.

Los impuestos especiales, incluido el impuesto sobre la electricidad, representan el 9,9% de la financiación incluida en el sistema en 2003, con un crecimiento medio del 4,7% respecto al año anterior, con un aumento máximo en Canarias del 9,2%, mientras en Madrid apenas aumenta un 0,4%.

El desglose de los impuestos especiales muestra unos datos ciertamente paradójicos en el caso del impuesto sobre el tabaco e hidrocarburos y, en menor medida, en el impuesto sobre electricidad. La evolución entre 2002 y 2003 en el impuesto sobre las labores del tabaco muestra un crecimiento medio del 6,6%, con una variación máxima entre el 12,2% en Illes Balears y sólo el 0,6% en Madrid. Igual ocurre con el impuesto sobre hidrocarburos, donde para un incremento medio del 3%, en Asturias el aumento es del 6,8%, mientras en Madrid, según las cifras oficiales, la recaudación disminuye un 1,1%. Igualmente en el impuesto sobre electricidad se producen grandes diferencias regionales, con

CUADRO 6.16: **Evolución 2003/2002 (IV)** (porcentaje)

	Alcohol	Productos intermedios	Cerveza	Tabaco	Hidrocarburos	Electricidad
Cataluña	0,5	8,2	10,0	9,1	1,6	7,7
Galicia	0,7	8,6	10,2	5,4	2,2	11,5
Andalucía	0,6	8,3	9,9	7,6	4,1	16,6
Asturias	0,2	7,7	9,9	5,6	6,8	3,2
Cantabria	0,4	8,1	10,0	5,5	5,9	8,0
La Rioja	0,9	8,8	10,2	4,1	5,4	6,4
Murcia	0,8	8,5	10,2	9,1	1,6	10,8
C. Valenciana	0,8	8,5	10,3	8,8	2,6	7,8
Aragón	0,3	8,1	9,9	5,8	4,7	12,5
Castilla-La Mancha	0,7	8,4	10,1	5,5	6,3	9,8
Canarias	1,0	8,6	10,5	—	—	14,3
Extremadura	0,5	8,3	9,9	3,3	4,2	12,8
Illes Balears	1,0	8,7	10,5	12,2	4,4	10,8
Madrid	0,6	8,4	10,0	0,6	-1,1	7,2
Castilla y León	0,4	8,1	9,9	3,2	5,6	6,0
Total	0,6	8,3	10,1	6,6	3,0	9,7

Fuente: Ministerio de Economía y Hacienda y elaboración propia.

aumentos del 16,6% en Andalucía frente a sólo un 3,2% en Asturias, para una media del 9,7%.

Más llamativas aún son las cifras relativas al impuesto minorista sobre hidrocarburos, que muestra un crecimiento interanual medio del 4,9% con unos datos para dos comunidades autónomas aparentemente inexplicables: el aumento del 31,9% en La Rioja y la caída del 9,5% en Madrid. De confirmarse esos datos, se produciría la paradoja de incorporar los impuestos indirectos en el sistema a través de cuotas de consumo regional para dar estabilidad a la recaudación y obtener la mayor variabilidad sin lógica económica alguna.

Las variaciones regionales en las principales figuras tributarias constituyen una de las características de un sistema de financiación de alta corresponsabilidad fiscal. Estas diferencias regionales deberían ser mayores cuando se analiza la recaudación real que cuando se utilizan cuotas de consumo regional, aunque, como se

CUADRO 6.17: **Producto interior bruto (2000-2004) por comunidades autónomas**

(porcentaje)

	2000	2001	2002	2003	2004	Media
Cataluña	7,14	6,45	6,14	6,67	7,41	6,76
Galicia	6,44	5,82	6,67	6,86	6,90	6,54
Andalucía	9,07	7,25	7,89	7,40	8,25	7,97
Asturias	8,15	6,15	5,55	5,18	6,99	6,41
Cantabria	8,96	7,95	6,51	6,47	7,86	7,55
La Rioja	8,76	6,45	5,51	7,20	6,52	6,89
Murcia	10,24	7,88	7,79	7,69	7,87	8,29
C. Valenciana	8,53	7,81	7,22	5,90	7,14	7,32
Aragón	7,46	6,01	7,47	6,28	7,07	6,86
Castilla-La Mancha	7,27	6,73	6,35	5,55	7,06	6,59
Canarias	7,02	8,46	8,30	7,76	5,50	7,41
Extremadura	8,41	5,22	8,59	7,43	7,57	7,44
Illes Balears	9,15	7,44	7,76	6,22	5,17	7,15
Madrid	8,49	8,34	6,42	6,59	7,04	7,38
Castilla y León	6,64	6,30	6,43	5,97	6,94	6,45
Total	7,98	7,16	6,88	6,64	7,21	7,17

Fuente: Ministerio de Economía y Hacienda y elaboración propia.

ha señalado, esto parece no haberse producido con algunos impuestos especiales.

El crecimiento económico presenta una menor dispersión regional que la evolución de los recursos tributarios. Galicia, Asturias, Canarias, Extremadura y Madrid son las regiones con un aumento de los recursos tributarios menores que su crecimiento económico, aunque en las dos primeras los recursos totales obtenidos evolucionan de forma similar al aumento de sus economías. La ausencia de datos económicos regionales revisados impide contrastar la hipótesis de un mayor crecimiento económico de las regiones con un mayor aumento de la población, como es el caso de Madrid. Con los últimos datos disponibles, la región se situaría en 2003 ligeramente por debajo de la media de crecimiento económico.

Los gráficos 6.1 a 6.8 muestran, en general, la escasa relación entre la evolución económica y algunos impuestos especiales.

La evolución del Fondo de Suficiencia viene marcada por el crecimiento del ITE nacional que, en 2003, volvió a crecer menos

GRÁFICO 6.1: **Porcentaje PIB, total sg, recursos tributarios**

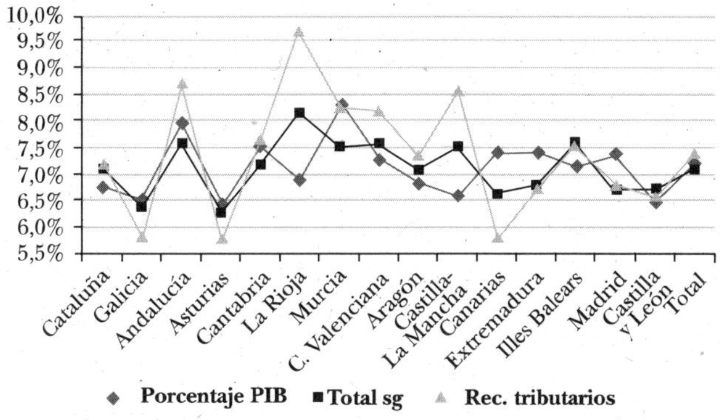

GRÁFICO 6.2: **Porcentaje PIB, IRPF, IVA**

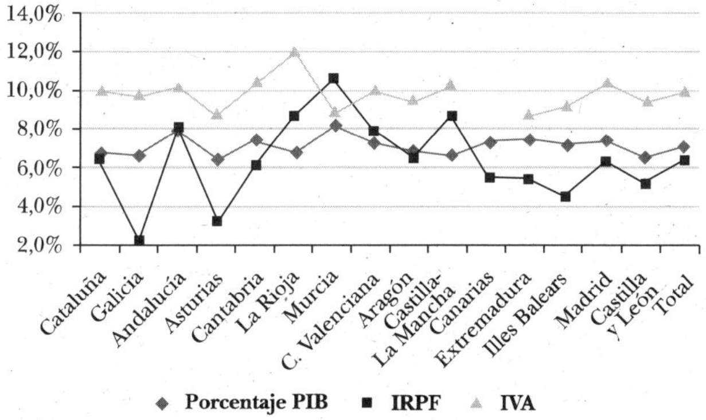

GRÁFICO 6.3: **Porcentaje PIB, tabaco, hidrocarburos**

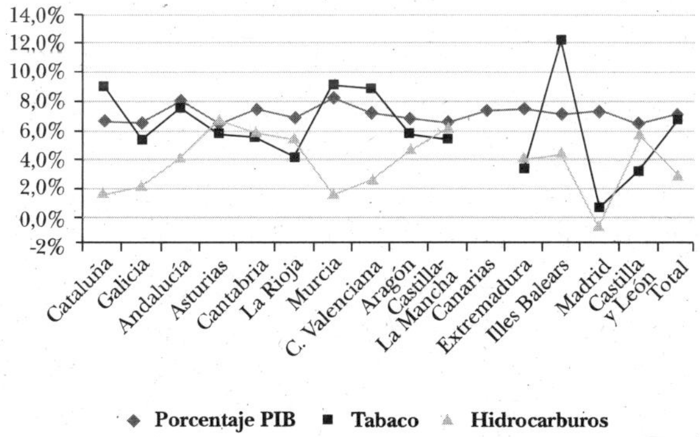

GRÁFICO 6.4: **Relación PIB/IRPF**

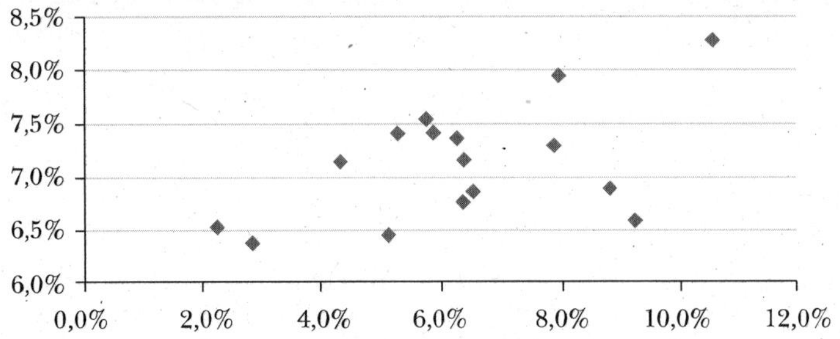

GRÁFICO 6.5 **Relación PIB/IVA**

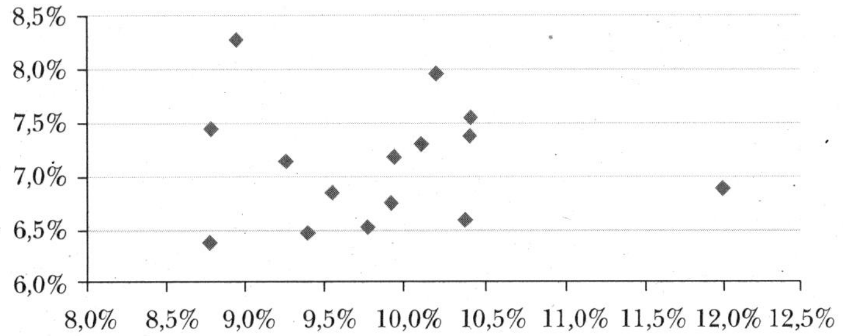

GRÁFICO 6.6 **Relación PIB/Tabaco**

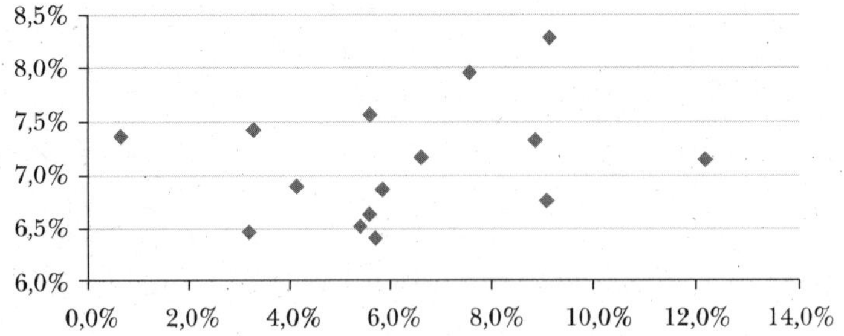

GRÁFICO 6.7 **Relación matriculaciones/minoristas hidrocarburos**

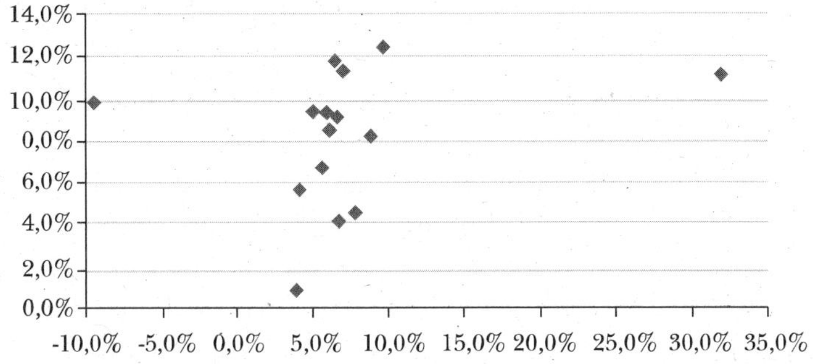

GRÁFICO 6.8 **Relación PIB/Hidrocarburos**

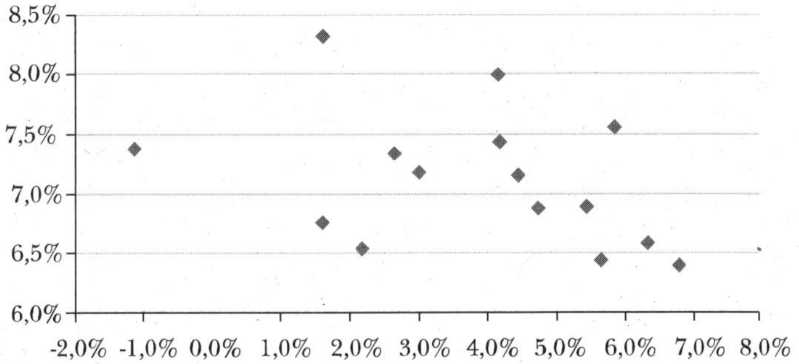

que el aumento del PIB nominal y que el del conjunto de la financiación regional. No obstante, ese crecimiento ha mejorado sustancialmente las cifras financieras de comunidades autónomas como Galicia, Asturias o Canarias que, de otra manera, habrían tenido un menor crecimiento en su financiación en un sistema de corresponsabilidad fiscal.

El cálculo de los ITE nacionales y regionales definitivos presenta algunas particularidades reseñables. En el ITE nacional a la recaudación real del ejercicio se le quitan las entregas a cuenta efectuadas en 2003, así como la liquidación definitiva del ejercicio 2001. Así, las diferencias entre el ITE provisional y definitivo obedecen a las variaciones que se hayan producido en la recaudación real del ejercicio en comparación con las estimadas para ese año. En el caso de Illes Balears y Madrid, los ITE regionales definitivos se realizan, sin embargo, teniendo únicamente como referencia las entregas a cuenta y no las liquidaciones finales efectuadas. Así, las liquidaciones definitivas del ITE se calculan con cantidades a cuenta que pueden no reflejar la evolución real del sistema si, como se ha señalado anteriormente, el sistema de entregas a cuenta sufre grandes variaciones regionales respecto a las liquidaciones definitivas.

Aunque no se corresponde con el modelo de financiación en términos estrictos, el sistema de financiación incorpora un margen financiero derivado de la diferencia entre la evolución real de los tributos cedidos y la evolución normativa marcada por el comportamiento del ITE nacional. Si la primera es superior a la evolución normativa se generan unos recursos mayores para las comunidades autónomas ocasionados por distintas circunstancias: la elección de índices de referencia inadecuados, la evolución regional diferente de las bases tributarias, el uso

CUADRO 6.18: **Evolución de los tributos cedidos, excluidas tasas**

Miles de euros	TCR 2002/1999	TCR 2003/1999	2003/2002 (Porcentaje)	TCR-N 2002	TCR-N 2003
Cataluña	1,3914	1,6888	21,4	844.615	1.275.417
Galicia	1,2995	1,5250	17,4	47.634	101.767
Andalucía	1,4081	1,9658	39,6	384.579	918.108
Asturias	1,2232	1,5528	26,9	4.140	49.244
Cantabria	1,2862	1,6408	27,6	58.567	95.731
La Rioja	1,3348	1,3838	3,7	36.345	35.864
Murcia	1,4159	1,8767	32,5	111.065	187.802
C. Valenciana	1,5304	1,8542	21,2	420.310	655.676
Aragón	1,3651	1,6225	18,9	80.160	132.012
Castilla-La Mancha	1,3656	1,5218	11,4	42.914	58.709
Canarias	1,2365	1,3939	12,7	33.810	58.976
Extremadura	1,1798	1,7500	48,3	5.288	57.923
Illes Balears	1,2469	1,4438	15,8	175.385	219.919
Madrid	1,4686	1,7765	21,0	827.091	1.264.923
Castilla y León	1,3241	1,4069	6,3	109.640	114.112
Total	1,3986	1,7146	22,6	3.181.541	5.226.184
Normativo	1,2129	1,2951	6,8	—	—

Fuente: Ministerio de Economía y Hacienda y elaboración propia, de capacidad normativa o las mejoras en la gestión tributaria regional.

Sin entrar en el análisis de las causas, en 2003 la diferencia entre tributos cedidos reales y normativos se ha ampliado a 5.226 millones de euros. Sólo en La Rioja y Castilla y León, el aumento de los tributos ha sido inferior al índice normativo, mientras que en 2002 eso ocurrió sólo en Extremadura.

Los resultados en términos per cápita han vuelto a variar en 2003 respecto a la restricción inicial, siguiendo la misma tendencia que en 2002 pero más acentuada. Así, aquellas comunidades autónomas que contaban con más financiación por habitante aumentan aún más ese diferencial, a excepción de Canarias, que empeora su situación progresivamente. Las comunidades con menor financiación por habitante empeoran su situación y las que estaban inicialmente próximas a la media, como Cataluña o Andalucía, siguen trayectorias diferentes, mejorando la situación de Andalucía y empeorando la de Cataluña.

CUADRO 6.19: **Índice de financiación por habitante**

	1999	2002	2003
Cataluña	100,9	100,0	98,9
Galicia	106,7	109,9	111,1
Andalucía	98,3	99,9	100,3
Asturias	103,4	107,9	109,3
Cantabria	116,7	118,7	119,6
La Rioja	118,5	115,0	123,0
Murcia	92,2	89,3	88,7
C. Valenciana	92,4	90,5	89,8
Aragón	108,8	109,9	112,1
Castilla-La Mancha	105,0	105,7	106,1
Canarias	105,7	100,1	98,9
Extremadura	113,7	117,6	119,4
Illes Balears	92,6	84,8	84,0
Madrid	90,7	90,6	89,8
Castilla y León	108,7	112,3	114,4
Total	100,0	100,0	100,0

Fuente: Ministerio de Economía y Hacienda y elaboración propia.

CUADRO 6.20: **Cuentas de las comunidades autónomas 2002**

	Ingreso/h	Índice	Gasto/h	Índice	Ahorro/h	Índice	Porcentaje A/g.cap	Cap/bec Fin/h	Porcentaje Cap/bec/gasto
Andalucía	1.932	94	1.988	95	131	69	38,0	–57	–2,8
Aragón	2.014	98	2.107	100	182	96	38,3	–93	–4,4
Asturias	2.122	104	2.154	103	265	140	38,2	–32	–1,5
Balears (Illes)	1.605	78	1.798	86	133	70	33,9	–193	–10,7
Canarias	2.406	118	2.413	115	234	123	57,7	–7	–0,3
Cantabria	2.115	103	2.132	101	323	170	50,4	–17	–0,8
Castilla-La Mancha	1.845	90	1.979	94	170	90	30,4	–134	–6,7
Castilla y León	2.005	98	1.994	95	298	157	50,1	12	0,6
Cataluña	1.977	97	2.049	98	114	60	39,6	–71	–3,5
Extremadura	2.514	123	2.340	111	415	219	69,4	174	7,4
Galicia	2.278	111	2.257	107	200	106	42,7	20	0,9
Madrid	1.777	87	1.790	85	179	94	62,4	–13	–0,7
Murcia	1.898	93	1.943	92	165	87	46,0	–45	–2,3
Navarra	4.568	223	4.449	212	839	443	91,6	119	2,7
Rioja (La)	2.319	113	2.337	111	387	204	59,9	–18	–0,8
C. Valenciana	1.810	88	2.063	98	31	16	7,6	–253	–12,3
País Vasco	2.747	134	2.701	129	475	250	96,9	46	1,7
Total	2.046	100	2.101	100	190	100	46,1	–54	–2,6

Fuente: Ministerio de Economía y Hacienda y elaboración propia.

6.4. Estimación de los recursos para el periodo 2004-2008

Las perspectivas fiscales aquí contempladas se basan, en su escenario central, en una convergencia tendencial de las principales figuras tributarias con el crecimiento de la economía, aunque se mantienen elasticidades-renta positivas en el IRPF y en el IVA.

De acuerdo con este escenario y la liquidación impositiva final de 2004, se estima una evolución de los tres principales componentes del actual sistema de financiación (IRPF, IVA e impuestos especiales) marcada por los resultados recientes en estos impuestos, con un mayor aumento de los dos primeros en relación con el PIB y un menor crecimiento de los últimos. Con las estimaciones realizadas para los ejercicios 2005-2008, superiores en el primero de estos ejercicios a las previsiones incluidas en los Presupuestos Generales del Estado por la buena marcha de la recaudación tributaria, se establece un marco de referencia nacional que se aplica a las comunidades autónomas de régimen común en función de sus cuotas relativas en el IRPF y en el consumo regional para cada uno de los impuestos indirectos. Estas ponderaciones regionales se ajustan a partir de 2003 a partir de unos índices que reflejan la evolución diferenciada de las economías regionales respecto a la media nacional.[1]

La valoración del actual modelo de financiación en términos de suficiencia financiera tiene que partir de la composición inicial de recursos en cada región, de la evolución previsible de las principales fuentes de financiación a nivel nacional, de la evolución económica diferenciada que se produzca en cada región y su traducción en recaudación fiscal asignada por el modelo, del comportamiento diferencial en cada territorio entre la evolución normativa de los antiguos tributos cedidos y su crecimiento real, y del posible uso de capacidad normativa aplicada por cada comunidad autónoma, incluyendo la introducción y/o modificación de tributos propios. Cada uno de estos elementos va a condicionar el resultado previsi-

---

[1] La media de los tres últimos años en el PIB regional para determinar la evolución de las cuotas autonómicas del IRPF y las cuotas regionales de IVA. En los impuestos especiales y los tributos cedidos, las cuotas regionales se mantienen constantes.

CUADRO 6.21: **Recaudación final y escenario presupuestos 2005 adaptados** (millones de euros)

	1999	2000	2001	2002	2003	2004	2005	2006	2007	2008
IRPF recaudación líquida	35.460,0	36.766,0	41.371,4	44.343,6	46.453,0	47.722,4	52.300,0	56.484,0	59.308,2	61.680,5
Índice anual	—	1,0368	1,1253	1,0718	1,0476	1,0273	1,0959	1,0800	1,0500	1,0400
Retenciones trabajo	30.868,1	32.744,2	37.382,8	40.577,4	43.419,0	45.106,1	49.987,4	54.592,3	57.965,2	60.960,3
Índice anual	—	1,0608	1,1417	1,0855	1,0700	1,0389	1,1082	1,0921	1,0618	1,0517
Retenciones trabajo/ recaudación (porcentaje)	87	89	90	92	93	95	96	97	98	99
Cuota líquida	30.176,9	34.190,9	38.266,1	41.522,4	42.446,8	47.098,9	51.168,5	55.863,7	56.667,3	63.653,6
Índice anual	—	1,1330	1,1192	1,0851	1,0223	1,1096	1,0864	1,0918	1,0144	1,1233
Cuota líquida/retenciones (porcentaje)	98	104	102	102	98	104	102	102	98	104
IVA	30.734,6	33.389,2	34.672,7	36.913,3	40.579,5	44.507,4	48.300,0	52.164,0	56.337,1	60.844,1
Índice anual	—	1,0864	1,0384	1,0646	1,0993	1,0968	1,0852	1,0800	1,0800	1,0800
Alcohol y bebidas derivadas	715,2	755,3	778,5	809,6	814,5	842,0	900,0	936,0	1010,9	1051,3
Índice anual	—	1,0561	1,0307	1,0400	1,0060	1,0338	1,0689	1,0400	1,0800	1,0400
Productos intermedios	19,8	17,6	16,6	16,9	18,3	18,0	20,0	20,8	21,6	22,5
Índice anual	—	0,8889	0,9432	1,0157	1,0830	0,9858	1,1111	1,0400	1,0400	1,0400

CUADRO 6.21 *(cont.)*: **Recaudación final y escenario presupuestos 2005 adaptados** (millones de euros)

	1999	2000	2001	2002	2003	2004	2005	2006	2007	2008
Cerveza	181,1	191,7	198,1	208,1	229,0	234,0	250,0	260,0	270,4	281,2
Índice anual	—	1,0585	1,0334	1,0504	1,1006	1,0218	1,0684	1,0400	1,0400	1,0400
Labores de tabaco	3.811,4	4.186,2	4.477,2	4.919,0	5.242,9	5.487,0	5.930,0	6.404,4	6.724,6	7.262,6
Índice anual	—	1,0983	1,0695	1,0987	1,0658	1,0466	1,0807	1,0800	1,0500	1,0800
Hidrocarburos	8.942,6	9.077,5	9.244,1	9.505,1	9.790,0	10.123,0	10.450,0	10.815,8	11.194,3	11.586,1
Índice anual	—	1,0151	1,0184	1,0282	1,0300	1,0340	1,0323	1,0350	1,0350	1,0350
Electricidad	598,4	648,9	657,9	691,7	758,5	809,0	870,0	930,9	996,1	1.065,8
Índice anual	—	1,0844	1,0139	1,0514	1,0966	1,0666	1,0754	1,0700	1,0700	1,0700
Medios de transporte	1.156,4	1.179,2	1.203,6	1.189,4	1.342,7	1.521,5	1.600	1.680,0	1.814,4	1.941,4
Índice anual	—	1,0197	1,0207	0,9882	1,1289	1,1332	1,0516	1,0500	1,0800	1,0700
Carburantes	621,0	—	—	753,0	851,3	939,8	1.000,0	1.060,0	1.123,6	1.191,0
Índice anual	—	—	—	—	1,1305	1,1040	1,0641	1,0600	1,0600	1,0600
Especiales	13.670,1	14.228,3	14.714,5	15.458,6	16.094,6	16.704,0	17.550,0	18.437,0	19.221,8	20.203,7
Índice anual	—	1,0408	1,0342	1,0506	1,0411	1,0379	1,0506	1,0505	1,0426	1,0511

Fuente: Ministerio de Economía y Hacienda y elaboración propia.

CUADRO 6.22: **Impuestos estatales ITE nacional**

	1999	2002	2003	2004	2005	2006	2007	2008
IRPF	24.510,5	31.684,7	33.192,0	34.099,0	37.369,8	40.359,4	42.377,4	44.072,5
IVA	20.825,3	24.216,5	26.621,6	29.198,5	31.686,6	34.221,5	36.959,2	39.916,0
Alcohol	439,0	511,1	514,2	531,6	568,2	590,9	638,2	663,7
P. intermedios	9,5	10,0	10,9	10,7	11,9	12,4	12,9	13,4
Cerveza	109,0	130,6	143,7	146,8	156,9	163,1	169,7	176,5
Tabaco	2.441,5	2.951,5	3.145,8	3.292,3	3.558,1	3.842,8	4.034,9	4.357,7
Hidrocarburos	5.487,6	5.777,9	5.951,1	6.153,6	6.352,3	6.574,7	6.804,8	7.042,9
ITE nacional	53.822,4	65.282,3	69.579,3	73.432,5	79.703,8	85.764,8	90.997,0	96.242,7
Índice anual	1,0000	1,2129	1,2928	1,3643	1,4809	1,5935	1,6907	1,7882
PIB	567.359	698.589	744.754	798.672	851.384	905.873	962.943	1.022.645
Índice anual	1,0000	1,2313	1,3127	1,4077	1,0660	1,0640	1,0630	1,0620
ITE nacional sin IRPF	29.311,9	33.597,6	36.387,3	39.333,5	42.334,0	45.405,4	48.619,6	52.170,2
Índice anual	1,0000	1,1462	1,2414	1,3419	1,4443	1,5490	1,6587	1,7798

Fuente: Ministerio de Economía y Hacienda y elaboración propia.

ble del modelo que, además, deberá contrastarse con la evolución de las necesidades objetivas de gasto.

El fuerte crecimiento de los tributos cedidos presupuestados, especialmente en el impuesto sobre transmisiones patrimoniales y actos jurídicos documentados está posibilitando una mayor holgura financiera, dado que su evolución interanual es significativamente mayor que la evolución normativa, determinada por el comportamiento del ITE nacional. La evolución recaudatoria por las tasas sobre el juego, el impuesto sobre patrimonio y el impuesto sobre sucesiones y donaciones es más moderada y, en los dos últimos casos, su potencial recaudatorio se verá previsiblemente afectado por reformas generales o uso autónomo de capacidad normativa. Por el contrario, en el caso de transmisiones patrimoniales y actos jurídicos documentados la evolución de su recaudación está siendo afectada muy positivamente por las transacciones inmobiliarias y el incremento de la actividad económica en general. De tal manera ha evolucionado la recaudación de estos impuestos que en algunas comunidades autónomas alcanza y supera a la financiación obtenida a través del IRPF, a pesar de que la cesión efectiva de éste se ha elevado del 33% al 36%. En consecuencia, la valoración del sistema de financiación autonómico debe también contemplar la evolución tan positiva del conjunto de los tributos cedidos reales que tienen una aportación al conjunto de recursos regionales mucho más determinante que la reflejada formalmente en el modelo de financiación vigente.

CUADRO 6.23: **Liquidación definitiva 2002. Índices de evolución acumulados**

(1999 = 1)

	T. cedidos R.	Sucesiones	Patrimonio	Transmisiones	Act. jurídicos	Juego
Cataluña	1,3914	1,2510	1,0784	1,3730	1,6819	1,4424
Galicia	1,2995	1,2370	1,2807	1,2163	1,5740	1,2348
Andalucía	1,4081	1,3495	1,2634	1,4297	1,6396	1,1378
Asturias	1,2232	1,2300	1,1011	1,2135	1,3349	1,2006
Cantabria	1,2862	1,0182	1,1458	1,0926	1,4458	4,1550
La Rioja	1,3348	1,7343	1,1256	1,2213	1,3260	1,2297
Murcia	1,4159	1,0608	1,1576	1,4782	1,4440	1,4881
C. Valenciana	1,5304	1,3045	1,1110	1,6654	2,0900	1,0514
Aragón	1,3651	1,0814	1,0129	1,4042	1,9936	1,3198
Castilla-La Mancha	1,3656	1,1552	1,0230	1,3933	1,4348	1,5382
Canarias	1,2365	0,9750	1,1066	1,2251	1,3825	1,2255
Extremadura	1,1798	1,2432	1,0031	1,2150	1,2892	1,0498
Illes Balears	1,2469	1,6171	1,0702	1,2850	1,0377	1,1854
Madrid	1,4686	1,2563	1,1904	1,4773	2,1412	1,0533
Castilla y León	1,3241	1,2477	0,9195	1,2851	1,3342	1,8328
Total	1,3986	1,2574	1,1264	1,4114	1,7342	1,2421

Fuente: Ministerio de Economía y Hacienda y elaboración propia.

La simulación realizada parte del comportamiento real de los tributos hasta 2004, ajustando la cuota del IRPF en función de su comportamiento pasado. Se mantienen las participaciones relativas de cada comunidad en los distintos impuestos en el último año de referencia: 2002 para los impuestos especiales, 2003 para los cedidos, salvo patrimonio (2004). En el impuesto minorista sobre hidrocarburos y determinados medios de transporte se uti-

CUADRO 6.24: **Liquidación definitiva 2003. Índices de evolución acumulados**
(1999 = 1)

	T. cedidos R	Sucesiones	Patrimonio	Transmisiones	Act. jurídicos	Juego
Cataluña	1,1840	1,1811	1,1257	1,1714	1,3521	0,9277
Galicia	1,1724	1,0573	1,0511	1,1160	1,4689	1,0455
Andalucía	1,4169	1,3949	1,0410	1,2867	1,9262	1,0775
Asturias	1,2695	1,1438	0,9221	1,2246	1,8677	1,0056
Cantabria	1,2757	0,9105	1,0625	1,3280	1,6944	0,9713
La Rioja	1,0370	0,6411	1,0105	1,2730	1,2928	0,9225
Murcia	1,3250	1,5205	1,1528	1,3914	1,4091	1,0631
C. Valenciana	1,2110	0,9915	1,0141	1,6986	0,7168	1,0806
Aragón	1,1889	1,2477	0,9645	1,2113	1,3599	0,9945
Castilla-La Mancha	1,2382	1,1851	1,0725	1,3540	1,4061	0,7978
Canarias	1,1273	1,3399	1,0000	1,3036	1,0564	0,9877
Extremadura	1,4841	1,3375	1,0923	1,4696	2,1873	1,0000
Illes Balears	1,1576	1,1805	1,0513	1,1770	1,2260	1,0469
Madrid	1,2094	1,1614	0,9940	1,1865	1,3394	1,2672
Castilla y León	1,0499	1,0533	0,9512	1,1340	1,1014	0,8882
Total	1,2244	1,1575	1,0373	1,2760	1,3405	1,0402

Fuente: Ministerio de Economía y Hacienda y elaboración propia.

lizan las cuotas de 2004. En IRPF e IVA las cuotas regionales se ajustan en función del PIB regional estimado sobre la base de crecimiento del periodo 2002-2004. Para determinar el ITE nacional en los años afectados por las reformas del IRPF (2003-2004 y 2007-2008) se excluye de su cálculo el importe de este impuesto, tal como se ha hecho en la reforma de 2003.

El marco de evolución planteado es un escenario continuista donde el conjunto de impuesto asociados al ITE crece ligeramente por encima del PIB y, en consecuencia, la financiación regional total evoluciona ligeramente por encima del ITE en 2003, 2004, 2006 y 2008; y sólo se sitúa por debajo del PIB en 2007, como consecuencia de la reforma del IRPF anunciada para dicho ejercicio. Aunque se ha minimizado la variabilidad de la financiación entre las distintas regiones al mantener ligada la cuota del

CUADRO 6.25: **Liquidación definitiva 2004. Índices de evolución acumulados**
(1999 = 1)

	T. cedidos R	Sucesiones	Patrimonio	Transmisiones	Act. jurídicos	Juego
Cataluña	1,1694	1,1000	1,0033	1,2000	1,2500	1,0500
Galicia	1,1537	1,1000	0,9089	1,2000	1,2500	1,0500
Andalucía	1,1881	1,1000	1,0690	1,2000	1,2500	1,0500
Asturias	1,1677	1,1000	1,0711	1,2000	1,2500	1,0500
Cantabria	1,1780	1,1000	1,0695	1,2000	1,2500	1,0500
La Rioja	1,1783	1,1000	1,2083	1,2000	1,2500	1,0500
Murcia	1,1784	1,1000	1,1506	1,2000	1,2500	1,0500
C. Valenciana	1,1722	1,1000	1,0466	1,2000	1,2500	1,0500
Aragón	1,1628	1,1000	1,0736	1,2000	1,2500	1,0500
Castilla-La Mancha	1,1838	1,1000	1,1554	1,2000	1,2500	1,0500
Canarias	1,1582	1,1000	1,0266	1,2000	1,2500	1,0500
Extremadura	1,1747	1,1000	1,0000	1,2000	1,2500	1,0500
Illes Balears	1,1617	1,1000	1,0488	1,2000	1,2500	1,0500
Madrid	1,1709	1,1000	1,0148	1,2000	1,2500	1,0500
Castilla y León	1,1578	1,1000	1,0746	1,2000	1,2500	1,0500
Total	1,1719	1,1000	1,0278	1,2000	1,2500	1,0500

Fuente: Ministerio de Economía y Hacienda y elaboración propia.

IRPF al PIB regional, las diferencias pueden ser importantes, con mayores oscilaciones en Madrid, Illes Balears y Cataluña. La financiación real, incluida la evolución real de los tributos cedidos, resulta superior, situándose por encima del PIB y de los ITE en todos los años, salvo en 2007.

La integración de las comunidades forales se produce actualizando su contribución a las cargas generales del Estado en función del ITE y estableciendo un escenario de evolución específico para el IRPF, y los impuestos de sociedades, no residentes y primas de seguro. Salvo en 2003, sus recursos evolucionan también por encima del PIB nominal y, salvo en 2005 y 2006, también a un porcentaje superior al ITE.

En consecuencia, de acuerdo con las hipótesis realizadas, la financiación regional presenta un horizonte de estabilidad y suficiencia financiera que, en el caso de la sanidad, sólo se ve afecta-

CUADRO 6.26: **Previsiones**

	Media anual 1999-2003 (porcentaje)	2004 (porcentaje)	2003	2004	2005	2006	2007	2008
IRPF recaudación	7,8	2,7	1,0476	1,0273	1,0959	1,0800	1,0500	1,0400
IRPF cuota	10,2	11,0	1,0223	1,1096	1,0864	1,0918	1,0144	1,1233
IVA	8,0	9,7	1,0993	1,0968	1,0852	1,0800	1,0800	1,0800
Alcohol	3,5	3,4	1,0060	1,0338	1,0689	1,0400	1,0800	1,0400
P. Intermedios	–1,9	–1,4	1,0830	0,9858	1,1111	1,0400	1,0400	1,0400
Cerveza	6,6	2,2	1,1006	1,0218	1,0684	1,0400	1,0400	1,0400
Tabaco	9,4	4,7	1,0658	1,0466	1,0807	1,0800	1,0500	1,0800
Hidrocarburos	2,4	3,4	1,0300	1,0340	1,0323	1,0350	1,0350	1,0350
Electricidad	6,7	6,7	1,0966	1,0666	1,0754	1,0700	1,0700	1,0700
Medios de transporte	4,0	13,3	1,1289	1,1332	1,0516	1,0500	1,0800	1,0700
Minorista hidrocarburos	9,3	10,4	1,1305	1,1040	1,0641	1,0600	1,0600	1,0600
PIB	7,1	7,2	1,0661	1,0724	1,0660	1,0640	1,0630	1,0620
Sucesiones	11,4	—	1,1575	1,1000	1,0800	1,0800	1,0600	1,0600
Patrimonio	4,2	2,8	1,0373	1,0278	1,0350	1,0350	1,0300	1,0300
Transmisiones	20,0	—	1,2760	1,2000	1,1500	1,1500	1,1500	1,1500
Actos jurídicos	33,1	—	1,3405	1,2500	1,1500	1,1500	1,1500	1,1500
Juego	7,3	—	1,0402	1,0500	1,0500	1,0500	1,0500	1,0500
ITE nacional	—	—	1,0830	1,0810	1,0854	1,0760	1,0708	1,0730
Especiales	4,4	3,8	1,0411	1,0379	1,0506	1,0505	1,0426	1,0511
Cedidos reales	17,8	17,2	1,2244	1,1719	1,1245	1,1261	1,1254	1,1270

Fuente: Ministerio de Economía y Hacienda y elaboración propia.

do por el fuerte aumento del gasto sanitario. Así, más que referirse a un problema de financiación sanitaria, cabe hablar de un problema de fuertes tensiones en la evolución del gasto de esta política.

CUADRO 6.27: **Escenarios: País Vasco y Navarra**

	1999	2002	Índice
País Vasco	22.217,1	26.021,4	1,1712
Navarra	5.773,5	7.200,6	1,2472
Estado	93.477,7	91.946,7	0,9836
Resto comunidades autónomas	12.517,9	42.332,0	3,3817
Total	115.325,9	145.352,6	1,2604
Total País Vasco y Navarra	105.995,7	134.278,6	1,2668

Fuente: Ministerio de Economía y Hacienda y elaboración propia.

CUADRO 6.28: **Escenarios: comunidades forales**

	2004	2005	2006	2007	2008
Sociedades	1,05	1,05	1,05	1,08	1,08
No Residentes	1,03	1,03	1,03	1,03	1,03
Primas Seguro	1,08	1,08	1,08	1,08	1,08
IRPF	1,07	1,06	1,07	1,07	1,07

Fuente: Ministerio de Economía y Hacienda y elaboración propia.

CUADRO 6.29: **Índices totales de recaudación normativa**

	2002	2003	2004	2005	2006	2007	2008
Cataluña	1,2252	1,0887	1,0916	1,0805	1,0779	1,0520	1,0869
Galicia	1,2173	1,0802	1,0873	1,0819	1,0764	1,0614	1,0795
Andalucía	1,2287	1,0884	1,0883	1,0851	1,0796	1,0649	1,0827
Asturias	1,2207	1,0748	1,0905	1,0787	1,0741	1,0557	1,0789
Cantabria	1,2320	1,0873	1,0873	1,0824	1,0774	1,0600	1,0818
La Rioja	1,2149	1,0830	1,0808	1,0801	1,0755	1,0572	1,0802
Murcia	1,2390	1,0901	1,0874	1,0837	1,0790	1,0629	1,0833
C. Valenciana	1,2292	1,0859	1,0859	1,0805	1,0766	1,0572	1,0824
Aragón	1,2236	1,0815	1,0833	1,0816	1,0775	1,0573	1,0833
Castilla-La Mancha	1,2262	1,0792	1,0817	1,0791	1,0736	1,0604	1,0761
Canarias	1,2317	1,0900	1,0969	1,0855	1,0786	1,0617	1,0815
Extremadura	1,2165	1,0808	1,0834	1,0848	1,0782	1,0668	1,0793
Illes Balears	1,2044	1,0702	1,0730	1,0761	1,0748	1,0517	1,0840
Madrid	1,2660	1,1021	1,0925	1,0798	1,0790	1,0457	1,0923
Castilla y León	1,2156	1,0746	1,0829	1,0799	1,0748	1,0590	1,0785
Total	1,2299	1,0867	1,0881	1,0817	1,0776	1,0575	1,0835
PIB	1,2313	1,0661	1,0724	1,0660	1,0640	1,0630	1,0620
ITE	1,2129	1,0830	1,0810	1,0854	1,0760	1,0708	1,0730
País Vasco	—	1,0576	1,0821	1,0722	1,0717	1,0765	1,0787
Navarra	—	0,9806	1,0836	1,0700	1,0704	1,0769	1,0800

Fuente: Ministerio de Economía y Hacienda y elaboración propia.

CUADRO 6.30: **Índices totales de recaudación real**

	2002	2003	2004	2005	2006	2007	2008
Cataluña	1,2592	1,1099	1,1109	1,0903	1,0900	1,0679	1,0994
Galicia	1,2247	1,0884	1,0944	1,0855	1,0812	1,0671	1,0849
Andalucía	1,2486	1,1270	1,1034	1,0923	1,0885	1,0758	1,0925
Asturias	1,2218	1,0954	1,1014	1,0834	1,0803	1,0633	1,0859
Cantabria	1,2408	1,1133	1,1020	1,0890	1,0858	1,0707	1,0909
La Rioja	1,2327	1,0757	1,0957	1,0857	1,0828	1,0665	1,0881
Murcia	1,2622	1,1221	1,1023	1,0907	1,0877	1,0740	1,0927
C. Valenciana	1,2821	1,1113	1,1054	1,0906	1,0891	1,0731	1,0961
Aragón	1,2457	1,0986	1,0974	1,0875	1,0854	1,0672	1,0917
Castilla-La Mancha	1,2377	1,0923	1,0914	1,0837	1,0794	1,0673	1,0827
Canarias	1,2344	1,0952	1,1061	1,0895	1,0842	1,0686	1,0881
Extremadura	1,2145	1,1039	1,0906	1,0882	1,0826	1,0719	1,0843
Illes Balears	1,2132	1,0895	1,0945	1,0867	1,0876	1,0689	1,0966
Madrid	1,3294	1,1363	1,1184	1,0929	1,0948	1,0679	1,1079
Castilla y León	1,2274	1,0709	1,0915	1,0836	1,0799	1,0651	1,0841
Total	1,2569	1,1097	1,1041	1,0895	1,0873	1,0699	1,0941

Fuente: Ministerio de Economía y Hacienda y elaboración propia.

7. Convergencia en salud entre las provincias españolas (1975-2000)

Roberto Montero Granados
Juan de Dios Jiménez Aguilera
José Jesús Martín Martín
Universidad de Granada

7.1. Antecedentes

Durante las dos últimas décadas, España ha protagonizado un profundo proceso de descentralización territorial, de forma que a un nivel regional se han creado 17 comunidades autónomas con un elevado volumen de competencias en la prestación y gestión de servicios públicos.[1] En el ámbito sanitario el proceso de descentralización puede agruparse en dos periodos históricos. El primero se inicia en 1981 con las transferencias de las competencias sanitarias a la comunidad autónoma de Cataluña y prosigue de forma discontinua hasta 1994 con las transferencias a la comunidad autónoma de Canarias, implicando a un total de siete comunidades autónomas.[2] A partir de 1994 hasta 2002, el proceso de descentralización estuvo paralizado. En ese año se transfirieron simultáneamente las competencias sanitarias a las 10 comunidades autónomas restantes.

Las siete comunidades autónomas que inicialmente recibieron las competencias sanitarias agrupan un conjunto de 25 provincias donde residen en torno a 25 millones de habitantes, mientras que otro conjunto de 25 provincias forman parte de las 10 comunidades

---

[1] En 2004, las comunidades autónomas dispusieron de un 30% del total del gasto público consolidado (Ministerio de Hacienda).

[2] Cataluña (1981), Andalucía (1984), País Vasco (1988), Valencia (1988), Galicia (1991), Navarra (1991) y Canarias (1994).

autónomas que no recibieron las transferencias hasta principios del año 2002 y donde residen aproximadamente 15 millones de habitantes.

Este peculiar proceso histórico, ofrece la posibilidad de analizar en qué medida y cómo el proceso de descentralización territorial de la sanidad ha afectado o no a la convergencia en salud entre provincias españolas y comunidades autónomas. Para responder a esta cuestión se han aplicado los modelos de convergencia, denominados *convergencia sigma* y *convergencia beta*, con una sólida tradición en el análisis macroeconómico (Barro y Sala i Martín 1991, 1992, 1995) y algunos antecedentes en los procesos de convergencia en salud, si bien centrados en la convergencia entre países (Nixon 1999, 2000).

El atractivo de aplicar los modelos de convergencia en el ámbito de la salud, como una medida de desigualdad entre distintas áreas geográficas, frente a otras aproximaciones[3] reside en su relativa sencillez de cálculo, su carácter dinámico y estocástico, así como en la potencia de la interpretación de sus resultados. El capítulo se organiza en tres epígrafes. En el primero, se describe la metodología de convergencia utilizada así como las fuentes y variables empleadas. En el segundo, se presentan los resultados en términos de *convergencia sigma, beta* y convergencia condicional a nivel provincial y de comunidades autónomas. Finalmente un breve epígrafe con las conclusiones cierra el texto.

7.2. Metodología

Como se ha mencionado, las definiciones económicas más consensuadas de convergencia son dos, *convergencia sigma* y *convergencia beta* (Sala i Martín 1996). La idea de convergencia sigma (σ) más intuitiva se produce cuando se reduce, de forma significativa, la desviación estandar de la variable de estudio a lo largo del tiempo. En nuestro contexto quiere decir que, si se reduce la media

[3] Puede consultarse una muy buena revisión en Goerlich (1998).

de las diferencias en salud de las distintas áreas geográficas consideradas, puede afirmarse que existe una reducción de las diferencias. Por lo tanto, si la desviación típica disminuye a lo largo del tiempo, ha existido convergencia y viceversa.[4]

Por su parte, en términos de renta, existe *convergencia beta* (β) cuando los países o regiones menos desarrolladas tienden a crecer más rápidamente que las más desarrolladas. En términos de salud, se producirá esta convergencia cuando las regiones con estados de salud iniciales más bajos crezcan más rápidamente que el resto. La convergencia implica la existencia de una correlación inversa entre el estado de salud inicial y su tasa de crecimiento. Debe poder verificarse, por tanto, la siguiente identidad:

$$\left(\frac{1}{T}\right)(s_{i,t} - s_{i,t+T}) = a + bs_{i,t} + \varepsilon_{i,t}$$

Donde T es el periodo total de tiempo que abarca el estudio; *s* es el valor que recoge el estado de salud *s* en cada región *i*; $s_{i,t}$ es el estado de salud inicial; $s_{i,t+T}$ es el estado de salud final; *a* y *b* son los parámetros poblacionales a estimar; y $\varepsilon_{i,t}$ es el término de perturbación.

Un valor negativo y significativo de *b* implica la existencia de convergencia β y viceversa. Además, una transformación logarítmica de la variable independiente convertirá a su estimador en una medida de la velocidad de convergencia independientemente de la escala. El valor de coeficiente de determinación (R^2) será una medida de la bondad del ajuste.[5]

---

[4] Para detectar cuándo las diferencias son significativas se ha realizado el test de Levene (test F). Éste consiste en comparar las hipótesis nula y alternativa siguientes (H_0: $\sigma^2_t = \sigma^2_{t+1}$; H_1: $\sigma^2_t \neq \sigma^2_{t+1}$). Para un determinado nivel de confianza (0,05), mediante el contraste del cociente de varianzas, el test F nos ofrece una medida de significación estadística.

[5] El modelo estimado sigue la especificación clásica no lineal (Sala i Martín 1996) que es:

$$\left(\frac{1}{T}\right)\ln\left(\frac{s_{i,t+1}}{s_{i,t}}\right) = a - \left(\frac{1-e^{-\beta T}}{T}\right)\ln(s_{i,t}) + \varepsilon_{i,t}$$

donde β es la velocidad de convergencia, que también puede obtenerse mediante la transformación: $-\beta = (1/T)[\ln(1-Tb)]$.

La evolución de la literatura sobre convergencia ilustra un caso particular, con importantes implicaciones. Distintos grupos de países pueden converger hacia distintos estados estacionarios producidos por diferencias estructurales entre distintas áreas económicas que provocan distintos horizontes de convergencia, por ejemplo, es posible que dos grupos de países converjan intra-grupos pero diverjan entre-grupos. Para detectar su presencia, en el análisis macroeconómico, se ha desarrollado el concepto denominado *convergencia beta condicionada* en la que la hipótesis convergencia se contrasta en función de alguna característica estructural que diferencie a cada una de las áreas.

Para medirla se utiliza el siguiente modelo econométrico (Sala i Martín 1996):

$$\left(\frac{1}{T}\right)\ln\left(\frac{s_{i,t+T}}{s_{i,t}}\right) = a - \left(\frac{1-e^{-\beta T}}{T}\right)\ln(s_{i,t}) + \Phi Z_{i,t} + \varepsilon_{i,t}$$

Donde $Z_{i,t}$ es un vector de variables que explique o influya en el estado estacionario de cada área y Φ el parámetro asociado a estimar. En última instancia, lo que nos interesa conocer es hasta qué punto su inclusión en el modelo hace que éste mejore o no su capacidad explicativa. Si la introducción de una variable regional dota de una mayor capacidad explicativa al modelo y mayor significatividad a la estimación de convergencia puede ser debido a que pueden existir dos modelos de crecimiento o desarrollo con distinto comportamiento estructural.

Un trabajo clásico en este sentido es el planteado por Summers y Heston (1991) para analizar el problema de la convergencia condicional para 114 países. En su trabajo, se añaden dos variables *dummy,* una para América Latina y otra para África subsahariana, que les permite contrastar que estas regiones han crecido menos de lo que inicialmente predecía el modelo de convergencia beta. Esta estrategia permite asimismo analizar en qué medida estas regiones tienen procesos de convergencia diferentes entre sí. El estudio del parámetro estimado de la variable de control, su significación estadística y el grado de mejora del ajuste nos ofrece información sobre la forma y el grado de la separación entre ambas submuestras.[6]

En el análisis macroeconómico tradicional el vector $Z_{i,t}$ suele contener datos regionales (sobre inversión, valor añadido, formación de capital, etc.); en nuestro caso, y dado el peculiar[7] proceso histórico de descentralización sanitaria acaecido en España, que permite testar el que pueda existir un distinto *estado estacionario* de salud y de convergencia en salud entre las comunidades autónomas que vienen gestionando las competencias sanitarias (PC),[8] y aquellas otras que no han accedido a estas competencias hasta enero de 2002 (PS),[9] se ha construido como una variable categórica bivariante *(dummie)* que adopta el valor 0 para las PS y 1 para las PC. La adopción de dos únicos valores para $Z_{i,t}$ está justificada porque la capacidad de gestión que otorga la cesión de competencias es igual para todas las comunidades autónomas que disponen de las mismas y, por el contrario, la falta de competencias es también igual y nula para aquellas comunidades autónomas que no disponían de las mismas. Al igual que con el modelo absoluto, $b < 0$ implicará la existencia de convergencia condicionada.

Se han utilizado dos variables representativas del estado de salud a nivel territorial, la Esperanza de Vida al Nacer (EVN) y la Mortalidad Infantil (MI), ambas ampliamente utilizadas en estudios comparativos entre países y regiones. Como fuente se han empleado las tablas de mortalidad que periódicamente elabora el Instituto Nacional de Estadística (INE). Para cada una de las variables se han considerado los datos correspondientes a los siguientes años: 1) MI por provincias, medida en número de casos por cada 1.000 habitantes, desde 1975 hasta el 2001, con un total de 1.404 observaciones; 2) EVN por provincias, medida como años probables de vida al nacer, durante los años 1969, 1981, 1985, 1990 y 1995, con un conjunto de 250 observaciones. Además, para el

---

[6] Véase también Colletta et al. (1996).

[7] De hecho, es un proceso único en el mundo que permite una cierta evaluación del proceso de descentralización en términos de resultados en salud en condiciones de experimento natural porque no es usual que, en una misma área económica se produzcan simultáneamente dos modelos de gestión: uno centralizado y otro descentralizado.

[8] PC: provincias de las comunidades autónomas con competencias.

[9] PS: provincias de las comunidades autónomas sin competencias.

análisis regional[10] se han tenido en cuenta las tabla de mortalidad por comunidades autónomas, tanto para la MI (desde los años 1975 a 2001, con un total de 459 observaciones) como para la EVN (años 1970, 1975, 1980, 1985, 1990, 1995 y 1998, con 119 observaciones).

Los modelos de regresión se han resuelto mediante mínimos cuadrados no lineales. En el caso de la convergencia condicional, la significación de la diferencia de comportamiento entre ambos grupos territoriales también se ha contrastado mediante el test de Chow.[11]

7.3. Resultados

A continuación se analizan los resultados de la convergencia β, convergencia σ, y convergencia condicional, tanto a nivel provincial como de comunidades autónomas.

7.3.1. Convergencia β

El cuadro 7.1 muestra los resultados del modelo de convergencia β provincial en España, tanto en relación a la EVN como a la MI. Como puede observarse, la velocidad de convergencia es pequeña. En el caso de la EVN el parámetro estimado es negativo y significativo, con un buen ajuste (R^2 de 46,07% y bajo error), y una velocidad estimada de convergencia de un 1,5% anual. Es decir, las diferencias se reducirán a la mitad en 46 años. En el caso de la MI, los resultados son similares, por cuanto el parámetro estimado *b* continúa siendo negativo y significativo (el ajuste general queda en el 20,85%), si bien la velocidad de convergencia durante el periodo es del 2,99% anual, lo que implica una reducción del 50% de las diferencias en 24 años.

---

[10] En todos los casos se ha excluido a las ciudades autónomas de Ceuta y Melilla.

[11] Este test permite contrastar la hipótesis de cambio estructural entre dos submuestras, y se define como:

$$F = \frac{SCR_T - (SCR_1 + SCR_2)}{SCR_1 + SCR_2} \frac{N-2k}{k}; \quad F \sim F_{k,N\text{-}2k}$$

donde SCR_T es la suma de los cuadrados de los residuos de la regresión completa, SRC_1 la de una de las submuestras y SRC_2 la de la otra. N es la suma de las observaciones de las dos submuestras y k el número de parámetros estimados (incluyendo la constante). La hipótesis nula es ausencia de cambio estructural.

CUADRO 7.1: **Convergencia β provincial en salud (1970-2001)**

	b (e.t.: error estándar)	p-valor	R^2 (e.t.)	Años de la muestra	Velocidad de convergencia (β) (porcentaje)
EVN (1969-1995)	–0,019 (0,004)	0,000	0,4607 (0,0003)	27	–1,50
MI (1975-2001)	–0,046 (0,013)	0,001	0,2085 (0,01826)	27	–2,99

Fuente: Elaboración propia.

7.3.2. Convergencia σ

En relación con la desviación típica de la EVN[12] entre provincias, la dispersión ha pasado de un 1,13% en 1969 (aproximadamente 0,81 años de dispersión media) a un 1,27% en 1995 (aproximadamente 0,99 años) (cuadro 7.2). El estadístico F, que mide la significación de las diferencias, muestra que, en el caso de la EVN el cambio en el periodo no es significativo, es decir que se puede asumir que pudieran ser iguales. En cambio, en el caso de la MI se produce un incremento de la divergencia de un 20,2% en 1975 hasta un 49,0% en 2001. En este caso la divergencia es completamente significativa.[13] El gráfico 7.1 muestra la evolución anual de las diferencias medias. El incremento de las desigualdades territoriales entre provincias ha crecido desde 1970, tanto en el caso de la EVN como de la MI. En resumen, no puede aceptarse la hipótesis de convergencia sigma entre provincias.

Combinando estos resultados con los que ofrece el análisis de convergencia β, se puede concluir que durante el periodo analizado se ha producido lo que la literatura denomina como *escenario de cambio de papel;* es decir, algunas provincias que inicialmente disponían de una peor EVN o MI están mejorando, cruzándose muy len-

[12] En referencia al logaritmo natural de la EVN.

[13] Los resultados del test F de Levenne, a un 0,05 de significación, han sido los siguientes: para la EVN un valor de la prueba de 0,84 y un p-valor de 0,28, y para la MI un 0,16 y 0,00, respectivamente. Por tanto, en el caso de la EVN no se rechaza la hipótesis nula de igualdad de varianzas mientras que para la MI si se rechaza esta hipótesis y podemos considerar que las diferencias entre las varianzas son significativas.

CUADRO 7.2: **Convergencia σ en salud**

	σ	
	inicial	**final**
EVN (1969-1995)	0,0113 (0,81 años)	0,0127 (0,99 años)
MI (1975-2001)	0,202 (4,18 defunciones/mil hab.)	0,490 (1,43 defunciones/mil hab.)

Fuente: Elaboración propia.

GRÁFICO 7.1: **Convergencia σ en salud**

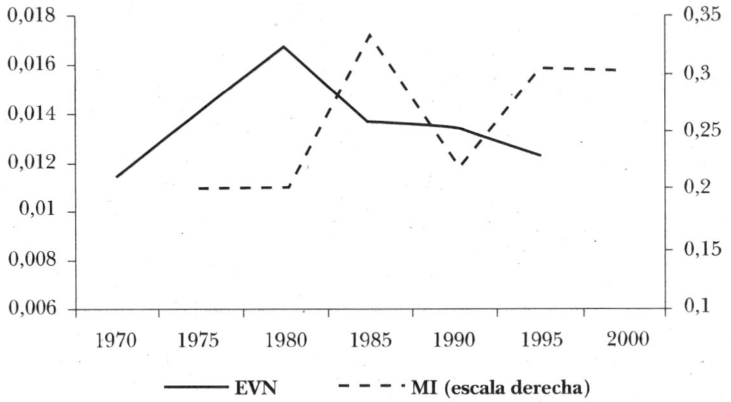

Fuente: Elaboración propia.

tamente, sobre otras que disfrutaban de una situación inicial mejor, si bien el resultado final es de una mayor dispersión que la inicial.

7.3.3. Convergencia condicional

La existencia durante un dilatado periodo de tiempo de comunidades autónomas con competencias sanitarias y sin ellas, y por tanto, de dos grupos de provincias, PC y PS, permiten la contrastación de la hipótesis de convergencia en condiciones de experimento natural.[14] Para testarla se ha realizado un análisis de

[14] Es decir, permiten observar el comportamiento de dos poblaciones muy similares que asumimos que sólo difieren en una característica: en este caso, la disposición o no de un amplio volumen de competencias, incluidas las sanitarias.

convergencia condicional. El cuadro 7.3 muestra los principales resultados para el periodo seleccionado (1980-2000). Se recogen los parámetros estimados y, entre paréntesis, los errores estándar, salvo el coeficiente de determinación para el que, entre paréntesis, figura el valor de la prueba F.

Se observa un incremento del coeficiente de determinación tanto para la EVN como para la MI.[15] En el caso de la EVN es significativa la inclusión de la variable que discrimina en función del grado competencial y también es significativo el valor del test de Chow.[16] Por tanto, en el análisis de la EVN, se rechaza la hipótesis nula de ausencia de cambio estructural (ambas submuestras son distintas) con una probabilidad de casi el 99%, lo que implica que puede ser procedente un análisis por separado de cada uno de los subgrupos.

CUADRO 7.3: Convergencia β condicionada provincial (1980-2000)

	EVN (1981-1995)		MI (1980-2001)	
	incondicionada (e.t.)	**condicionada (e.t.)**	**incondicionada (e.t.)**	**condicionada (e.t.)**
β	–0,033	–0,041	–0,049	–0,050
	(0,005)	(0,005)	(0,015)	(0,015)
Φ		–0,0005		0,0010
		(0,000)		(0,006)
R^2	46,07%	54,60%	17,04%	21,58%
	(0,001)	(0,001)	(0,022)	(0,022)
Test de Chow	4,33 (p-valor: 0,018)		1,95 (p-valor: 0,1537)	

Fuente: Elaboración propia.

En el caso de la MI, aunque los resultados tienden hacia el mismo sentido, los datos no son tan concluyentes de forma que algunos de ellos, incluidos los del test de Chow, no son significativos.[17]

[15] Aunque mayor en el primer caso, que pasa del 46,7% al 54,60%.

[16] El test para la EVN arroja un valor de 4,33 contra un umbral de 3,19 al 0,005 de confianza, lo que implica que puede existir un cambio estructural en los modelos, es decir, se comportan de una forma distinta PC y PS.

[17] Estando próximos al 85% de confianza.

GRÁFICO 7.2: Convergencia σ en EVN por provincias en función del nivel competencial

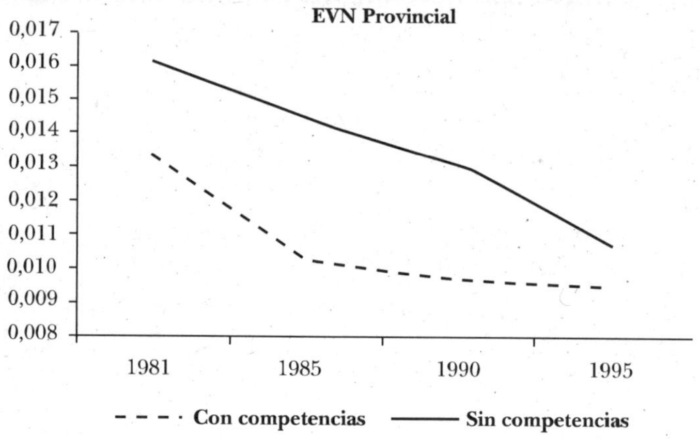

Fuente: Elaboración propia.

Por tanto, para la MI aceptamos la hipótesis nula de ausencia de cambio estructural, es decir, ambas submuestras podrían partir de una misma muestra.

Si diferenciamos entre ambos grupos competenciales, los resultados de la convergencia sigma muestran que en el caso de la MI no se producen diferencias en su comportamiento, entre el grupo de las PS y el grupo de las PC, lo que constituye un resultado esperado en función de los comentarios del párrafo anterior. Sin embargo, en el caso de la EVN, la velocidad de convergencia sigma de las PS es superior. Así, mientras que las PS han bajado del 1,60% en 1981 a 1,07% en 1995 (diferencia significativa), las PC sólo pasan en esos años del 1,34% a 0,95%, respectivamente (diferencia no significativa).[18]

El análisis efectuado de convergencia condicional permite extraer las siguientes conclusiones. En primer lugar, no podemos afirmar

[18] La significación se ha medido mediante el test de Levene de diferencia de varianzas. Como se menciona en el texto, el mismo señala que, en el caso de la EVN la reducción de las diferencias entre las PS es significativa, a diferencia de entre las PC, que no lo es; en ambos casos con un nivel de significación del 5%. Los resultados obtenidos han sido: para las PS una F= 2,24 (por encima del umbral de 2,01) y un p-valor de 0,029; para las PC es de 1,96 (por debajo del umbral de 2,01) y con un p-valor de 0,056.

que existan diferencias significativas en el grado de convergencia en MI entre provincias pertenecientes a comunidades autónomas con descentralización sanitaria y aquéllas que no la tienen. En contraste con la afirmación anterior, el proceso de convergencia en EVN es significativamente distinto entre los dos grupos de provincias, apreciándose una mayor convergencia sigma de las PS frente a las PC como puede observarse en la figura. En conclusión, los resultados de la convergencia condicional indican que no es evidente la existencia de diferencias en el comportamiento de convergencia entre ambos grupos, y que únicamente las diferencias se reducen de forma significativa en el caso de la EVN para las PS.

7.3.4. Análisis por comunidades autónomas

Aunque el limitado número de comunidades autónomas no permite obtener conclusiones robustas de los resultados estadísti-

CUADRO 7.4: **Convergencia β por comunidades autónomas (1980-1998)**

	EVN	MI
parámetro	–0,013	–0,0470
	(0,011) p-valor 0,250	(0,0384) p-valor 0,24
R^2	0,0847	–0,0470
	(0,00046)	(0,0202)

Fuente: Elaboración propia.

GRÁFICO 7.3: **Convergencia σ por comunidades autónomas**

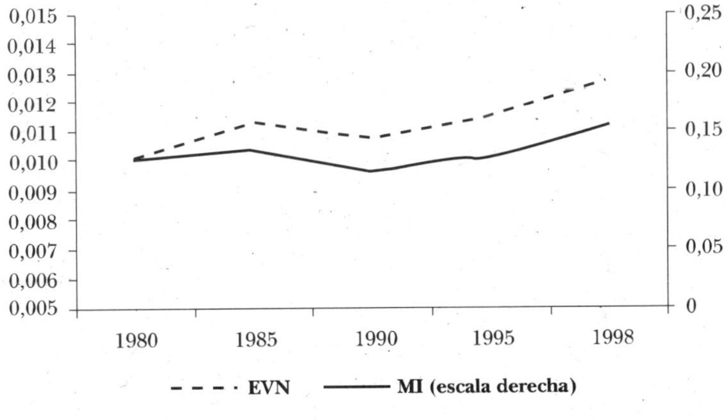

Fuente: Elaboración propia.

cos, sí que interesa recogerlos, al menos para interpretarlos a la luz de que confirmen o refuten los resultados obtenidos a un nivel de análisis provincial.

Los resultados (cuadro 7.4) muestran un mal ajuste del modelo en general, tanto por la no significación de los parámetros como por su escasa capacidad explicativa (9% en el mejor de los modelos). Por lo tanto, no puede aceptarse la hipótesis de convergencia beta por comunidades autónomas.

En el caso de la convergencia σ, los resultados son, si cabe, más explícitos. Se produce una clara tendencia a la divergencia entre las comunidades autónomas españolas, tanto medida en términos de EVN como de MI. En este caso, el test de Levenne no es significativo para la EVN, pero sí para la MI.[19]

Por otra parte, el gráfico de convergencia σ (gráfico 7.3) muestra un alto grado de correlación entre ambas series, así como un crecimiento continuo de la divergencia entre comunidades autónomas desde 1990.

7.4. Conclusiones

Durante el periodo analizado no puede confirmarse la hipótesis de convergencia absoluta en salud entre las provincias españolas, medida tanto como EVN como por MI. Así, en términos de convergencia sigma, o se produce divergencia (caso de la MI) o la situación al final del periodo es prácticamente similar a la inicial (caso de la EVN).

Se ha producido un *escenario de cambio de papel* en el que, algunas provincias que inicialmente disponían de una peor EVN o MI han mejorado su situación, cruzándose, sobre otras que disfrutaban de una situación inicial mejor, pero el resultado final es de una mayor dispersión que la inicial.

Por su parte, del análisis condicional de convergencia se deduce que, en el caso de la EVN debe analizarse por separado el com-

---

[19] Los resultados concretos han sido: para la EVN valor de F ha sido de 0,80 contra un umbral de 0,42 al 0,05 (p-valor de 0,33); y en el caso de la MI valor de F de 0,09 contra el mismo umbral (p-valor de 0,00).

portamiento de dos grupos, el de las PC y el de las PS. En este estudio se detecta, en líneas generales, que el comportamiento de ambos grupos o es análogo (en el caso de la MI) o que la situación final es más convergente que la inicial, sólo entre las PS. Es decir, que la tendencia a la convergencia general en EVN que se aprecia desde 1980 es fundamentalmente atribuible a las PS.

Este resultado debe interpretarse con cautela. En efecto, parece claro, a tenor de los resultados, que existe un proceso de convergencia distinto en EVN entre PS y PC, aunque no sabemos por qué, ni podamos afirmar que la causa sea el pertenecer a una comunidades autónomas con competencias en sanidad o sin ellas. El resultado señala la necesidad de profundizar en el análisis y plantearnos las causas de esta falta de convergencia en EVN entre ambos grupos de provincias.

Finalmente, los resultados por comunidades autónomas, aunque poco robustos por la limitación de grados de libertad, sirven para ratificar las anteriores conclusiones, en el sentido de que no se produce convergencia durante el amplio periodo de tiempo estudiado. En este caso no se ha podido realizar un análisis en función del grado competencial por la pérdida de grados de libertad.

La conclusión fundamental de este trabajo es constatar empíricamente la inexistencia de convergencia en salud entre provincias españolas, medida por dos indicadores clásicos: EVN y MI. Esta conclusión es robusta al menos con los datos disponibles. Este estudio no analiza las causas de esta falta de convergencia, aunque apunta que, al menos en EVN, las PS y las PC siguen procesos de convergencia distintos.

Naturalmente de estos resultados no cabe inferir la influencia negativa del proceso de transferencias sanitarias en la evolución de ambos indicadores, dado que las causas de estos resultados pueden ser múltiples. Pero esta prudencia metodológica es igualmente exigible a la afirmación opuesta, es decir, suponer de forma apriorística que las transferencias de competencias sanitarias a las comunidades autónomas son inevitable e indefectiblemente buenas para la salud de los ciudadanos.

Queda pendiente para el futuro inmediato la confirmación de estos resultados mediante la mejora de la metodología utilizada y la ampliación de los indicadores de salud utilizados.

Apéndices

Apéndice 1. Representación de la esperanza de vida al nacer (EVN) por provincias

GRÁFICO 7.4: Convergencia β en EVN entre provincias

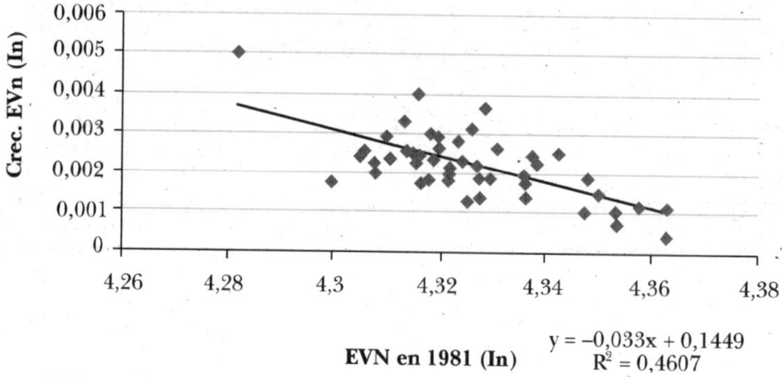

Fuente: Elaboración propia.

GRÁFICO 7.5: Convergencia σ en EVN entre provincias

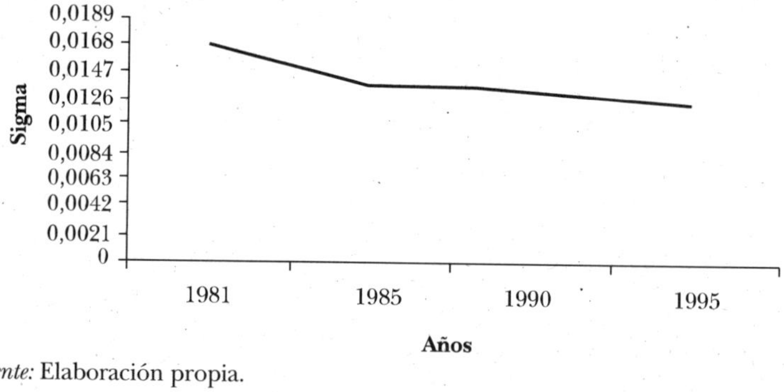

Fuente: Elaboración propia.

Apéndice 2. Representación de la mortalidad infantil (MI) por provincias

GRÁFICO 7.6: **Convergencia β en MI entre provincias**

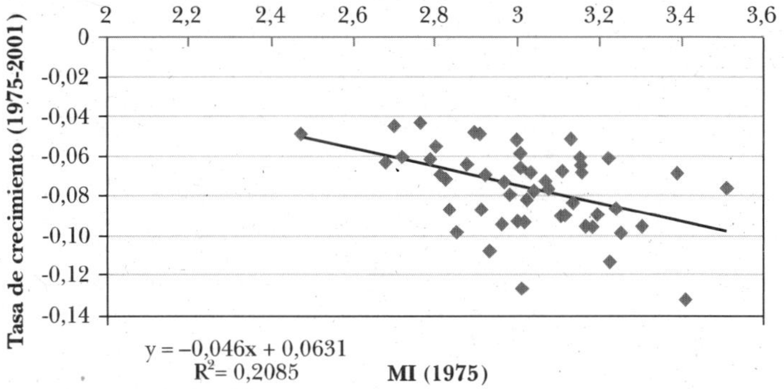

Fuente: Elaboración propia.

GRÁFICO 7.7: **Convergencia σ en MI entre provincias**

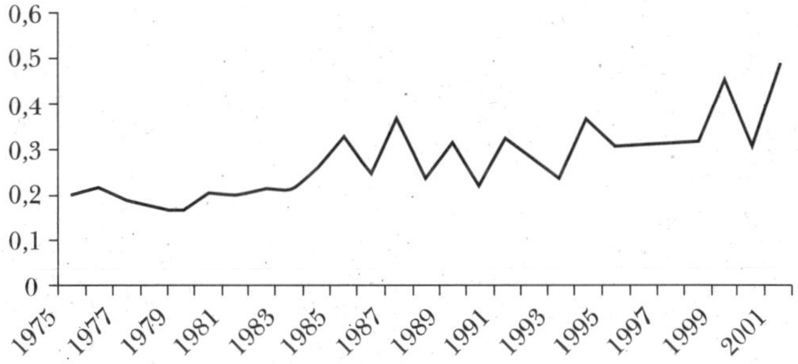

Fuente: Elaboración propia.

Apéndice 3. Representación de la convergencia condicional (como una representación de la convergencia β independiente para cada uno de los dos subgrupos analizados)

GRÁFICO 7.8: **Convergencia β condicional en EVN entre provincias españolas, 1970-1995**

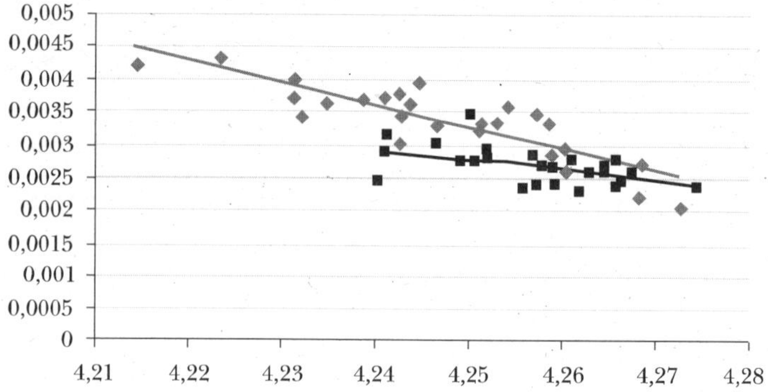

◆ sin competencias ■ con competencias

y = −0,0335x + 0,1458 R^2 = 0,7317 y = −0,0169x + 0,0747 R^2 = 0,2824

Fuente: Elaboración propia.

GRÁFICO 7.9: **Convergencia β condicional en MI entre provincias españolas, 1975-2001**

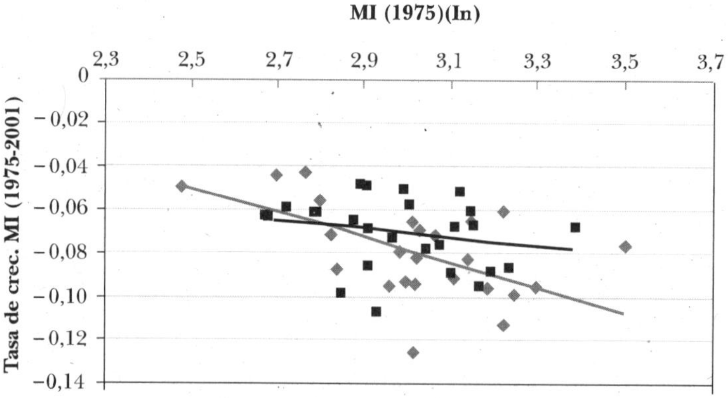

◆ sin competencias ■ con competencias

y = −0,0194x + 0,0129 R^2 = 0,0418 y = −0,0578x + 0,095 R^2 = 0,3341

Fuente: Elaboración propia.

GRÁFICO 7.10: Convergencia σ provincial en EVN en función del nivel competencial en 2001

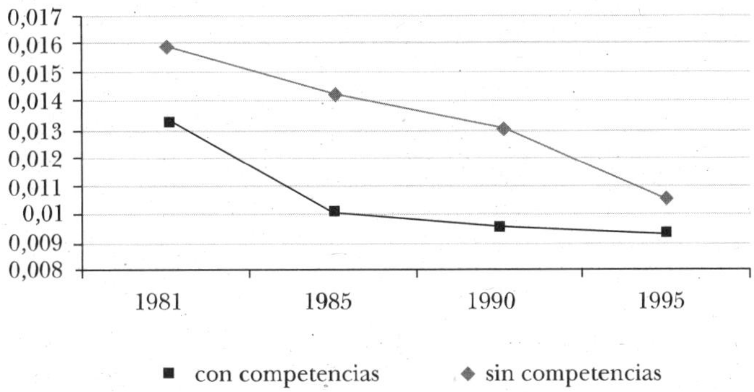

Fuente: Elaboración propia.

GRÁFICO 7.11: Convergencia σ en MI por provincias en función del nivel competencial

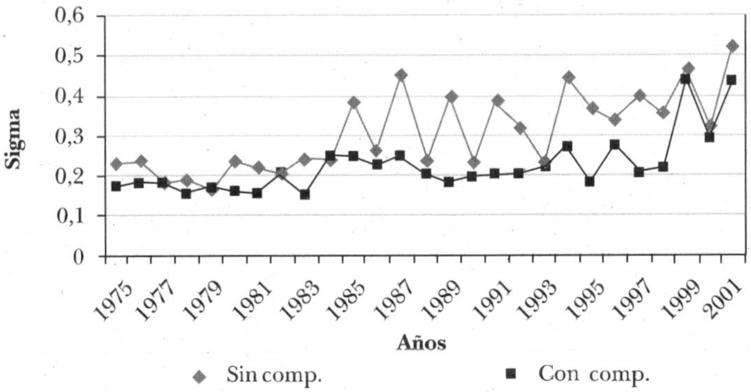

Fuente: Elaboración propia.

Apéndice 4. Representación de la convergencia entre comunidades autónomas

GRÁFICO 7.12: **Convergencia β en EVN**

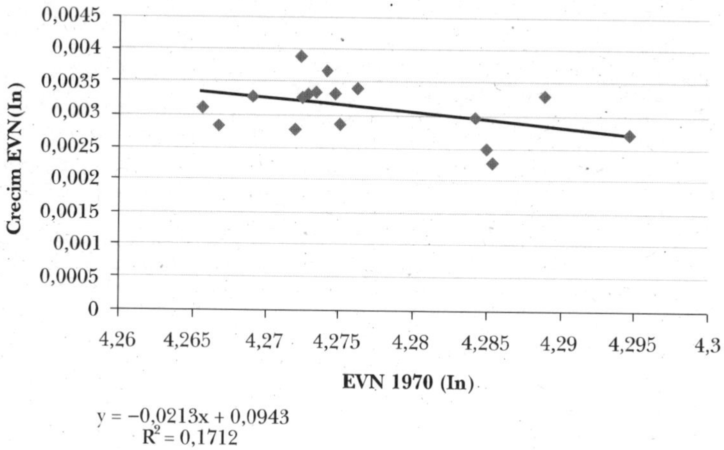

Fuente: Elaboración propia.

GRÁFICO 7.13: **Convergencia σ en EVN**

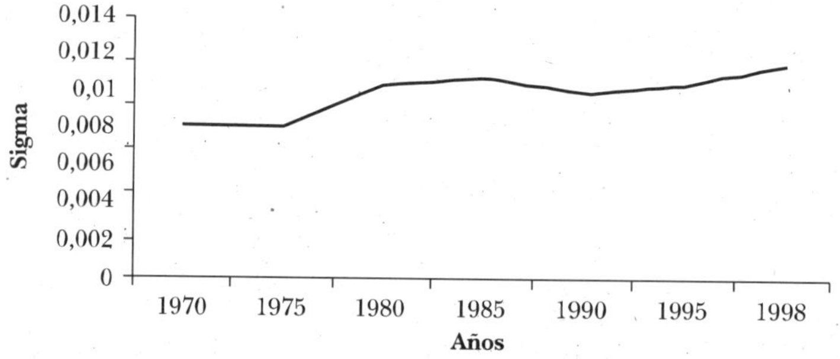

Fuente: Elaboración propia.

GRÁFICO 7.14: **Convergencia β en MI**

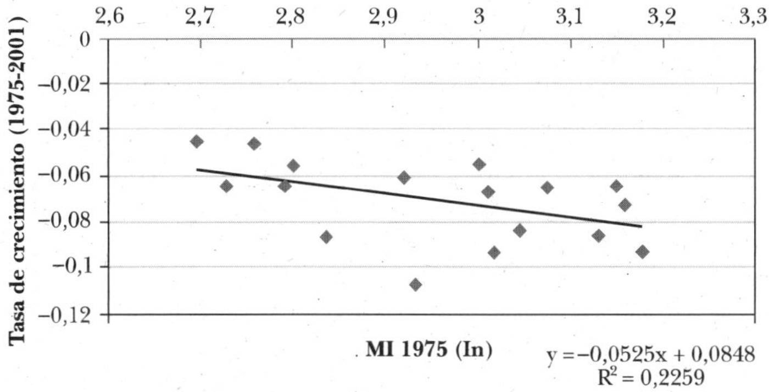

Fuente: Elaboración propia.

GRÁFICO 7.15: **Convergencia σ en MI**

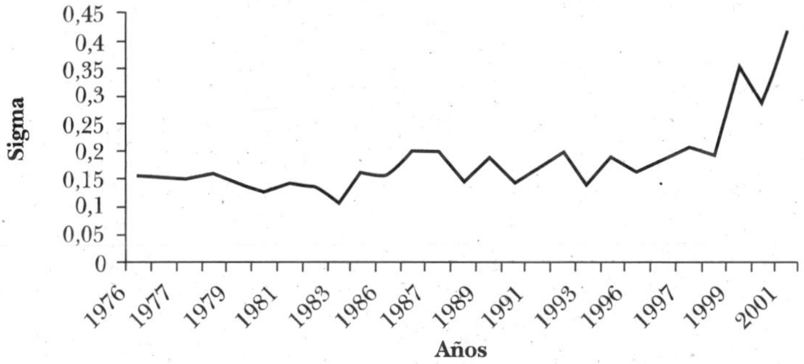

Fuente: Elaboración propia.

Bibliografía

BARRO, R. y X. SALA I MARTÍN. «Convergence across status and regions». *Brooking papers of Economy activity* 1, 1991: 107-182.

—. «Convergence». *Journal of political economy.* vol 100, núm. 2, 1992: 223-251.

—. *Economic Growth,* Nueva Cork, McGraw Hill, 1995.

COLLETTA, N. J., J. BALACHANDER, y X. LIANG. «The condition of young children in sub-saharian Africa: The convergence of health, nutrition and early education». *World Bank Technical Paper,* núm. 326, 1996.

BOYLE, G. E., y T. G. MCCARTHY. «A simple Measure of β-Convergence». *Oxford Bulletin of Economics and Stadistics* 59, 1997: 257-264.

GOERLICH, F. J. *Desigualdad, diversidad y convergencia: (algunos) instrumentos de medida.* Instituto valenciano de investigaciones económicas (Ivie). Valencia, 1998.

HITIRIS, T. «Health care expenditure and integration in the countries of the european unión». *Applied Economics* 29, 1997: 1-6.

INSTITUTO NACIONAL DE ESTADÍSTICA. *Tablas de mortalidad provinciales (1969-72).* Madrid, INE, 1978.

—. *Tablas de mortalidad de la población española. Resultados por Comunidades Autónomas. Años 1970-1975-1980.* INE. Madrid, 1988.

—. *Tablas de mortalidad provinciales y por comunidades autónomas.* Inebase. n.d., www.ine.es.

NIXON, J. *Convergence analysis of health care expenditure in the EU countries using two approaches.* Discussion paper in economics, 1999/03. Department of economics and related studies. Universidad de York, 1999.

—. *Convergence of health care spending and health outcomes in the European Union, 1960-1995.* Discussion paper, 183. Centre for health economics. Universidad de York, 2000.

RICE, N., y P. SMITH. *Approaches to capitation and risk adjustament in health care: an international survey.* Centre for health economics. Universidad de York, 1999.

SALA I MARTÍN, X. «The classical approach to convergence analysis». *The economic journal,* 106 (julio), 1996: 1019-1036.

—. *Crecimiento Económico.* Antoni Bosch Editor, 2000.

SUMMERS, R. y A. HESTON. «The Penn World Table: An expanded set of international comparison, 1950-1988». *Quarterly journal of economics* 106, núm. 2, 1991: 327-368.

TAMAYO LORENZO, P. A. *Descentralización y financiación de la asistencia sanitaria pública en España.* Consejo Económico y Social. Colección Estudios, 2001.

8. Una interpretación del cambio de definición del criterio de necesidad en el subsistema sanitario de financiación europea

Roberto Montero Granados
Juan de Dios Jiménez Aguilera
José Jesús Martín Martín
Universidad de Granada

8.1. Introducción

En la mayor parte de los países de nuestro entorno se utilizan, de forma explícita o implícita, variables que tratan de medir el grado de necesidad sanitaria para determinar el volumen de financiación necesaria de cada región. En el caso español, dada su especial configuración política, en la que la gestión de las políticas sanitarias es competencia de las Administraciones autonómicas, tradicionalmente se realiza de forma explícita. El nuevo sistema de financiación autonómico vigente desde 2002 rompe con el criterio tradicional, basado en la variable *población protegida*, introduciendo dos nuevas variables *(envejecimiento relativo e insularidad)* que, por otro lado, no son únicas ni excluyentes de otras. En este sentido, la literatura española sobre índices de necesidad sanitaria contempla series basadas en la pirámide poblacional (López Casasnovas 1998; Alonso y Herce 1998), pero también registros de necesidad sanitaria basados en desigualdades socioeconómicas (Benach y Yasui 1999; Molina y Herce 2000) y de educación (Borrell et al. 1999a y 1999b).

En este trabajo se interpreta que esta alteración se realiza con el objetivo de frenar el ritmo de crecimiento del gasto sanitario, que además podría descontrolarse por el traspaso de competencias de aquellas comunidades autónomas que recibieron sus competencias a lo largo de 2002. Así pues, la hipótesis de trabajo consiste en establecer que la modificación del criterio de necesidad puede tener, entre otros, un motivo económico, al haber coincidido con la simultánea reanudación del proceso de transferencias. Esto implica asumir: 1) que dentro del denominado *territorio Insalud* se hacía una distribución interna distinta de la capitativa; 2) que ninguna comunidad autónoma está dispuesta a perder financiación en términos históricos; y 3) que el decisor está interesado en minimizar el gasto sanitario total. Por ello, se tratará de reducir los recursos adicionales a distribuir en la nueva situación explicitando un criterio de distribución que se aproxime, en la medida de lo posible, a los patrones de gasto preexistentes.

Desde 1994 (año en el que se aprobó el primer modelo general de financiación sanitaria), el criterio tradicional de distribución de recursos financieros entre las comunidades autónomas consideraba la *población protegida*[1] como una variable indicadora de la necesidad financiera. El primer Acuerdo de Financiación de la Sanidad (1994-1997) supuso el progresivo abandono del criterio del coste histórico como fórmula de distribución de recursos y la adopción del criterio normativo de población protegida como el que mejor definía la necesidad de cada comunidad autónoma. Para el caso de las comunidades autónomas que aún no disponían de las competencias, el Insalud determinaba, sin un criterio explícito, cómo se distribuirían los fondos entre los distintos territorios.

Para el cuatrienio 1998-2001 se continuó con la variable de población protegida, aunque utilizando los datos actualizados del padrón de 1996. Además, se introdujeron cuatro nuevos fondos, dos de los cuales se distribuían también en función de la población protegida[2] y otros dos que lo hacían en función de otras cir-

---

[1] Que está constituida por la población de derecho de cada comunidad autónoma de la que se detraen aquellos colectivos no protegidos (normalmente asociados a otras mutuas distintas de la Seguridad Social como Muface, Mugeju, Isfas, etc.).

[2] El fondo para la lucha contra el fraude y el fondo procedente de las negociaciones con la industria farmacéutica. El modelo de financiación no pudo concretar ni la cuantía ni la forma de distribución de estos fondos, que comenzaron a distribuirse en 1999 de forma proporcional a la población protegida, aunque la intención original del acuerdo era distribuirlas en función a índices de esfuerzo de cada comunidad autónoma.

cunstancias[3] pero que, en conjunto, suponían menos del 1,8% del total.

Finalmente, el actual Sistema de Financiación Autonómica (2002) contempla para la distribución del volumen total de recursos la definición de un concepto de *necesidad de financiación,* que define como «las cantidades que surgen de la aplicación de las variables sociodemográficas y redistributivas y de las ponderaciones y modulaciones financieras que el modelo establece». De manera que la necesidad de financiación definitiva de cada comunidad autónoma se estimará a través de distintos índices que se consideran relevantes (población, edad, etc.). El porcentaje que resulte para cada comunidad autónoma será su participación en la restricción inicial. Para la financiación de las competencias en materia sanitaria, se establecen las siguientes variables: 1) población protegida (75%); 2) población mayor de 65 años (24,5%); 3) insularidad (0,5%). Por tanto, la participación de cada comunidad autónoma en la financiación del sistema será el resultado de una fórmula polinómica en la que la financiación resultante estará en función de la participación relativa de cada una de las variables.[4] El texto del acuerdo incluye, expresamente para el subsistema sanitario, una cláusula de mínimos, de forma que si una comunidad autónoma obtuviese menos recursos por aplicación de las nuevas variables respecto de su financiación histórica se le mantendrá el nivel de financiación anterior, con objeto de garantizar el nivel de prestación del servicio.

En cuanto a la financiación de las comunidades autónomas que, a la fecha de aprobarse el acuerdo, forman parte del deno-

---

[3] El fondo para la Modulación Financiera para paliar la posible pérdida de financiación en las comunidades autónomas con pérdidas porcentuales de población y el Fondo para la Atención a Desplazados y docencia, que se distribuyó ad hoc.

[4] La financiación se complementará con otros dos fondos adicionales. El primero, Fondo Programa de Ahorro en Incapacidad Temporal, se distribuirá en función de la población protegida siendo su finalidad es la compensación a las comunidades autónomas por los gastos derivados en la gestión y la lucha contra el fraude en la incapacidad temporal que corren a cargo de la Seguridad Social. El segundo, Fondo para la Cohesión Sanitaria, que no está dotado presupuestariamente y tampoco se define su distribución, su finalidad es doble: compensar económicamente a las comunidades autónomas que reciban pacientes desplazados desde otras comunidades autónomas y garantizar la igualdad de oportunidades y acceso al servicio público sanitario de todos los ciudadanos españoles, independientemente de su comunidad autónoma de residencia.

minado *territorio Insalud* se contempla una salvedad adicional consistente en que si de las negociaciones de la determinación del coste del servicio en el momento del traspaso se derivara una mayor necesidad, la financiación final será esta última cantidad.

El cuadro 8.1 sintetiza la ponderación total (población ajustada) de cada comunidad autónoma en el nuevo sistema de financiación sanitaria. Como se desprende de la última columna, se producen diferencias en algunos casos significativas de utilizar el criterio de necesidad tradicional, en base a la población protegida, respecto del criterio de población ajustada. Para algunas comunidades autónomas (Andalucía, Madrid y Murcia), la disminución de recursos representa más de un 3%; mientras que algunas otras (Castilla y León, Aragón, Asturias, Galicia y Castilla-La Mancha) ven aumentados sus recursos en términos proporcionales de forma considerable.

CUADRO 8.1: **Datos poblaciones por comunidades autónomas en el año base, 1999** (porcentaje sobre el total nacional)

	Población protegida	Población >65	Población ajustada	Variación (porcentaje)[1]
Andalucía	19,32	16,58	18,55	–3,99
Aragón	3,16	4,05	3,36	6,33
Asturias	2,95	3,65	3,11	5,42
Balears (Illes)	2,21	1,97	2,25	1,81
Canarias	4,47	3,10	4,50	0,67
Cantabria	1,43	1,58	1,46	2,10
Castilla y León	6,55	8,69	7,04	7,48
Castilla-La Mancha	4,61	5,44	4,79	3,90
Cataluña	16,99	17,06	16,92	–0,41
Extremadura	2,83	3,16	2,90	2,47
Galicia	7,30	8,67	7,60	4,11
La Rioja	0,71	0,82	0,73	2,82
Madrid	13,53	12,03	13,09	–3,25
Murcia	2,98	2,59	2,87	–3,69
Valencia	10,98	10,63	10,84	–1,28
Totales	100	100	100	—

[1] Variación de la población ajustada respecto de la población protegida.

Fuente: Consejo de Política Fiscal y Financiera (2001) y elaboración propia.

8.2. La distribución de recursos mediante programación lineal

Al explicitar el nuevo sistema de financiación un criterio de distribución por áreas geográficas, el flujo de recursos financieros hacia algunos territorios podrá verse incrementado o reducido. En principio, la exclusiva alteración del criterio no tiene por qué implicar incremento de recursos para el sistema. Sin embargo, la modificación del criterio de distribución puede afectar al coste general del sistema en dos momentos diferentes:

— Si se establecen compensaciones, como el de aquellas comunidades autónomas que salgan perjudicadas en el nuevo sistema de financiación,[5] deberán incrementarse los recursos generales. Éste sería el *coste inmediato* del acuerdo, en términos de coste de transacción.

— Ahora bien, las compensaciones anteriores provocan una discriminación relativa de unas comunidades autónomas, que obtendrán los recursos previstos en el modelo, sobre otras, que obtendrán unos recursos superiores. A medio plazo, una vez consolidado el acuerdo y ajustados los presupuestos de cada comunidad autónoma, será necesario proceder a la homologación relativa de recursos al objeto de que se elimine la discriminación financiera de partida. Este proceso deberá hacerse normalmente al alza, por lo que para equiparar la financiación de cada comunidad autónoma se deberá incrementar nuevamente a medio plazo los recursos a distribuir por el sistema. Éste sería el *coste definitivo* del sistema definitivo.

Una de las razones de la alteración del criterio de necesidad en el nuevo modelo de financiación puede haber sido la minimización del coste a medio plazo *(coste definitivo)*. Para verificarlo comprobaremos, por un lado, qué proporción de variables minimiza la distribución de los recursos sanitarios, mientras que, por

[5] Éstas se pueden justificar debido al elevado componente fijo que tiene el gasto público sanitario (salarios, amortizaciones, inversiones comprometidas, etc.).

otro, calcularemos cómo afecta el nuevo criterio a la evolución a medio plazo de los recursos.

El problema de distribución de recursos entre comunidades autónomas trata de hacer mínima, o alternativamente máxima, una función objetivo que pondera la participación de determinadas variables. A su vez sujeta a tantas restricciones como áreas geográficas. Éste puede resolverse mediante un ejercicio programación lineal construyendo una adaptación especial del modelo general que solucione el siguiente cuadro de distribución (cuadro 8.2):

CUADRO 8.2: **Ajustes en 2004**

	Financiación mínima	V_1	(...)	V_J	(...)	V_m
Comunidad 1	FM_1	$Indice_{11}$	...	$Indice_{j1}$	...	$Indice_{m1}$
(...)	...	...	...	...	...	...
Comunidad i	FM_i	$Indice_{1i}$	...	$Indice_{ji}$	...	$Indice_{mi}$
(...)	...	...	...	...	...	
Comunidad n	FM_n	$Indice_{1n}$	...	$Indice_{jn}$	...	$Indice_{mn}$

La solución consiste en encontrar los coeficientes asociados a cada una de las variables de decisión que minimizan la financiación total, sujeta a una serie de restricciones mínimas para cada comunidad autónoma. Si definimos θ_j como «la cantidad de recurso a distribuir por cada unidad de variable V_j», el volumen total de financiación a distribuir, cuya minimización es el objetivo del problema, será la suma de los productos de cada pareja de precio por variable (θ_j) por la cantidad de variable (V_j). Si denominamos F a la «financiación total»:

$$F = \sum_{j=1}^{m} \theta_j V_j$$

Por su parte, la financiación a asignar a cada unidad geográfica será la suma de los productos del precio por cada variable por la cantidad de cada variable que disponga y que será una parte del total, si denominamos F_i a la «financiación a recibir por cada región».

$$F_i = \sum_{i=1}^{n} \theta_j V_{ji}$$

De las anteriores funciones se deduce que:

$$F = \sum_{i=1}^{n} F_i;$$

y que

$$V_j = \sum_{i=1}^{n} V_{ji}$$

Si no se introdujese ningún tipo de restricción, la solución consistirá en otorgar un precio cero ($\theta_i = 0$) a cada variable, con lo que la función objetivo será mínima y asimismo igual a cero. Sin embargo, una restricción añadida por el sistema es que ninguna región está dispuesta a reducir su financiación por debajo de la que venía disfrutando hasta la fecha. Dicha restricción puede formalizarse linealmente de forma que $F \geq FM_i$. Donde FM_i es la financiación histórica o la financiación mínima de la región *i*. La financiación mínima puede ser cero (condición mínima de no negatividad) o, como en el caso de la financiación pública, como mínimo igual a la histórica de un año considerado base.

Por otro lado, se pueden establecer sobre los parámetros a estimar (θ_i) otra serie de restricciones o suposiciones. Éstas pueden limitarse a forzar su signo, negativo o positivo, o a garantizar su participación en un mínimo determinado (Φ_i). Así, por ejemplo, en nuestro caso, en el que consideramos la población protegida y la mayor de 65 años de cada comunidad autónoma, limitamos las restricciones a su no negatividad ($\theta_i \geq 0$).

Si ordenamos las anteriores funciones de forma que se pueda construir el cuadro de distribución, queda la formulación estándar:

$$\text{min.} \qquad F = \theta_1 V_1 + \ldots + \theta_j V_j + \ldots + \theta_m V_m$$

$$\begin{array}{lll}
\text{s.a.} & \theta_1 v_{11} + \ldots + \theta_j v_{j1} + \ldots + \theta_m v_{m1} & \geq FM_1 \\
\theta_1 v_{1i} + \ldots + \theta_j v_{ji} + \ldots + \theta_m v_{mi} & & \geq FM_i \\
\theta_1 v_{1n} + \ldots + \theta_j v_{jn} + \ldots + \theta_m v_{mn} & & \geq FM_n \\
\theta_1 & & \geq \theta_1 \\
\quad \theta_j & & \geq \theta_j \\
\qquad \theta_m & & \geq \theta_m
\end{array}$$

La solución, de existir y ser única, nos indicará el valor del parámetro asociado a cada variable (θ_1; θ_2; θ_3;...;θ_j) que hace mínima la función objetivo de gasto total. Hemos de tener en cuenta que este parámetro es el valor (o precio) en términos absolutos, de cada unidad de variable, por lo que para facilitar su interpretación y comparabilidad, éste debe ser transformado en relación o porcentaje, que indicará qué peso tiene cada variable[6] en la financiación final. Si definimos θ_j como «el porcentaje de participación de la variable *j*», para transformar su *precio por unidad* se calcula la relación:

$$\gamma_j = \frac{\theta_j V_j}{\sum_{j=1}^{m} (\theta_j V_j)}$$

Debido al carácter determinista del proceso y para comprobar la robustez de los resultados se realizan varias simulaciones. En primer lugar, se calcula la distribución que minimiza la distribución entre las comunidades autónomas de *territorio Insalud* (escenario I), es decir, aquellas comunidades autónomas que no dispusieron de sus competencias hasta enero de 2002. En segundo lugar, se generaliza el estudio para todas las comunidades autónomas, donde se muestra la ponderación que minimiza la función del total de recursos del sistema (escenario II). Este último es el realmente relevante, ya que el sistema de financiación es único para todas las comunidades autónomas, dispusiesen o no de las competencias sanitarias con anterioridad a la fecha de entrada en vigor del nuevo acuerdo.

8.2.1. Escenario I. Distribución interna Insalud-gestion directa

El cuadro 8.3 recoge la cuantía de gasto sanitario,[7] así como la población protegida y población mayor de 65 años para el año base (1999). Los datos de asignación interna por comunidades

[6] En nuestro análisis, limitamos las variables a introducir a las dos relevantes utilizadas por el nuevo sistema de financiación: población protegida y población mayor de 65 años. Se desestima la variable insularidad debido a su carácter marginal tanto en el coeficiente de ponderación como por las comunidades autónomas a las que afecta.

[7] Se han tenido en cuenta los correspondientes a tres años (1998, 1999, 2000) y media del periodo, datos que deben interpretarse como los de financiación mínima, al objeto de hacer distintas comparaciones y escenarios. No existen datos oficiales de distribución de gasto sanitario fuera de estos tres ejercicios.

autónomas son los que se derivan de las memorias Insalud de los ejercicios correspondientes. Los datos de población protegida y de población mayor de 65 años son los que expresamente recoge el texto del Acuerdo de Financiación.

CUADRO 8.3: **Cuadro de distribución de recursos sanitarios de las comunidades autónomas sin competencias hasta 2002** (millones de euros)

	Financiación			Media	Población	Población
	1998	1999	2000	1998-2000	protegida	>65 años
Aragón	718,86	767,48	820,73	769,02	1.122.385	253.808
Asturias	680,72	724,21	773,21	726,05	1.048.637	229.061
Balears (Illes)	374,55	406,42	443,90	408,29	785.338	123.451
Cantabria	323,66	342,48	368,19	344,77	506.490	99.416
Castilla-La Mancha	923,13	984,69	1.061,96	989,93	1.636.551	341.180
Castilla y León	1.382,56	1.473,57	1.563,43	1.473,19	2.325.743	545.374
Extremadura	608,13	646,89	692,26	649,10	1.004.955	198.551
La Rioja	143,65	150,21	161,62	151,83	252.177	51.319
Madrid	2.798,78	2.943,47	3.105,34	2.949,19	4.804.756	754.587
Murcia	586,76	641,90	704,21	644,29	1.059.008	162.580
Totales	8.540,84	9.081,37	9.694,88	9.105,70	14.546.040	2.759.327

Fuente: Insalud (2000), Consejo de Política Fiscal y Financiera (2001) y elaboración propia.

8.2.1.1. Escenario IA. Coeficientes para la distribución mínima respecto del gasto corriente para 1999

Un primer análisis consiste en buscar los coeficientes que minimicen la distribución interna entre las comunidades autónomas que formaban parte del *territorio Insalud.* En esta primera aproximación, se obtienen los resultados para el caso particular de la financiación obtenida durante el ejercicio de 1999 (año base del nuevo sistema).

Los resultados se muestran en el cuadro 8.4. En las dos primeras filas se asignan los coeficientes asociados a los valores de cada una de las variables que minimizan el gasto total, mientras que en las restantes se muestran la financiación a recibir por cada comunidad autónoma (millones de euros). El total recoge la financiación necesaria del sistema, y el exceso es su diferencia con respecto a la distribución del año base (9.081,37 millones de euros) y representa el coste total por hacer explícito un nuevo criterio.

El resultado más relevante es el que indica que dentro del *territorio Insalud,* la ponderación interna, que minimizaría la distribución de la financiación, sería aquella que combinara la población protegida en un 53,82% con la población mayor de 65 años en un 46,18%. Este resultado indica que la distribución de recursos que se hacía hasta diciembre de 2001, en que se reanuda y generaliza el proceso de transferencias sanitarias, podía minimizarse combinando la variable población protegida y población mayor de 65 años prácticamente por partes iguales.[8]

8.2.1.2. *Escenario IB. Coeficientes para la distribución mínima respecto del gasto corriente (media periodo 1998-2000)*

Para comprobar que las conclusiones anteriores no se han visto afectadas por los datos coyunturales del ejercicio 1999, y para confirmar por tanto la robustez de los resultados, en este nuevo escenario se calculan los coeficientes para la distribución mínima respecto del gasto corriente medio de los tres años analizados. Para ello, sólo hay que modificar la restricción inicial de financiación, de forma que, en lugar de consignar como financiación mínima la del gasto corriente, en 1999 se utilizan los datos de la media aritmética de financiación durante los años mencionados para cada comunidad autónoma. Los resultados se recogen en el cuadro 8.4.

En este escenario, la solución del modelo que minimiza la financiación total es aquella en la que la población protegida pondera un 52,08% y la población mayor de 65 años un 47,91%, lo que no difiere significativamente de la solución del escenario anterior y confirma que los coeficientes de ambas variables se mueven en torno al 50%.

En otras simulaciones realizadas se puede ampliar el margen operativo de financiación mínima. Puede ser de interés conside-

---

[8] Este hecho no puede interpretarse como que ésa era la distribución que realmente se hacía, de la que no nos queda constancia de la existencia de ningún criterio explícito, sino solamente que ésa es la ponderación que realmente minimizaría la distribución.

CUADRO 8.4: **Coeficientes de distribución de financiación sanitaria por comunidades autónomas (escenario I)**

	Escenario IA	Escenario IB
Población protegida (porcentaje)	53,82	52,08
Población >65 años (porcentaje)	46,18	47,92
Aragón	813,22	820,70
Asturias	746,71	753,12
Balears (Illes)	481,30	482,67
Cantabria	342,48	344,78
Castilla-La Mancha	1.138,94	1.147,78
Castilla y León	1.716,63	1.733,50
Extremadura	681,64	686,29
La Rioja	173,47	174,74
Madrid	2.943,48	2.951,86
Murcia	642,71	644,29
Total financiación	9.680,58	9.739,74
Exceso (sobre año base)	599,20	634,03

Fuente: Elaboración propia.

rar exclusivamente aquellas comunidades autónomas que tienen una población superior al millón de habitantes, despreciando por poco representativas a aquellas que no alcanzan ese límite; de esta forma se pretende evitar que una comunidad autónoma con escasa población pueda provocar una alteración importante de los resultados. En todos los casos se han obtenido resultados que pueden considerarse similares a los recogidos en el cuadro 8.4 (v. Anexo).

8.2.2. Escenario II. Distribución general del gasto sanitario

El cuadro 8.5 presenta los datos de distribución utilizados cuando se incorporaran el conjunto de las 15 comunidades autónomas analizadas. Los correspondientes a las variables población protegida y población mayor de 65 años se han obtenido directamente de los aprobados en el nuevo sistema de financiación; por el contrario, los datos de financiación de las comunidades autónomas sin competencias hasta 2002 son los que se reflejan, como gasto corriente, en las correspondientes memorias del Insalud, y los datos del resto de comunidades autónomas son los que aparecen como créditos (presupuestados o liquidados) en los correspondientes presupuestos de las comunidades autónomas.

CUADRO 8.5: **Cuadro de distribución de recursos sanitarios**

(millones de euros)

	Financiación 1999	Población protegida	Población >65 años
Andalucía	4.418,07	6.863.259	1.040.072
Aragón	767,48	1.122.385	253.808
Asturias	724,21	1.048.637	229.061
Balears (Illes)	406,42	785.338	123.451
Canarias	979,18	1.588.391	194.256
Cantabria	342,48	506.490	99.416
Castilla-La Mancha	984,69	1.636.551	341.180
Castilla y León	1.473,57	2.325.743	545.374
Cataluña	3.859,90	6.033.883	1.070.370
Extremadura	646,89	1.004.955	198.551
Galicia	1.675,99	2.591.446	543.783
La Rioja	150,21	252.177	51.319
Madrid	2.943,47	4.804.756	754.587
Murcia	641,90	1.059.008	162.580
C. Valenciana	2.450,59	3.900.139	666.753
Totales	22.465,12	35.523.158	6.274.561

Fuente: Insalud (2000), Dirección General de Coordinación de Haciendas Territoriales, Consejo de Política Fiscal y Financiera (2001), y elaboración propia.

La ponderación que minimiza el gasto total es aquella en la que el peso de la variable *población protegida* se sitúa en la franja del 80%-85%, mientras que el de la variable *población mayor de 65 años* es de un 20%-15% (cuadro 8.6). Estos resultados muestran la gran importancia que mantiene la variable *población mayor de 65 años,* incluso cuando se integran las comunidades autónomas que tradicionalmente se han venido financiando en función de la población protegida. Si se compara este porcentaje con los que se derivan del nuevo sistema de financiación (población protegida: 75%; población mayor de 65 años: 24,5%), se dispone de una perspectiva añadida para justificar la ponderación asignada normativamente en el acuerdo.

Por otra parte, el peso de la variable población protegida, que pasa en los resultados de una ponderación que supera ligeramente el 50% a la actual, de aproximadamente un 80-85%, puede tener una explicación que se basa en el tipo de distribución que se hacía en cada uno de los territorios. Tal y como muestran los resultados de los escenarios I, entre las comunidades autónomas sin competencias se podía estar practicando un modelo de distribución de recursos en el que se ponderaban ambas variables con un peso similar. Sin embargo, para las comunidades autónomas que sí disponían de competencias sanitarias, la mayor parte de la financiación se hacía en función de un criterio capitativo simple, según se desprende de los Acuerdos de Financiación de la Sanidad para los periodos 1994-1997 y 1998-2001. Esta disparidad de criterios de distribución provoca que, al combinar ambos, la ponderación mínima óptima se sitúe en una zona intermedia.[9]

Una forma de analizar la cuestión anterior es obteniendo un índice que relacione la población protegida y la población mayor de 65 años (IP_i). Para cada comunidad autónoma *(i)* se puede establecer el cociente entre la población protegida ($P_i/\Sigma P_i$) respecto de la población mayor de 65 años ($P > 65_i/\Sigma P > 65_i$). Como se observa en el cuadro 8.7, para seis comunidades autónomas prevalece la población protegida mientras que en las restantes predomina la población mayor de 65 años, lo que indica que el nuevo sistema de financiación, al incorporar una importante ponderación a la variable población mayor de 65 años está incrementando el porcentaje de participación de comunidades autónomas (Castilla y León, Aragón, Asturias y Galicia), en detrimento de otras comunidades autónomas (Canarias, Andalucía, Murcia o Madrid), cuya población está menos envejecida.

---

[9] Paralelamente, al igual que en el caso de la financiación interna del Insalud, se han realizado también otras simulaciones en las que se establece cierta flexibilidad consistente en excluir aquellas comunidades autónomas con una población inferior al millón de habitantes. En éstas se obtienen prácticamente los mismos resultados (v. Anexo).

En el análisis realizado, el modelo de programación lineal minimiza la ponderación de las variables en un contexto homogéneo. Es decir, cuando se indica que determinada ponderación minimiza la financiación total se está refiriendo a que el incremento de recursos será mínimo, una vez que se consolide el sistema de financiación y todas las comunidades autónomas exijan disponer de un volumen de financiación homogéneo. Hay que distinguir esta situación *(coste definitivo del sistema)* de la que aparece en un momento inicial, en la que algunas comunidades autónomas pueden obtener una ventaja comparativa inicial en términos de financiación *(coste inmediato del sistema)*. El gráfico 8.1 muestra esta situación. Así, para el decisor hubiese sido más económico, en el corto plazo, designar ponderaciones que otorgaran aproximadamente un 95% para la población protegida y el 5% complementario para la población mayor de 65 años. Dicha política, sin embargo, provocaría que, a medio plazo, el incremento de financiación necesario para homogeneizar el sistema rondase los 2.000 millones de euros. Como se evidencia en el gráfico 8.1,

CUADRO 8.6: **Relación población protegida/población mayor de 65 años por comunidades autónomas para 1999**

	IP_i
Canarias	1,4443
Andalucía	1,1656
Murcia	1,1505
Madrid	1,1247
Illes Balears	1,1237
C. Valenciana	1,0332
Cataluña	0,9957
Cantabria	0,8999
Extremadura	0,8940
La Rioja	0,8680
Castilla-La Mancha	0,8473
Galicia	0,8418
Asturias	0,8086
Aragón	0,7811
Castilla y León	0,7532

Fuente: Elaboración propia.

el coste definitivo del sistema de financiación es mínimo cuando la variable *población protegida* pondera un 80,64%. En esta situación, el coste final del proceso apenas superará los 1.000 millones de euros, es decir, menos del 4,5% del total de recursos del sistema.

GRÁFICO 8.1: **Coste mínimo de las transferencias (escenario IIA)**

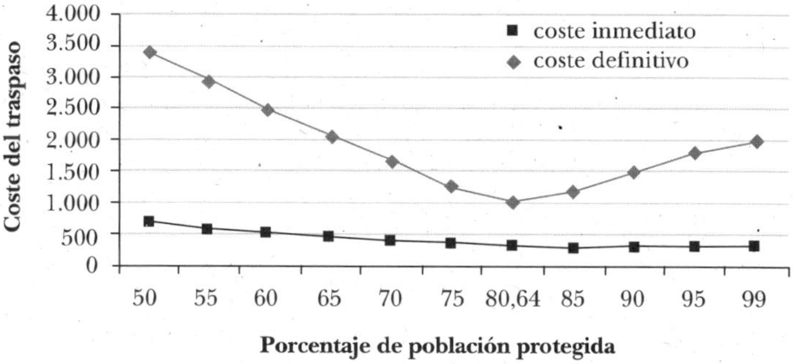

Fuente: Elaboración propia.

8.3. El coste de las transferencias

La puesta en funcionamiento del nuevo sistema de financiación unida a los distintos acuerdos alcanzados en las comisiones mixtas, han provocado que, con la excepción de Canarias y Galicia, ninguna otra comunidad autónoma se esté financiando en función de los parámetros del nuevo sistema. Como consecuencia de esta situación, en la que se observan claras diferencias en los niveles de financiación de cada comunidad autónoma (unas financiadas en función de los acuerdos de traspaso, otras en función de la población protegida y las dos mencionadas en función de los parámetros del nuevo sistema), cabe esperar que las comunidades autónomas peor financiadas exijan un nivel de financiación similar respecto de las mejor financiadas.

En este epígrafe se analizará el coste de este proceso de transferencias, definido como «el incremento de financiación necesario tras objetivarse un criterio de distribución». Los resultados muestran que el incremento de recursos del sistema, provocado sólo y exclusivamente por la generalización de las transferencias sanitarias se verá significativamente reducido a medio plazo.

En el cuadro 8.7 se resumen estos resultados. En el mismo se clasifica la financiación teórica de cada comunidad autónoma en fun-

CUADRO 8.7: **Financiación máxima por comunidades autónomas en función de la población protegida y población ajustada** (millones de euros)

	Financiación proporcional			Financiación ajustada[1]		
	Coste inmediato (a)	**Fph (b)**	**Coste definitivo (c)**	**Coste inmediato (a)**	**Fph (b)**	**Coste definitivo (c)**
Andalucía	4.418,07	22,867	4.739,95	4.418,07	23,696	4.418,07
Aragón	767,48	24,291	775,15	767,48	22,723	800,37
Asturias	724,22	24,533	724,22	724,22	23,182	740,27
Balears (Illes)	496,65	22,465	542,38	483,19	22,465	509,67
Canarias	1.004,51	22,465	1.096,99	979,18	23,694	979,29
Cantabria	342,48	24,020	349,80	342,48	23,380	347,12
Castilla-La Mancha	1.034,97	22,465	1.130,25	1.080,91	22,465	1.140,14
Castilla-León	1.473,58	22,507	1.606,22	1.589,46	22,465	1.676,56
Cataluña	3.859,91	22,724	4.167,16	3.859,91	22,700	4.029,24
Extremadura	646,90	22,867	694,05	654,09	22,465	689,94
Galicia	1.676,00	22,974	1.789,72	1.714,72	22,465	1.808,68
La Rioja	159,48	22,465	174,16	165,45	22,465	174,52
Madrid	3.038,57	22,465	3.318,29	2.955,61	22,465	3.117,57
Murcia	669,73	22,465	731,38	648,15	22,465	683,66
Valencia	2.466,48	22,465	2.693,54	2.450,59	22,498	2.581,04
Totales	**22.779,02**	—	**24.533,26**	**22.833,53**	—	**23.696,14**

[1] En el caso de que las ponderaciones sean: 1) población protegida: 75,38%; 2) población <65 años: 24,63%.

Fuente: Elaboración propia.

ción de los siguientes criterios: 1) financiación proporcional: importe que correspondería a cada comunidad autónoma si se hubiese mantenido exclusivamente un criterio proporcional a la población protegida; 2) financiación ajustada: importe que correspondería a cada comunidad autónoma con el criterio de distribución ajustado en los términos definidos en el sistema de financiación.[10] En cada una de las tres columnas se recoge: (a) coste inmediato: importe de

[10] Como se ha puesto de manifiesto anteriormente, la población protegida pondera en un 75% y población mayor de 65 años pondera en un 24,5%. Ha sido necesario hacer un pequeño ajuste para absorber el 0,5% de la variable *insularidad* que está incluida en el acuerdo y no se ha considerado en nuestro análisis. El ajuste consiste en distribuir dicho porcentaje en función de la participación de las otras variables, de forma que los pesos serían del 75,38% y del 24,63%, respectivamente.

la financiación inicial, incluido el principio de *nadie pierde;* (b) financiación por población homogénea (Fph), en términos tanto de población protegida como ajustada; y (c) coste definitivo: financiación máxima para equiparar a cada comunidad autónoma con la de mayor financiación relativa (esta última en negrita).

La financiación relativa por población homogénea (Fph_i) se calcula en función de la siguiente razón:

$$Fph_i = \frac{F_i}{\sum_{j=1}^{m}\left[\left(v_i \Big/ \sum_{i=1}^{n} v_i\right) \times \gamma_j\right]}$$

Donde F_i es la financiación inicial; v_i son las variables poblacionales (protegida o ajustada) y γ_j es la ponderación por variable.

Una primera conclusión que puede extraerse del cuadro 8.7 consiste en advertir que, por el criterio exclusivo de población protegida, la comunidad autónoma que dispondría de un mayor nivel de financiación por población homogénea sería Asturias, seguida de Aragón y Cantabria; mientras que por el criterio de población ajustada, en los términos del nuevo sistema de financiación, las comunidades autónomas con mayor financiación relativa son, por este orden, Andalucía y Canarias.

Por otra parte, el coste inmediato[11] del sistema ajustado (22.833,53 millones de euros) es similar, aunque algo superior, al coste del sistema proporcional (22.779,02 millones de euros), lo cual parece coherente con la hipótesis de que la reducción del coste inmediato del proceso no ha sido el objetivo del cambio del criterio de necesidad.[12] Finalmente, el coste definitivo debido a una financiación ajustada, que se deriva de igualar el nivel relativo de financiación de todas las comunidades autónomas en términos homogéneos con la de la comunidad autónoma mejor financiada, asciende en el nuevo sistema de financiación a 23,696,14 millones de euros, que es menor que el coste del sistema propor-

[11] Sólo incluye el incremento de recursos para evitar que algunas comunidades autónomas desciendan en sus niveles históricos de financiación.

[12] Hay que tener en cuenta que los importes se refieren a euros del año base, es decir, 1999, por lo que para calcular la cifra final habría que incrementar dichos importes en la cuantía de algún indicador que recogiese la variación en el nivel de precios en el periodo.

CUADRO 8.8: **Diferencias entre la financiación por población protegida y población ajustada en el sistema de financiación sanitaria**

(porcentaje y millones de euros)

	Proporcional	Ajustada[1]	Diferencia	
			Porcentaje	Millones de euros
Andalucía	19,32	18,64	–3,52	–160,15
Aragón	3,16	3,38	6,96	51,67
Asturias	2,95	3,12	5,76	40,77
Balears (Illes)	2,21	2,15	–2,71	–14,20
Canarias	4,47	4,13	–7,61	–80,26
Cantabria	1,43	1,46	2,10	9,26
Castilla-La Mancha	4,61	4,81	4,34	48,46
Castilla y León	6,55	7,08	8,09	125,15
Cataluña	16,99	17,00	0,06	4,27
Extremadura	2,83	2,91	2,83	19,57
Galicia	7,30	7,63	4,52	80,02
La Rioja	0,71	0,74	4,23	6,30
Madrid	13,53	13,16	-2,73	–87,50
Murcia	2,98	2,89	-3,02	–22,76
Valencia	10,98	10,89	-0,82	–20,59
Totales	100,00	100,00	0,00	0,00

[1] En el caso de que las ponderaciones sean: 1) población protegida: 75,38%; 2) población <65 años: 24,63%.

Fuente: Elaboración propia.

cional (24.533,26 millones de euros). El *ahorro* derivado del criterio de distribución a medio plazo es de un 3,53% del total de recursos y asciende a 837,12 millones de euros anuales.[13]

Respecto a la distribución entre comunidades autónomas, el cuadro 8.8 recoge los índices de participación máxima a los que puede aspirar cada comunidad autónoma en un sistema proporcional y en el nuevo sistema ajustado. La última columna indica cómo algunas comunidades autónomas verán relativamente incrementados sus recursos por la modificación del criterio de necesi-

[13] Euros del año base (1999).

dad en el contexto de la nueva definición de necesidad del sistema de financiación (Aragón, Asturias, Cantabria, Castilla-La Mancha, Castilla y León, Cataluña, Extremadura, Galicia y La Rioja); a diferencia de otras en las que su financiación sanitaria se reducirá (Andalucía, Illes Balears, Canarias, Madrid, Murcia y Valencia). No obstante, y teniendo en cuenta que el nuevo sistema de financiación compensa a Illes Balears y Canarias por la inclusión de la variable *insularidad,* las únicas comunidades autónomas que pierden nivel de aspiración de forma significativa serán Andalucía (160,15 millones de euros) y Madrid (87,50 millones de euros).

El nuevo modelo de financiación, sin embargo, no ha adoptado exactamente la ponderación de las variables que minimizan el gasto total, sino que ha otorgado un peso superior a la variable población mayor de 65 años. Si el nuevo modelo de financiación hubiese incluido la ponderación de las variables con aquellos índices que se derivan del modelo de programación lineal (80,64% y 19,36%, respectivamente), las cifras de gasto total y ahorro diferirían proporcionalmente de las expuestas. A modo de ejemplo, en euros del año base (1999), el coste máximo del sistema se reduciría hasta 23.513,88 millones de euros, por lo que el ahorro por el cambio de criterio se elevaría hasta 1.019,38 millones de euros anuales, lo que supone un 4,46% del total de recursos.

8.4. Conclusiones

Los distintos sistemas de financiación en vigor hasta 2001 han tendido a aproximar los recursos sanitarios a distribuir regionalmente en función de la población protegida de cada área. El nuevo sistema de financiación, que ha coincidido cronológicamente con la reanudación del proceso de transferencias, ha alterado este principio de distribución añadiendo las variables *población mayor de 65 años* e *insularidad* como variables de ajuste, que ponderan con un peso relativo del 24,5 y 0,5%, respectivamente.

En este capítulo se ha construido un modelo de asignación de recursos cuyo cuadro de distribución permite ser resuelto a través de un problema de programación lineal. Éste muestra que los pesos que hacen mínima la distribución de recursos dentro del *territorio Insalud*, en el año base (1999), son los que otorga una participación del 53,82% a la variable *población protegida* y del 46,18% a la variable *población mayor de 65 años*. Mientras que cuando se considera la totalidad de las comunidades autónomas, esta ponderación es del 80,64% para la variable *población protegida* y 19,36% para la variable *población mayor de 65 años*.

A pesar de la importante ponderación otorgada a la variable *población mayor de 65 años*, el sistema de financiación no ha incluido la ponderación que minimiza el coste total, sino una aproximación. Además, el sistema de garantías de mínimos y las negociaciones bilaterales del coste de servicio han distorsionado el efecto final, provocando que la financiación actual de las comunidades autónomas sea heterogénea. Por tanto, es de esperar que en un escenario en el que se halla consolidado el sistema de financiación, las comunidades autónomas que estén sufriendo una discriminación financiera soliciten una financiación homogénea para las competencias en sanidad. Financiación homogénea que se determinará en función de las variables y del criterio de necesidad definido por el propio sistema de financiación.

En el escenario definido por el nuevo sistema de financiación, sin tener en cuenta la ponderación de la variable *insularidad*, para un nivel de financiación homogéneo para todas las comunidades autónomas, el coste del sistema sanitario se elevará a 23.696,14 millones de euros (año base 1999), lo que supone un ahorro, en el sentido de un menor incremento del gasto, respecto del sistema de distribución basado en exclusiva en el criterio capitativo de 837,12 millones de euros anuales para el sistema sanitario.

La nueva definición de necesidad incorporada al nuevo sistema de financiación beneficia, en términos relativos, a aquellas comunidades autónomas con una población relativamente más envejecida, que pueden aspirar a un mayor incremento de recursos respecto a aquellas que disponen de una población más rejuvenecida, que si bien no disminuyen su recursos disponibles en relación a su nivel de gasto actual, tampoco podrán verlos incrementados hasta el mismo nivel que con el anterior criterio. Por tanto, las comunidades autónomas más beneficiadas serían Galicia, Castilla y León, Castilla-La Mancha y Asturias. Por su parte, las comunidades autónomas más perjudicadas serían Andalucía y Madrid. El caso de Illes

Balears y Canarias resulta particular por cuanto, aunque ambas pierden recursos por la inclusión de la variable *población mayor de 65 años,* esta pérdida se ve compensada (mayor en el caso de Canarias) por la inclusión de la variable *insularidad.*

Apéndice. Escenarios de financiación alternativos

CUADRO 8.9: **Coeficientes para la distribución mínima respecto del gasto corriente para 1999**

	Escenario I	
	Escenario IA	**Escenario IB**
Población protegida	62,97%	62,79%
Población >65 años	37,03%	37,21%
Aragón	786,13	788,17
Asturias	724,22	726,05
Balears (Illes)	—	—
Cantabria	—	—
Castilla-La Mancha	1.109,53	1.112,25
Castilla y León	1.653,68	1.658,09
Extremadura	667,40	668,97
La Rioja	—	—
Madrid	2.943,48	2.949,20
Murcia	644,02	645,24
Total financiación	8.528,45	8.547,98
Exceso	346,20	579,12

	Escenario II	
	Escenario IIA	**Escenario IIB**
Población protegida	81,28%	81,57%
Población >65 años	18,72%	18,43%
Andalucía	4.418,07	4.434,15
Aragón	781,21	783,09
Asturias	724,22	726,05
Balears (Illes)	—	—
Canarias	989,92	994,06

CUADRO 8.9 *(cont.)*: **Coeficientes para la distribución mínima respecto del gasto corriente para 1999**

	Escenario II	
	Escenario IIA	**Escenario IIB**
Cantabria	—	—
Castilla-La Mancha	1.118,82	1.121,83
Castilla y León	1.632,40	1.636,15
Cataluña	3.993,54	4.006,29
Extremadura	679,35	681,29
Galicia	1.774,10	1.778,83
La Rioja	—	—
Madrid	3.111,51	3.122,53
Murcia	683,18	685,64
Valencia	2.563,71	2.572,18
Total financiación	22.470,03	22.542,10
Exceso	904,03	882,55

Notas: Escenarios A: Financiación 1999. Sólo comunidades autónomas con población > 1.000.000 habitantes.

Escenarios B: Financiación media 1998-2000. Sólo comunidades autónomas con población > 1.000.000 habitantes.

Fuente: Elaboración propia.

Bibliografía

ALONSO, J. y J. A. HERCE. *El gasto sanitario en España: Evolución reciente y perspectivas.* Textos Express, Madrid: FEDEA, 1998-2001.

BENACH, J. y Y. YASUI. «Geographical patterns of excess mortality in Spain explained by two indices of deprivation». *Journal of Epidemiology and Communitiy Health,* vol. 53-7: 423 y ss. Londres, 1999.

BORRELL, C y M. I. PASARIN. «The study of social inequalities health in Spain: Where are we?» *Journal of Epidemiology and Communitiy Health,* vol. 53-57: 388 y ss. Londres, 1999a.

BORRELL, C., E. REGIDOR, L. C. ARIAS, P. NAVARO, R. PUIGPINÓS, V. DOMÍNGUEZ y A. PLASENCIA. «Inequalities in mortality according to educational level in two large southern european cities». *International Journal of Epidemiology.* 1999-28: 58-63. Londres, 1999b.

CASADO MARÍN, D. «Los efectos del envejecimiento demográfico sobre el gasto sanitario: mitos y realidades». *Gaceta Sanitaria* 2, vol. 15 (2001): 154-165.

DIRECCIÓN GENERAL DE COORDINACIÓN CON LAS HACIENDAS TERRITORIALES. *Presupuestos de las comunidades y ciudades autónomas: Ejercicio 1999.* Madrid: Ministerio de Economía y Hacienda, 1999a.

—. *Liquidación de presupuestos de las comunidades y ciudades autónomas: Ejercicio 1996.* Madrid: Ministerio de Economía y Hacienda, 1999b.

—. *Liquidación de presupuestos de las comunidades y ciudades autónomas: Ejercicio 1997.* Madrid: Ministerio de Economía y Hacienda, 2000.

DIRECCIÓN GENERAL DE FONDOS COMUNITARIOS Y FINANCIACIÓN TERRITORIAL. *Presupuestos de las comunidades y ciudades autónomas: Ejercicio 2000.* Madrid: Ministerio de Economía y Hacienda, 2001a.

—. *Liquidación de presupuestos de las comunidades y ciudades autónomas: Ejercicio 1998.* Madrid: Ministerio de Economía y Hacienda, 2001b.

LÓPEZ CASASNOVAS, G. «Financiación autonómica y gasto sanitario público en España», *Papeles de Economía Española* 76: 2-14. Madrid, 1998.

MOLINA, J. A y J. A. HERCE. *Población y salud en España. Patrones por género, edad y nivel de renta.* Documento de trabajo 21-2000. Madrid: FEDEA, 2000.

RICO GÓMEZ, A. «La descentralización sanitaria en España: El camino recorrido y las tareas pendientes». *Papeles de Economía Española* 76: 49-66. Madrid, 1998.

SANFRUTOS VELÁZQUEZ, N. «La distribución de los recursos económicos entre los agentes del gasto sanitario de la seguridad social». Mimeo. Granada: Escuela Andaluza de Salud Pública, 1999.

TRUYOLL WINTRITH, I. «La financiación de las Comunidades Autónomas: presente y futuro». *Revista de Administración Sanitaria*, vol. III, núm. 12, 1999: 649-661.

URBANOS GARRIDO, R. y A. UTRILLA DE LA HOZ. «Descentralización sanitaria y financiación autonómica: Incidencia en el periodo 1997-2000 y escenarios alternativos para el periodo 2002-2006». Documentos de trabajo de la Biblioteca de Económicas y Empresariales. Madrid: Universidad Complutense, 2000.

9. Evaluación de los criterios de asignación de los recursos sanitarios: elaboración de un índice sintético de necesidad relativa

José Sánchez Maldonado
Carmen Molina Garrido
Universidad de Málaga

9.1. Introducción

La recepción de la protección a la salud en el artículo 43 de la Constitución Española de 1978, y el reconocimiento expreso del papel protagonista de la salud pública en el mismo artículo, dentro del Título I del texto constitucional, es una clara muestra de la importancia asignada por la sociedad al sector sanitario. Veintiséis años después de aprobada la Constitución, el panorama de la sanidad española ha experimentado una enorme transformación, debido a un conjunto de factores diversos.

En primer lugar se ha dado, al igual que en otros países, un gran crecimiento del gasto sanitario, especialmente en el ámbito público.

En segundo lugar, se ha producido, en muchos países y singularmente en España, una intensa descentralización de las prestaciones sanitarias, fundamentalmente desde una perspectiva territorial.

En este sentido, y dentro del ámbito internacional, se han planteado dos alternativas básicas de financiación de la sanidad descentralizada: la llamada *línea de gasto* que consiste en estimar el gasto necesario para costear la prestación de los servicios transferidos y repartir los ingresos precisos para su financiación, y la *línea ingreso* o *espacio fiscal* que plantea garantizar la financiación estatal básica derivada fundamentalmente de la participación de las regiones en ciertos impuestos, y complementada con el esfuerzo fiscal propio de las regiones.

En nuestro país no es hasta el año 2001, con la finalización del modelo de financiación territorial de la sanidad que había estado vigente durante etapas anteriores, y con la revisión del modelo general de financiación autonómica, cuando se cierra el proceso de traspaso a la totalidad de las comunidades autónomas de régimen común. En este sentido, se acordó la inclusión, por vez primera, de la sanidad en el sistema general de financiación, y el cambio de un modelo de financiación vía gasto a un modelo de financiación vía espacio fiscal, con el consiguiente incremento de la corresponsabilidad fiscal.

Así, tras veinte años desde la primera transferencia, había llegado el momento de eliminar el carácter condicionado de la financiación sanitaria y dar más libertad a las comunidades autónomas en sus opciones de gasto.

En cuanto a cuestiones de equidad, la LGS ha establecido en su articulado la obligación de garantizar la igualdad de acceso para personas con igual necesidad, lo que implica que individuos en las mismas circunstancias tengan la misma oportunidad de acceder a los servicios sanitarios. La aplicación de este fundamento exige que los recursos destinados al sector salud se distribuyan de forma tal que cualquier ciudadano acceda a ellos en *igualdad de condiciones* con los demás, independientemente de la región en la que viva.

Esta circunstancia justifica el estudio del criterio de necesidad, así como las aproximaciones metodológicas para su correspondiente estimación en las comunidades autónomas. La finalidad es obtener unos indicadores fiables que permitan conocer cuáles son los factores que las determinan en mayor medida y qué relación guardan éstos con los criterios que se han venido usando para el reparto de los recursos sanitarios en nuestro país.

Por lo tanto, el objetivo de este estudio es estimar las necesidades relativas de gasto de las comunidades autónomas. Para ello se utilizará las técnicas estadísticas del análisis multivariante, comparando los indicadores de necesidades relativas de gasto con la distribución de recursos derivada de la aplicación de los modelos de financiación sanitaria.

9.2. Valoración de los criterios de asignación escogidos para el reparto de los recursos sanitarios

En este apartado vamos a realizar una valoración de los criterios de asignación de recursos que se han empleado en los sucesivos modelos de financiación autonómica de la sanidad, para comprobar en qué medida responden a la financiación realmente percibida por las comunidades autónomas.

Aunque la LGS establece en su articulado la obligación de garantizar una igualdad de acceso para igual necesidad, lo que implica que individuos en las mismas circunstancias tengan la misma oportunidad de acceder a los servicios sanitarios, el criterio de reparto de los recursos que se ha establecido ha sido un criterio capitativo, fundamentado en la idea de que la población es el mejor y casi el único indicador de la necesidad sanitaria. Es decir, que individuos con un estado de salud diferente, residentes en comunidades autónomas con dotaciones de recursos o condiciones socioeconómicas distintas, pueden tener o de hecho tienen, según el sistema adoptado, igual necesidad sanitaria.

No fue hasta 1994 cuando se estableció un modelo de financiación sanitaria que puso orden a la situación de heterogeneidad en los criterios de asignación de recursos sanitarios.

En este año fueron cinco las comunidades autónomas de régimen común las que tenían asumida la transferencia, fijándose la utilización, como referente único para el cálculo de los coeficientes de participación de las regiones de la población protegida, según el Censo publicado por el INE en marzo de 1991.

Las cifras correspondientes a dicha variable, así como los porcentajes de participación de cada una de las comunidades autónomas aparecen reflejados en el cuadro 9.1.

Es importante señalar que en la aplicación de este criterio de reparto se estableció un proceso de adaptación progresiva, desde los coeficientes de participación existentes hasta ese momento, que aparecen reflejados en el cuadro 9.2, a los nuevos índices de población protegida. El objetivo de esta medida era no producir efectos traumáticos en aquellas comunidades autónomas que aminoraban su índice de participación.

CUADRO 9.1: **Población protegida. Modelo de financiación 1994-1997**

Comunidad autónoma	Población protegida	Porcentaje
Andalucía	6.488.613	17,72298139
Cataluña	5.853.197	15,98740771
Canarias	1.412.773	3,858844654
Galicia	2.571.884	7,024837554
C. Valenciana	3.673.746	10,03446068

Fuente: Acuerdo entre la Administración del Estado y las comunidades autónomas relativo al sistema de financiación del gasto sanitario para el periodo 1994-1997.

Las consecuencias de este apartado en cada una de las regiones con la gestión transferida fueron las siguientes:

- — Andalucía mantenía su porcentaje de participación, fijado en el 17,72%.
- — Cataluña mantenía su porcentaje de participación, fijado en el 15,99%.
- — Canarias debía adaptar su porcentaje, desde el 3,949% aplicable en 1994, al 3,86%, porcentaje de aplicación según lo establecido en el acuerdo.
- — Galicia debía adaptar su porcentaje de participación, desde el 6,462% aplicable en 1994, al 7,02%, porcentaje correspondiente según lo establecido en el acuerdo.
- — La Comunidad Valenciana debía adaptar su porcentaje de participación, desde el 10,110% aplicable en 1994, al 10,03%, porcentaje correspondiente según lo establecido en el acuerdo.

La evolución real en la aplicación del proceso de adaptación progresivo aparece reflejada en el citado cuadro 9.2. Como se puede apreciar, las comunidades autónomas que partían de un porcentaje superior al determinado en el acuerdo, Canarias y Comunidad Valenciana, no realizaron el ajuste correspondiente completo, con lo que obtuvieron recursos adicionales a los establecidos teóricamente en el acuerdo. En el caso de Canarias, la justificación de este hecho venía determinada porque se permitió, ya que esta comunidad autónoma asumió la transferencia en ese año, que su periodo de adaptación se produjera en los diez años siguientes desde el momento en el que el acuerdo comenzó a ser efectivo. No existía justificación alguna para la sobrefinanciación de la Comunidad Valenciana.

CUADRO 9.2: **Porcentaje de reparto. Criterio teórico y evolución real**

Comunidad autónoma	Teórico	1994	1995	1996	1997
Andalucía	17,723	17,720	17,720	17,720	17,720
Cataluña	15,987	15,990	15,990	15,990	15,990
Canarias	3,859	3,949	3,940	3,931	3,922
Galicia	7,025	6,462	6,651	6,841	7,030
C. Valenciana	10,034	10,110	10,090	10,070	10,050

Fuente: Elaboración propia a partir de Acuerdo entre la Administración del Estado y las comunidades autónomas relativo al sistema de financiación del gasto sanitario para el periodo 1994-1997.

En cambio, Galicia, que parte de un porcentaje inferior, sí que realizó el ajuste completo, sobrepasando en 1997, quizás como compensación por partir de un porcentaje inferior al que le correspondía, el porcentaje de participación que se le había establecido.

La aparente igualdad en la que se encontraban Andalucía y Cataluña respecto del proceso de adaptación de los porcentajes de participación escogidos para el reparto de los recursos, se rompe al estudiar la financiación por persona correspondiente a cada una de las comunidades autónomas. Esta financiación por persona muestra una posición predominante y claramente favorecida por el criterio de asignación escogido para Cataluña. En efecto, la financiación por persona correspondiente a esta comunidad autónoma respecto del resto es claramente superior en el periodo considerado (v. cuadro 9.3).

Mientras que Andalucía y Galicia obtienen un índice de financiación por persona inferior a la media, establecido en el promedio de financiación por persona de las comunidades autónomas con gestión transferida, Cataluña, Canarias y Comunidad Valenciana obtienen un porcentaje superior a esta media. Sin embargo, en estas dos últimas comunidades autónomas hay que tener en cuenta que contaban con la financiación adicional que le proporcionaba la aplicación de un porcentaje superior al que realmente le correspondía (v. cuadro 9.4).

CUADRO 9.3: **Pesetas por persona correspondiente a cada comunidad autónoma. Modelo 1994-1997**

Comunidad autónoma	1994	1995	1996	1997
Andalucía	74.854	79.644	85.379	92.264
Cataluña	77.367	82.317	88.245	95.361
Canarias	77.507	82.279	88.002	94.881
Galicia	69.355	75.952	83.747	93.001
C. Valenciana	76.845	81.601	87.303	94.156
Promedio	75.186	80.358	86.535	93.932

Fuente: Elaboración propia.

En 1998 se produjo la primera revisión del modelo que había estado vigente durante el cuatrienio anterior. Aunque este acuerdo no supuso un cambio sustancial, sí introdujo algunos ajustes.

En relación con el criterio de asignación escogido se mantuvo el principio de población protegida, pero aceptando que el Censo de 1991 no reflejaba la realidad demográfica de algunas comunidades autónomas, se tomó como base el Padrón de 1996, que beneficiaba, como veremos, a Andalucía, Canarias y Comunidad Valenciana, en detrimento de Cataluña, Galicia y el mismo Insalud considerado como conjunto.

Respecto a esta actualización, hay que señalar como hecho positivo la utilización del Padrón como variable de partida, ya que al realizarse los censos cada diez años, la situación demográfica podía sufrir alteraciones que afectarían de manera decisiva a

CUADRO 9.4: **Índices correspondientes a pesetas por persona. Modelo 1994-1997**

Comunidad autónoma	1994	1995	1996	1997
Andalucía	99,56	99,11	98,66	98,22
Cataluña	102,90	102,44	101,98	101,52
Canarias	103,09	102,39	101,70	101,01
Galicia	92,25	94,52	96,78	99,01
C. Valenciana	102,21	101,55	100,89	100,24

Fuente: Elaboración propia.

la financiación autonómica de la sanidad. En cualquier caso, también hay que hacer notar la ausencia en el modelo establecido de mecanismos automáticos de ajuste en relación con la única variable utilizada en el modelo, que se complementase con el criterio de evolución de los recursos establecido para cada año de duración del mismo y que fue el del PIB nominal al coste de los factores.

Como podemos comprobar en el cuadro 9.5 y si lo comparamos con el cuadro correspondiente a 1991, las únicas comunidades autónomas que experimentaron una pérdida real de población fueron Asturias y Castilla y León, ambas encuadradas en el bloque Insalud-Gestión Directa. Respecto a las regiones con las competencias sanitarias asumidas, fue Canarias la que experimentó un crecimiento poblacional mayor (7,93%), seguida de Andalucía (4,41%) y Comunidad Valenciana (4,35%). Por el contrario, los crecimientos de Cataluña y Galicia fueron muy moderados.

Ante esta nueva situación y con el mantenimiento del criterio de reparto resultaba evidente que algunas comunidades autónomas podían verse perjudicadas. En este sentido, son varias las regiones que ven disminuidos sus porcentajes de participación de población protegida respecto del total.

CUADRO 9.5: **Población protegida. Modelo 1998-2001. Diferencias sobre el modelo 1994-1997**

Admón. Gestora	Población protegida		Porcentajes		Difer.
	1991	1996	1991	1996	
Andalucía	6.488.613	6.774.675	17,72	18,07	0,35
Cataluña	5.853.197	5.904.464	15.99	15.75	–0,24
Canarias	1.412.773	1.524.792	3,89	4,07	0,18
Galicia	2.571.884	2.591.469	7,03	6,91	–0,12
C. Valenciana	3.673.746	3.833.506	10,03	10,23	0,2
Insalud-G. Transferida	22.530.861	23.174.358	61,57	61,82	0,24
Insalud-G. Directa	14.080.634	14.315.225	38,43	38,18	–0,24
Total Insalud	36.611.495	37.489.583	100	100	0

Fuente: Elaboración propia a partir del Acuerdo del CPFF de Financiación de los Servicios de Sanidad en el periodo 1998-2001.

Cataluña pasa de tener una participación del 15,99% en 1991 a una del 15,75%, mientras que Galicia pasa de representar el 7,02% del total de población protegida a representar el 6,91%. El resto de comunidades autónomas con la gestión transferida ven incrementados sus porcentajes de población protegida, con lo que, de mantenerse la correspondencia entre porcentaje de población protegida y porcentaje de financiación, verían aumentados en igual proporción sus recursos.

Si analizamos la financiación percibida por las distintas regiones según los presupuestos liquidados del Insalud correspondientes a 1998, que es el primer año de aplicación de este modelo para aquellas regiones con competencias sanitarias asumidas, podemos observar (cuadro 9.6) cómo la Comunidad Valenciana, a pesar de ver incrementado su porcentaje de participación en la población protegida (pasa de un 10,03 a un 10,23%) le corresponde un porcentaje de financiación inferior al relativo a 1994.

CUADRO 9.6: **Financiación percibida. Año 1998** (miles de pesetas)

Comunidad autónoma	Financiación	Porcentaje
Andalucía	696.221.252	17,88
Cataluña	630.838.836	16,20
Canarias	155.628.056	4,00
Galicia	268.579.953	6,90
C. Valenciana	392.621.213	10,08
Total Insalud-G. Transferida	2.143.889.310	55,06
Total Insalud-G. Directa	1.477.803.463	37,95

Fuente: Insalud. Liquidaciones presupuestarias.

El resto de comunidades autónomas, incluidas Galicia y Cataluña, que en teoría y de acuerdo con el criterio de asignación establecido tendrían que ver reducido su porcentaje en la financiación, vieron incrementados sus porcentajes de participación en la financiación total, con lo que se produjo un primer desajuste claro entre la evolución del criterio de asignación utilizado y el reparto efectivo que posteriormente se hizo de los recursos.

De hecho, en el modelo 1998-2001 se introdujeron diversos fondos de financiación adicionales que anularon los efectos provocados por la nueva realidad demográfica. Estos fondos contribuyeron a restar transparencia y simplicidad al sistema, puesto que no se explicitaron los criterios seguidos para el reparto de los mismos.

Por lo tanto, y tras esta primera revisión del modelo de financiación sanitaria, la introducción de subfondos, de los que no se explicitaban los criterios de reparto, motivaron un alejamiento entre la variable escogida para el reparto de los recursos y la financiación efectiva recibida por las comunidades autónomas.

En el año 2001, y tras veinte años desde la primera transferencia, entró en vigor un nuevo modelo de financiación autonómica que englobaba la financiación de la sanidad y que nació con una vocación de mayor estabilidad que los anteriores.

En este nuevo modelo, y en un intento de reflejar en mayor medida las necesidades sanitarias, se dio entrada a la población mayor de 65 años y a un factor de insularidad como medida que considerara el coste de la provisión de los servicios. De esta forma, el reparto de los recursos se efectuaría de acuerdo con las siguientes variables y ponderaciones:

— Población protegida de 1999 calculada de la misma forma que en anteriores modelos, ponderada con el 75%.
— Población de derecho mayor de 65 años según el padrón de 1999. La ponderación es del 24,5%.
— Insularidad. La asignación por esta variable se efectúa proporcionalmente a la distancia de las capitales insulares a la península. Su ponderación es del 0,5%.

Como puede comprobarse en Molina (2003), en el que se realizaba una estimación de las necesidades de financiación de las comunidades autónomas atendiendo a las directrices del nuevo modelo, se produce una diferencia significativa entre la financiación que recibirían las comunidades autónomas atendiendo estrictamente a los criterios de reparto establecidos en el modelo y la financiación efectiva que recibirían al tener en cuenta los decretos de traspaso fijados para aquellas comunidades autónomas que aún no gestionaban la competencia de asistencia sanitaria y las reglas de garantía de recursos (cuadro 9.7).

En este sentido, estas diferencias también son significativas si estudiamos los porcentajes relativos a los criterios de asignación fijados y los porcentajes correspondientes a la financiación realmente percibida por las regiones, según la estimación que de las mismas hemos realizado, puesto que no existen datos oficiales del reparto y la cuantía de dicha financiación.

Se puede determinar, y de acuerdo con la aplicación de las reglas establecidas en el nuevo modelo de financiación autonómica, que van a ser tres los criterios que van a determinar la financiación de las competencias sanitarias.

Existe un grupo de comunidades autónomas, compuesto por Canarias, Comunidad Valenciana y Galicia, que realmente se tendrían que financiar de acuerdo con los criterios de reparto establecidos en el nuevo modelo. El segundo grupo de comunidades autónomas estaría compuesto por Andalucía y Cataluña; estas regiones, gracias a la aplicación de la regla que les garantiza la obtención de, al menos, los mismos recursos que los determinados

CUADRO 9.7: **Financiación percibida según nuevo modelo**

(miles de pesetas)

Comunidades autónomas	Financiación	Porcentaje
Andalucía	735.104.995	18,77
Aragón	135.912.404	3,47
Asturias	124.889.332	3,19
Balears (Illes)	86.811.896	2,22
Canarias	172.682.046	4,41
Cantabria	67.030.264	1,71
Castilla y León	270.217.519	6,90
Castilla-La Mancha	183.756.698	4,69
Cataluña	665.825.192	17,00
C. Valenciana	416.028.227	10,62
Extremadura	116.195.663	2,97
Galicia	291.528.238	7,45
Madrid	502.424.157	12,83
Murcia	113.265.606	2,89
La Rioja	34.012.626	0,87

Fuente: Elaboración propia.

en su restricción financiera inicial (liquidación correspondiente a 1999), se van a financiar de acuerdo con un criterio histórico.

El grupo restante, compuesto por todas aquellas regiones que asumen las competencias sanitarias en el año 2001, se ha visto beneficiado por la firma de unos decretos de traspaso que incrementaban la financiación que les hubiese correspondido de la aplicación estricta de las variables de reparto o de la garantía de recursos.

En este año, y para este modelo, se comprueba de nuevo que no existe una correspondencia entre los criterios de asignación establecidos y la financiación realmente percibida, pero de alguna forma el propio desarrollo del modelo deja entrever las razones por las que no se produce esa correspondencia.

Por lo tanto, de este análisis podemos destacar el hecho de que a lo largo de los distintos modelos de financiación autonómica de la sanidad no ha existido una correspondencia entre el criterio teórico de asignación de recursos y la financiación real que las comunidades autónomas han recibido.

Esta ausencia de reciprocidad justifica el estudio de determinadas variables que pueden ser indicativas de la necesidad sanitaria. El objetivo es ofrecer una visión de la financiación autonómica de la sanidad basada en criterios de asignación distintos a los establecidos y que se adecuen, en mayor medida, a las realidades de las regiones. De esta forma se trataría de eliminar la falta de transparencia en la aplicación de los criterios de asignación.

9.3. Construcción del índice de necesidades relativas de gasto

9.3.1. Material y métodos

Tomando como punto de partida la distribución de las competencias sanitarias, es posible obtener un número de variables de necesidad relativa de gasto sanitario regional, expresándolas como índice por habitante al tomar en cuenta a la población (P_i) respecto a la media [$NG_i = (NG_i / P_i) / (\Sigma NG_i / \Sigma P_i)$].

Los índices de necesidad se calculan a partir de la identificación de variables de necesidad y sus correspondientes indicadores que aproximan la escala de prestación del servicio sobre la base de indicadores demográficos, de estado de salud, y de utilización de los servicios sanitarios, a los que se les aplica la técnica de análisis multivariante (análisis de componentes principales).

En lo que respecta a la relación causal de las variables seleccionadas con la necesidad del gasto sanitario, en algunos casos la relación es obvia, como es la población; en otros casos, se requiere dar una explicación adicional basada en parte en la experiencia comparada y en la experiencia de estudios anteriores. En nuestro caso, la selección de las variables se ha visto condicionada por las limitaciones en cuanto a disponibilidad de la serie temporal necesaria para el estudio, teniendo en cuenta, además, que aún no se dispone en nuestro país de adecuadas estadísticas sobre morbilidad o distribución de la salud o la enfermedad a lo largo del territorio. La aproximación se ha limitado a los años 1991, 1996 y 1999, ya que estos han sido los referentes en las sucesivas reformas de los mecanismos de asignación de recursos para la financiación sanitaria.

Las variables seleccionadas responden a cuatro aspectos básicos como son la población, el estado de salud, la utilización que se realiza de los servicios sanitarios y la cobertura o dotación existente para hacer frente a esas necesidades sanitarias (v. cuadro 9.8).

La metodología de trabajo se realiza en varias fases: el punto inicial es seleccionar, a partir de unas consideraciones previas, las variables representativas de las necesidades de gasto sanitario: X_{ij}.

Es importante acotar que las variables seleccionadas además de ser relativizadas en función de la población protegida, también han sufrido una transformación tendente a homogeneizar en lo posible su significado. Se sustituyen los valores de X_{ij} por otros X_{ij} que corresponden a los valores de las variables originales de tal manera que se han tipificado para que sigan una distribución normal de media 0 y desviación estándar 1, N(0,1), es decir, E(: X_{ij})=0 y Var (: X_{ij})=1.

Esto implica que las nuevas variables X_{ij} se han obtenido al normalizar los valores de las características e información facilitada por la primitiva X_i referida a la comunidad autónoma$_j$ en el conjunto de la muestra de comunidades autónomas analizadas, que para nuestro caso es el conjunto de comunidades autónomas de régimen común.

CUADRO 9.8: Variables utilizadas para construir el índice sintético de necesidad sanitaria

Variable	Pertenencia	Justificación
Pob. ≥ 65 años	Población	Los individuos situados en esta franja de edad presentan mayores niveles de frecuentación sanitaria.
Pob. ≤ 4 años	Población	Los individuos situados en esta franja de edad presentan mayores niveles de frecuentación sanitaria.
Tasa bruta de mortalidad	Estado de salud	Se utiliza para comparar condiciones sociales, económicas y sanitarias entre regiones.
Tasa bruta de natalidad	Estado de salud	Igual que la variable anterior.
Enfermos dados de alta	Utilización servicios sanitarios	Refleja el grado de utilización y eficiencia de los servicios sanitarios.
Estancias causadas	Utilización servicios sanitarios	Refleja las estancias hospitalarias contabilizadas en función del número de personas y de los días de estancia.
Camas por 1.000	Cobertura	Refleja la dotación de la que disponen las regiones para hacer frente a las necesidades.

Fuente: Elaboración propia.

Al aplicar el ACP a la matriz de $i*j$ (i variables y j casos) permite modificar la información contenida en la misma por la que se muestra en una nueva matriz de $k*j$ (k componentes principales y j casos). Estos nuevos componentes principales, que denotaremos por L_1, L_2, ..., L_k, cumplen dos características que hacen que la transformación sea útil para determinar los objetivos:

— Ser ortogonales entre sí.

— Concentrar la varianza contenida en las variables originales en las nuevas, de tal forma que el primer componente represente una proporción mayor de esa varianza, el segundo una proporción mayor de la que queda y así sucesivamente.

De esta manera, se obtienen los componentes principales (L_1 a L_k) y la proporción de la varianza total que explica cada uno, siendo igual a $\alpha_j = \lambda_j / \Sigma_j \text{Var}(X_i)$.

Se seleccionan aquellos (denotados por el subíndice$_1$) cuya raíz característica o autovalor *(eigenvalue)* $\lambda_j = \Sigma a_{ij}^2$ ($j = 1, 2, ...k$) es mayor que 1 y explica un porcentaje relativamente alto de varianza (α_j). También se cumple que $\text{Cov}(N_j, L_j) = a_{ij}$, y que $\Sigma a_{ij} = \text{Var}(N_j) = 1$, ya que los componentes principales son variables tipificadas. Por consiguiente, se selecciona la variable que guarda mayor correlación con cada componente ($N_{ij} = N_j$ cuyo a_{ij} es mayor).

Se elabora una ponderación (α_j), que resuma la información de cada variable, por lo que se define el índice que va a utilizarse en la distribución como «la suma algebraica del valor de dichas variables ponderadas por la proporción de varianza explicada por cada componente principal seleccionado».

El índice de necesidades de gasto regional se ha estimado sobre el conjunto de variables que teóricamente muestran de alguna manera esta característica:

$$NG_i = \alpha_1 N_{11} + \alpha_2 N_{12} + \alpha_3 N_{13} + \ldots + \alpha_k N_{kk} \qquad (9.1)$$

9.3.2. Resultados del análisis de componentes principales (ACP)

El ACP nos muestra que los dos primeros componentes son los que mejor representan la variabilidad conjunta para los años seleccionados en el análisis.

En 1991, estos valores eran $I_1 = 3,433$, que explicaba el 49,050% de la variabilidad inicial e $I_2 = 1,799$, que explica el 25,694%. En conjunto explicaban el 74,743% de la variabilidad inicial, criterio suficiente para poder seleccionar las dos primeras componentes asociadas. Con la tercera componente apenas se llegaba a explicar el 89,492% de la variabilidad, pero el retener más componentes apenas simplificaba la dimensión del problema (cuadro 9.9).

En 1996, los valores propios superiores a la unidad eran $I_1 = 3,637$, que explicaba el 51,964% de la variabilidad inicial e $I_2 = 2,196$, que explica el 31,368% de la variabilidad. En conjunto explican el 83,331% de la varianza, destacando que con estas dos

CUADRO 9.9: **Autovalores iniciales. Año 1991**

Componente	Total	Porcentaje varianza	Porcentaje acumulado
1	3,433	49,050	49,050
2	1,799	25,694	74,743

Fuente: Elaboración propia.

componentes queda explicado un porcentaje mayor de la varianza que en el año anterior, incrementándose en mayor medida el peso de la segunda componente (cuadro 9.10).

CUADRO 9.10: **Autovalores iniciales. Año 1996**

Componente	Total	Porcentaje varianza	Porcentaje acumulado
1	3,637	51,964	51,964
2	2,196	31,368	83,331

Fuente: Elaboración propia.

Para 1999, los dos valores propios seleccionados han sido $I_1 = 3{,}708$, que explica el 52,966% de la varianza, e $I_2 = 2{,}345$, que explica el 33,506% de la variabilidad inicial. En conjunto, explican el 86,472% de la variabilidad. Es en este último año donde se obtiene un porcentaje acumulado de explicación de la varianza mayor, y donde el peso de la segunda componente es más alto (cuadro 9.11).

CUADRO 9.11: **Autovalores iniciales. Año 1999**

Componente	Total	Porcentaje varianza	Porcentaje acumulado
1	3,708	52,966	52,966
2	2,345	33,506	86,472

Fuente: Elaboración propia.

Para poder entender el significado de las componentes seleccionadas en cada uno de los años, es necesario estudiar la correlación entre las variables originalmente medidas y las componentes principales seleccionadas. Esta correlación nos especifica la intensidad de cada variable en la componente seleccionada y nos ayudará a nombrarla.

Para cada uno de los años considerados, 1991, 1996 y 1999, la primera componente, denominada L_1, representa *variables demográficas.* En esta componente se ponderan las variables positiva y negativamente, siendo las más representativas la *tasa de natalidad* seguida de la *población con edad igual o inferior a cuatro años* (ambas con ponderación negativa). En contraposición, se presentan las variables *población con edad igual o superior a 65 años* y *tasa de mortalidad*. Esto significa, para cada uno de los años considerados, que un resultado elevado en términos de población envejecida, en una región, con relación a este componente, muestra una alta necesidad de recursos destinados a la sanidad.

La segunda componente, denominada L_2, representa *variables de utilización/dotación de recursos*. Pondera las variables positivamente y la mayor correlación con esta componente; se obtiene con las variables *camas por 1.000 habitantes, enfermos dados de alta* y *estancias causadas* (cuadro 9.12).

CUADRO 9.12: **Matriz de componentes. Años 1991-1996-1999**

	1991		1996		1999	
	1	**2**	**1**	**2**	**1**	**2**
Camas por 1.000 hab.	0,410	0,832	0,345	0,850	0,237	0,943
Altas	0,003	0,529	0,009	0,777	0,006	0,831
Estancias	0,545	0,545	0,484	0,811	0,490	0,792
P >65 años	0,848	–0,425	0,875	–0,265	0,904	–0,255
Tasa de mortalidad	0,686	–0,584	0,858	–0,321	0,871	–0,215
Tasa de natalidad	–0,944	–0,003	–0,946	0,170	–0,962	0,165
Pob. 0-4 años	–0,942	–0,008	–0,938	0,009	–0,952	0,001

Fuente: Elaboración propia.

De acuerdo con lo anteriormente señalado y asumiendo que las variables seleccionadas originariamente sintetizan la mayor información referente a las necesidades de gasto en salud de las comunidades autónomas, se muestra que las componentes escogidas explican y resumen el 74,743, 83,331 y 86,472% de la variabilidad inicial en 1991, 1996 y 1999, respectivamente. Es importante señalar que la primera componente, aquella que refleja variables demográficas, es la que tiene un poder explicativo mayor, siendo significativa la importancia de la variable población con edad igual o inferior a cuatro años.

En lo que se refiere a la primera componente, las comunidades autónomas de Murcia, Andalucía, Canarias, Illes Balears y Extremadura son las que presentan las mayores necesidades de gasto en lo que respecta a población con edad igual o inferior a cuatro años. En el otro lado, aparecen Asturias, Galicia, Cantabria, Castilla y León, Aragón y La Rioja que presentan menores necesidades de gasto al tener los valores más bajos atendiendo a esta variable (cuadro 9.13).

CUADRO 9.13: **Población 0-4 años**

Comunidad autónoma	1991	1996	1999
Andalucía	445.366	409.281	391.392
Aragón	49.981	47.673	46.984
Asturias	39.881	34.169	32.916
Balears (Illes)	40.306	39.716	41.447
Canarias	92.951	87.366	88.200
Cantabria	23.095	19.864	19.613
Castilla y León	107.269	93.190	90.308
Castilla-La Mancha	94.828	88.442	84.783
Cataluña	276.755	276.443	282.180
C. Valenciana	200.792	188.913	186.802
Extremadura	64.274	56.456	52.266
Galicia	115.860	99.875	94.262
Madrid	241.668	241.157	242.704
Murcia	67.436	64.532	64.521
La Rioja	11.760	10.645	10.903

Fuente: INE.

En lo que respecta a la segunda componente, las comunidades autónomas de Cataluña, Illes Balears, Canarias, Aragón y Castilla y León presentan necesidades relativas de gasto más elevadas debido a la variable camas por 1.000 habitantes. En contraposición, aparecen las comunidades autónomas de Comunidad Valenciana, Castilla-La Mancha, Andalucía, Murcia y Extremadura. En este sentido, la necesidad sanitaria viene determinada por el mantenimiento de la infraestructura existente, más que por la ausencia de ésta (cuadro 9.14).

CUADRO 9.14: **Camas por 1.000 habitantes**

Comunidad autónoma	1991	1996	1998
Andalucía	3,25	3,06	3,01
Aragón	4,85	4,57	4,47
Asturias	4,02	3,85	3,80
Balears (Illes)	4,54	4,53	4,71
Canarias	5,11	4,81	4,74
Cantabria	4,22	4,31	4,19
Castilla y León	5,01	4,40	4,25
Castilla-La Mancha	3,06	3,04	3,00
Cataluña	5,07	4,91	4,75
C. Valenciana	3,19	3,01	2,96
Extremadura	3,57	3,71	3,59
Galicia	3,88	3,88	3,77
Madrid	4,45	4,05	3,89
Murcia	3,49	3,45	3,46
La Rioja	4,32	3,67	3,81

Fuente: INE.

9.3.3. Medición de necesidades relativas de gasto sanitario

Una vez expuestos los resultados del ACP, se intentan explicar las necesidades relativas de gasto sanitario regional dentro de un marco funcional, cuyas variables independientes sean los dos factores obtenidos en forma matricial:

$$NG = PT \times C$$

NG: vector columna que mide las necesidades de gasto de las 15 comunidades autónomas de régimen común.

PT: matriz de (15+1) × número de componentes que recoge las puntuaciones para cada factor en las (15+1) comunidades autónomas de régimen común.

C: columna de constantes.

En este trabajo, la vía que se sigue consiste en estimar los valores de NG, conocidos PT y C. Obviamente, la matriz PT no es conocida, puesto que deriva del ACP. Sin embargo, el vector C no emana directamente del análisis y, en consecuencia, se necesita algún criterio razonable para asignarle valores. En esta investigación, se toma como criterio ponderar cada factor según su participación en la explicación de la varianza común, por lo que la fórmula de obtención de índices de necesidades de gasto (NG_i) quedaría definida de la siguiente manera:

$$NG_{i(1991)} = 0{,}51964\ L_{1i} + 0{,}31368\ L_{2i} \quad (9.2)$$
$$NG_{i(1996)} = 0{,}49050\ L_{1i} + 0{,}25694\ L_{2i} \quad (9.3)$$
$$NG_{i(1999)} = 0{,}52966\ L_{1i} + 0{,}33506\ L_{2i} \quad (9.4)$$

Al utilizar dicha fórmula, se estiman unos índices (no cardinales) de necesidad de gasto. La principal ventaja es que no refleja necesidades del pasado, es decir, que no depende de políticas de gasto, puesto que prescinde de magnitudes presupuestarias.

Sin embargo, al estar tipificadas las variables, el indicador de necesidad sanitaria toma valores positivos y negativos según estén por encima o por debajo de la media. Dado que los valores negativos dificultaban la interpretación del indicador se ha optado por transformarlo para hacer que todos los valores sean positivos. La función de transformación utilizada es la propuesta por Casalmiglia (1990):

$$1 + [(k-1)/2] \times e^{INEC} \text{ si } INEC < 0$$
$$k - [(k-1)/2] \times e^{INEC} \text{ si } INEC > 0$$

Donde el parámetro *k,* denominado *grado de progresividad,* determina el rango de variación del índice transformado. En este caso $k = 100$.

Uno de los inconvenientes de este método es la imposibilidad de obtener de ese modo estimaciones cardinales de la necesidad de gasto sanitario. En cualquier caso, los valores NG_i así estimados pueden servir como índices ordinales de necesidad, o como criterio de ponderación para la asignación de fondos de transferencias intergubernamentales.

Los resultados del índice de necesidades relativas creado correspondiente a cada una de las comunidades autónomas aparecen en el cuadro 9.15.

CUADRO 9.15: **Indicador de necesidad sanitaria relativa**

Comunidad autónoma	1991	1996	1999
Andalucía	19,12	17,00	16,98
Aragón	80,50	80,34	78,44
Asturias	75,08	73,55	78,32
Balears (Illes)	46,91	73,62	64,74
Canarias	45,75	32,24	39,72
Cantabria	64,98	75,57	75,32
Castilla y León	79,79	80,19	80,85
Castilla-La Mancha	23,77	22,40	22,31
Cataluña	72,88	72,33	71,84
C. Valenciana	26,39	23,51	24,30
Extremadura	22,39	36,91	63,66
Galicia	61,59	69,68	69,70
Madrid	49,99	40,81	32,60
Murcia	16,42	20,44	19,15
La Rioja	80,40	42,22	52,29

Fuente: Elaboración propia.

9.4. Análisis comparativo entre indicador de necesidad sanitaria y los criterios reales de asignación de recursos sanitarios

Para completar este análisis, se comparan los indicadores de necesidades relativas de gasto con la distribución de recursos derivada de la aplicación de los sucesivos modelos de financiación sanitaria. El objetivo es comprobar si existe o no una correspondencia entre ambas clasificaciones, y apreciar en qué medida el criterio de asignación de recursos ha implicado una evaluación de las necesidades sanitarias semejante a la obtenida a partir de la consideración de otro grupo de variables.

Para ello, utilizaremos las matrices de transición de Markov, que nos indican las probabilidades de ocupar determinados estados a partir de una situación inicial. Para la cadena de Markov tendremos:

— Un espacio de estados.
— Para cada tres estados, a_i, a_j y a_k, la denominada *probabilidad de transición del estado i* al estado *j* o al estado *k*, que denotaremos por p_{ij} y p_{ik} respectivamente, y designa la probabilidad de que el estado *j* o el estado *k* suceda al *i*.
— La matriz de transición del proceso, donde se ordenan todas las probabilidades de transición.
— El vector formado por las probabilidades del estado inicial del sistema, denominado *vector de probabilidad inicial.*

En nuestro caso, la situación inicial viene determinada por la posición ocupada por cada una de las comunidades autónomas atendiendo a la financiación por persona repartida en función de

CUADRO 9.16: **Ordenación real comunidades autónomas. Modelos de financiación sanitaria**

Comunidad autónoma	1994	1998	2001
Andalucía	6	8	12
Aragón	4	1	3
Asturias	2	3	4
Balears (Illes)	15	15	9
Canarias	8	10	11
Cantabria	3	2	2
Castilla y León	11	11	5
Castilla-La Mancha	12	13	8
Cataluña	7	4	10
C. Valenciana	5	9	14
Extremadura	9	6	6
Galicia	13	7	7
Madrid	1	5	15
Murcia	14	12	13
La Rioja	10	14	1

Fuente: Elaboración propia.

los criterios de asignación establecidos en los modelos de financiación de la sanidad: la población protegida, para los modelos establecidos en los cuatrienios 1994-1997 y 1998-2001, y la población protegida (ponderada con un 75%), la población mayor de 65 años (ponderación del 24,5%) y la insularidad (ponderación del 0,5%) en el último modelo de financiación autonómica y sanitaria. La situación final viene determinada por la posición ocupada por cada una de las comunidades autónomas atendiendo al indicador de necesidad sanitaria elaborado en el apartado anterior (cuadro 9.16).

De esta forma, se han definido tres estados: el estado 1 corresponde a aquellas regiones que ocupan las cinco primeras posiciones, el estado 2 corresponde a aquellas regiones que ocupan las posiciones comprendidas entre la seis y la diez, mientras que el estado 3 corresponde a aquellas regiones que ocupan las cinco últimas posiciones.

Para el año 1991 (gráfico 9.1), las comunidades autónomas situadas inicialmente en el estado 1 tienen una probabilidad del 40% de mantenerse en su estado con la aplicación del índice. Esa misma probabilidad, el 40%, es la de empeorar un estado y pasar al 2. Por el contrario, la probabilidad más baja sería la de pasar al estado 3, el 20%. Por lo tanto, para las comunidades autónomas situadas en la mejor posición de partida, no existe una probabili-

GRÁFICO 9.1: **Probabilidad de ocupar posiciones con índice sintético. Año 1991**

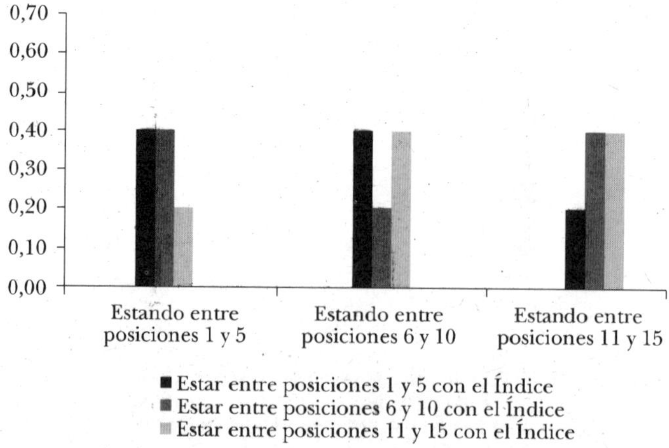

dad muy alta de empeorar sustancialmente con la aplicación del indicador sintético de necesidad sanitaria. Para las comunidades autónomas situadas inicialmente en el estado 2, y con la clasificación derivada del índice, es igual de probable que mejoren y pasen al estado 1 que empeoren y pasen al estado 3. La probabilidad más baja para este grupo es la correspondiente a mantener la situación de partida. Por último, para las comunidades autónomas situadas en el estado 3 existe la misma probabilidad de mantener su situación de partida que mejorar y pasar al estado 2. Por el contrario, la probabilidad más baja sería la de mejorar sustancialmente y pasar al estado 1.

Para el año 1996 (gráfico 9.2), las comunidades autónomas inicialmente situadas en el estado 1 tienen una probabilidad del 60% de mantener su situación de partida, mientras que la probabilidad de empeorar un estado y pasar al 2 es del 40%. Para estas comunidades autónomas, no existe probabilidad de desmejorar sustancialmente y pasar al estado 3. Por el contrario, para las comunidades autónomas situadas inicialmente en el estado 2 existen dos probabilidades: mantenerse en su estado, 40%, o empeorar y situarse en el estado 3, 60%. No existe opción de mejorar considerablemente y situarse en el estado 1. Para las comunidades autónomas situadas en el estado 3, las probabilidades más altas se concentran en la opción mantener el estado,

GRÁFICO 9.2: **Probabilidad de ocupar posiciones con índice sintético. Año 1996**

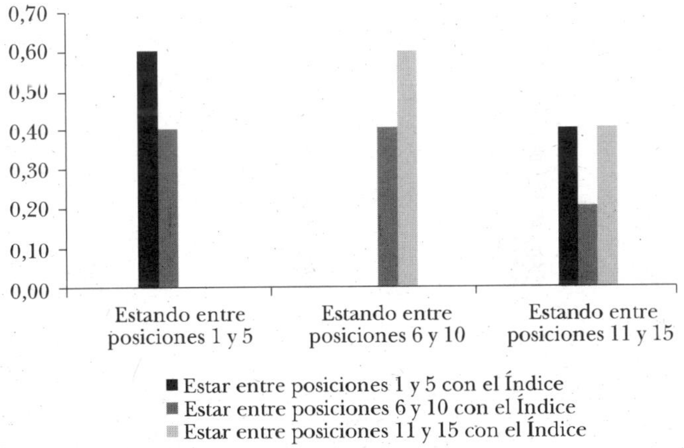

40%, o mejorar sustancialmente y situarse en el estado 1. En este caso, la probabilidad más baja es la de mejorar un estado y pasar del 3 al 2.

Para el año 1999 (gráfico 9.3), las comunidades autónomas situadas inicialmente en el estado 1 tienen una probabilidad del 80% de mantenerse en ese estado. La probabilidad de empeorar y situarse en el estado 2 al final del proceso es del 20%, mientras que no existe probabilidad de situarse en el estado 3. Las comunidades autónomas situadas inicialmente en el estado 2 tienen una probabilidad del 20% de mejorar y situarse en el estado 1 por lo que se verían beneficiadas de la aplicación del indicador de necesidad sanitaria. La probabilidad de mantener el estado inicial es del 60%, mientras que la probabilidad de empeorar y situarse entre las cinco últimas también sería del 20%. Las comunidades autónomas situadas inicialmente en el estado 3 no tienen una probabilidad de mejorar y situarse en el estado 1. La probabilidad de mejorar igualmente y situarse en el estado 2 es del 20%, mientras que la probabilidad de mantenerse en el estado 3 es la más alta, el 80%.

Asimismo, cabe destacar, para cada uno de los años considerados, que la probabilidad que tienen cada uno de los grupos de mantenerse en el estado de partida se incrementa con el paso del tiempo. De esta forma, mientras que las comunidades autónomas situadas en el estado 1 tienen una probabilidad del 40%

GRÁFICO 9.3: **Probabilidad de ocupar posiciones con índice sintético. Año 1999**

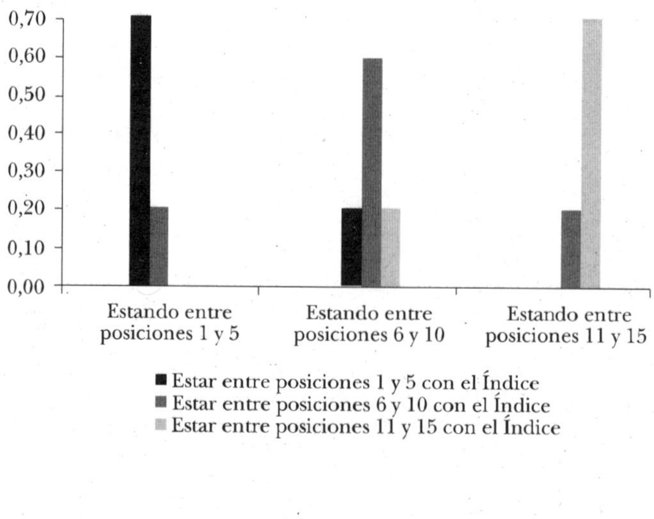

de mantenerse en ese estado en el año 1991, esta probabilidad asciende al 60% y al 80% en los años 1996 y 1999, respectivamente. Para las comunidades autónomas situadas en el estado 2, la probabilidad de mantener su estado es del 20% en 1991, mientras que en 1996 es del 40% y del 60% en el año 1999. Por último, las comunidades autónomas situadas en el estado 3 tienen para los años 1991 y 1996 una probabilidad del 40% de mantener su estado, mientras que esta probabilidad asciende al 80% en el año 1999.

9.5. Conclusiones

En nuestro país, hace poco más de dos años y medio se aprobó un sistema de financiación autonómico que incluía la sanidad pública, firmándose además los traspasos del Insalud a las diez comunidades autónomas que aún no disponían de la gestión de estos servicios.

La filosofía de este sistema era crear un marco estable y sostenible: las comunidades autónomas tenían definidas sus fuentes de ingresos y contaban con cierta capacidad de obtención de fondos vía mayor efectividad recaudatoria, así como incrementando algunos impuestos; y fundamentalmente tenían una gran libertad para organizar sus políticas de gasto, no habiendo condicionamientos ni afectación de fondos, salvo un compromiso de mantener una cantidad mínima garantizada para los servicios sanitarios públicos.

Sin embargo, transcurridos casi tres años de vigencia del modelo se han puesto de manifiesto diversos desajustes, reclamando las comunidades autónomas que los recursos actualmente disponibles para atender la demanda sanitaria resultan insuficientes, fundamentalmente debido a causas poblacionales como el aumento del número de habitantes o su envejecimiento. Pero existen otras causas como las mejoras tecnológicas y las decisiones de gestión que adoptan las propias comunidades autónomas que pueden llegar a tener una importancia al menos comparable a la derivada exclusivamente del factor poblacional.

Por este motivo, resulta justificable el estudio de determinadas variables que pueden ser indicativas de las necesidades sanitarias.

Para ello se ha utilizado el análisis de componentes principales, con el objetivo de construir un índice sintético de necesidad sanitaria relativa que permita la ordenación de las comunidades autónomas en función de dicho índice, y establecer una comparación con la clasificación real derivada de los criterios de asignación de los sucesivos modelos de financiación de la sanidad transferida.

En primer lugar, cabe destacar la adecuación entre el método utilizado y el objetivo básico del análisis. En muchas ocasiones, la medición de aspectos como la necesidad implica elaborar índices que sinteticen la información proporcionada por las muy diversas variables relacionadas con la necesidad sanitaria. Este índice permitirá, además, las comparaciones interregionales de necesidades relativas sanitarias.

Las variables seleccionadas tratan de representar cuatro aspectos básicos que podemos considerar como explicativos de la necesidad sanitaria, como son la población, el estado de salud, la utilización que se realiza de los servicios sanitarios, y la cobertura o dotación existente para hacer frente a esas necesidades.

Del análisis de componentes principales llevado a cabo podemos destacar que el elemento demográfico ha sido y sigue siendo el principal indicador de la necesidad sanitaria. Este elemento poblacional está compuesto en el estudio por la población mayor de 65 años y por la población de 0 a 4 años. En este sentido, si existe una distinta composición en la pirámide de población de las comunidades autónomas, aquellas que tengan una población relativamente más envejecida, o las que posean un porcentaje mayor de población correspondiente al primer tramo de edad, necesitarán, por la existencia de mayores necesidades relativas, fondos adicionales para su atención en igualdad de condiciones.

Un segundo aspecto destacable es el hecho de que existe un segundo factor, que viene determinado por variables indicativas de la dotación de recursos y utilización de los servicios hospitalarios, que cada vez, y a lo largo del tiempo, cobra mayor importancia, puesto que se incrementa el porcentaje de varianza que explica respecto al total. Esto demuestra que en una valoración global de las necesidades sanitarias, también deberían tenerse en cuenta aspectos relacionados con la dotación de recursos y la utilización de los servicios sanitarios.

El indicador de necesidad sanitaria creado permite llevar a cabo una ordenación de las comunidades autónomas que podremos comparar con la ordenación real establecida a partir de los distintos modelos de financiación sanitaria. Para llevar a cabo dicha comparación, se han utilizado las matrices de transición de Markov, que nos muestran que la probabilidad de mantener la situación de partida, que viene definida por la clasificación real según el criterio de asignación para cada uno de los años de estudio, se incrementa con el paso del tiempo. Es decir, que las alteraciones que podrían producirse en la ordenación de las comunidades autónomas por la aplicación del índice sintético creado, se verían amortiguadas en el paso del tiempo.

Bibliografía

ALMENARA, J. et al. «Creación de índices de gestión hospitalaria mediante análisis de componentes principales». *Salud pública de México.* Vol. 44 (6) (noviembre/diciembre 2002): 533-540.

ARGENTE, M. «El nuevo sistema de financiación de la sanidad a partir del año 2002». *Fulls economics del sistema sanitari,* 36 (mayo 2002): 3-5.

ARTELLS, J., E. BARO y C. MURILLO. «Equidad territorial: el empleo de análisis multivariante en la asignación de recursos entre áreas geográficas», en *Jornadas de Economía de la Salud: Aspectos Económicos de la Reforma Sanitaria,* Libro de Ponencias, Sevilla, 1985: 227-256.

AZNAR, A. y J. LÓPEZ LABORDA. «Una metodología para la determinación de las necesidades de gasto de las Comunidades Autónomas». *Papeles de Trabajo* núm. 11, Instituto de Estudios Fiscales, 1994.

BATISTA, J. M. y M. R. MARTÍNEZ. *Análisis Multivariante. Análisis de Componentes Principales.* Colección Esade. Barcelona: Editorial Hispano Europea, 1989.

BENACH, J. y Y. YASUI. «Geographical patterns of excess mortality in Spain explained by two indices of deprivation». *Journal of epidemiology and community health* 53 (7): 423 y ss. Londres, 1999.

BOSCH, A. y C. ESCRIBANO. «Las necesidades de gasto de las Comunidades Autónomas». *Cinco Estudios sobre la Financiación Autonómica.* Madrid: Instituto de Estudios Fiscales, 1988: 210-269.

BRAVO, J. y E. OSSORIO. «Un nuevo sistema de financiación para Madrid». *Economistas,* núm. 95 (febrero, 2003): 79-86.

CABASÉS, J. M. «La financiación de los servicios de sanidad en el periodo 1998-2001 y en el futuro. Reflexiones en torno a un acuerdo». *Revista de Administración Sanitaria,* vol. 2 (6) (abril/junio 1998a): 67-77.

—. «La financiación sanitaria autonómica: bases para una propuesta». *Papeles de Economía Española,* 76, 1998b: 67-77.

CANTARERO, D. «La financiación autonómica de la sanidad española y el reto del proceso transferencial». XXVII Reunión de Estudios Regionales, Madrid, 28, 29 y 30 noviembre 2001.

—. «Estimación del sistema actual de financiación autonómica: el caso de la integración de las competencias sanitarias». *Estudios de Hacienda Pública.* Instituto de Estudios Fiscales, 2002: 111-159.

CASTELLS, A. y A. SOLÉ. «Cuantificación de las necesidades de gasto de las Comunidades Autónomas. Metodología y aplicación práctica». Madrid: Instituto de Estudios Fiscales, 1998.

—. «Estimación de las necesidades de gasto de las Comunidades Autónomas: Metodología y aplicación práctica». Madrid: Instituto de Estudios Fiscales, 2000.

CATALÁ, R. «2001: un nuevo acuerdo de financiación sanitaria». *Revista de Administración Sanitaria* V(18) (abril/junio, 2001): 29-37.

GARCÍA, I. et al. «Una propuesta metodológica para la ordenación de infraestructuras regionales». *Revista de Estudios Regionales,* 51, 1998: 145-170.

GÓMEZ-POMAR, J. «El sistema de financiación de las comunidades autónomas de Régimen Común». *Presupuesto y Gasto Público,* 28, 2002: 95-116.

GÓMEZ SALA, J. S.; A. MOLINA y J. SÁNCHEZ. «Algunas consideraciones sobre la financiación autonómica de la sanidad». *Papeles de Economía Española,* 48, 1991: 245-255.

HOTELLING, H. «Analysis of a complex of statistical variables into principal components». *Journal of Educational Psychology,* 24, 1933: 417-520.

INSALUD. «Presupuesto INSALUD. Datos y Cifras». Dirección General de Programación Económica. Ministerio de Sanidad y Consumo, 1990-1999.

JOLLIFE, I. T. «Principal Components Analysis». Nueva York: Springer-Verlag, 1986.

LEY 21/2001, de 27 de diciembre, reguladora de medidas fiscales y administrativas del sistema de financiación autonómica. BOE núm. 313 de 31-12-01.

LEY ORGÁNICA 7/2001, de 27 de diciembre, de modificación de la Ley Orgánica 8/1980, de 22 de septiembre, de Financiación de las Comunidades Autónomas. BOE núm. 313 de 31-12-2001.

LÓPEZ CASASNOVAS, G. «El nuevo sistema de financiación autonómica de la sanidad». *Revista de Administración Sanitaria,* 2(6) (abril/junio, 1998b): 21-33.

MARTÍN, J. et al. «El nuevo modelo de financiación autonómica de la sanidad». *Informe Sespas 2002. Invertir para la salud. Prioridades en salud pública.* Generalitat Valenciana. Escuela valenciana de estudios para la salud, 2002.

MOLINA, C. «Análisis del proceso de descentralización de la asistencia sanitaria a las comunidades autónomas de Régimen Común: implicaciones del nuevo modelo de financiación autonómica». Tesis doctoral, 2003.

MONASTERIO, C. «El sistema de financiación autonómica 2002», en *El nuevo modelo de financiación autonómica (2002). Estudios de Hacienda Pública.* Instituto de Estudios Fiscales, 2002: 15-59.

MONTERO, R. y D. JIMÉNEZ. «La financiación de la sanidad ajustada por índices de necesidad». *Economistas,* febrero 2003, núm. 95, 2003: 110-118.

MONTERO, R. et al. «Interpretación del cambio de definición del criterio de necesidad en el subsistema sanitario de financiación autonómica». Fundación de Estudios de Economía Aplicada, EEE153, 2003.

PENA, J. B. «Problemas de la medición del bienestar y conceptos afines. Una aplicación al caso español». Madrid: INE, 1977.

TAMAYO, P. *Descentralización y Financiación de la Asistencia sanitaria pública en España. Un estudio desde la perspectiva de la equidad.* Consejo Económico y Social, 2001.

TRUYOLL, I. «La financiación de las Comunidades Autónomas: presente y futuro». *Revista de Administración Sanitaria* III (12), 1999.

URBANOS, R. «Ante la transferencia de la sanidad a las comunidades autónomas». *Economistas*, marzo 2002 (extra), núm. 91, 2002: 243-246.

URBANOS, R. y A. UTRILLA. «La financiación de los servicios sanitarios: distribución de fondos por Comunidades Autónomas y efectos sobre la suficiencia dinámica». *Estudios de Hacienda Pública.* Instituto de Estudios Fiscales, 2002: 15-59.

UTRILLA, A. «Los efectos del nuevo sistema de financiación autonómico sobre la suficiencia y la equidad», en *El nuevo modelo de financiación autonómica (2002). Estudios de Hacienda Pública.* Instituto de Estudios Fiscales, 2002: 61-110.

YRIGOYEN, P. *Sistema General de Financiación de las Comunidades Autónomas.* Dirección General de Alta Inspección. Ministerio de Sanidad y Consumo, 1989.

10. La medición de la necesidad sanitaria por áreas geográficas: aproximación para el caso español

Roberto Montero Granados
José Jesús Martín Martín
Juan de Dios Jiménez Aguilera
Universidad de Granada

10.1. Introducción

Las relaciones entre necesidad sanitaria, demanda, utilización y oferta son complejas y han generado una amplia literatura que varia según la perspectiva u objeto de análisis adoptado (Wright 1998). La mayor parte de los estudios asumen una identidad entre necesidad, demanda y uso. Esto plantea al menos dos problemas: en primer lugar, no se tiene en cuenta la necesidad sanitaria que no se transforma en demanda, y en segundo lugar considera como legítimas todas las variables explicativas del gasto. Como ejemplo del primer tipo de problemas puede citarse la infrautilización de servicios por parte de colectivos marginados (minorías étnicas, inmigrantes, personas de bajo estatus socioeconómico, etc.) y, en relación al segundo tipo, pueden mencionarse los efectos de la demanda inducida por la oferta, o de uso inapropiado de servicios (demanda atendida irracional).

Existen dos aproximaciones teóricas clásicas a la demanda sanitaria, el modelo de Grossman (1972) y el modelo de Zweifel (1981). La aportación seminal de Grosman (1972, 2000) presenta un modelo de demanda de salud, que parte de la hipótesis de equiparar necesidad con uso. Éste ha sido utilizado por otros muchos autores, mediante algunas generalizaciones o adaptaciones particulares (Phelps y Newhouse 1973; Contoyannis 2001; Van Doorslaer, 2000; Jiménez 2001, 2002).

Por su parte, el modelo de Zweifel supone que el médico no sólo determina el tratamiento en función de criterios clínicos, sino que también tiene en cuenta otro tipo de intereses como su renta o su tiempo de ocio. Según este modelo es posible la existencia de la demanda inducida por la oferta. Esta aproximación también ha recibido distintos desarrollos teóricos y empíricos, con resultados controvertidos y no concluyentes (Carlsen y Gritten 1998; Grytten, Carlsen y Sorensen 1995; Grytten y Sorensen 2001).

Junto a estas aproximaciones se han realizado distintos análisis para estimar las variables que condicionan la demanda en contextos institucionales de descentralización del servicio público, como Gran Bretaña (Carr-Hill 1994; Smith 1994) o Canadá (Birch 1993; Bedard 2000), así como en la Unión Europea y Estados Unidos (Van Doorslaer 2000; Jiménez 2001, 2002). Para el caso español, cabe reseñar la investigación de Álvarez (2001), Calonge (1988) y Vera-Hernández (1999), aunque estos dos últimos trabajos están limitados al caso de la región de Cataluña. Estos estudios tratan de observar los patrones de comportamiento que condicionan la demanda de servicios sanitarios entre los individuos, controladas por una serie de variables comunes (salud percibida, edad, variables socioeconómicas, etc.).

Una variable de control poco analizada ha sido la zona geográfica de residencia de cada paciente. La cuestión que se plantea es analizar en qué medida la residencia determina un distinto uso de los servicios sanitarios públicos. En el caso español adquiere una especial significación por cuanto la gestión de los servicios sanitarios se ha transferido a 17 regiones que gozan de una casi completa autonomía para la organización del sistema sanitario en su territorio. Desde el inicio del proceso de traspaso de competencias (1981), tanto el acuerdo de traspaso de competencias como los acuerdos generales de financiación, en 1994, 1998 y 2002, han debido realizar diferentes estimaciones de la necesidad sanitaria, generalmente basados en criterios ad hoc, para determinar la distribución de los recursos financieros a cada región.

Los objetivos de este trabajo son dos. En primer lugar, se ha analizado la influencia de la provincia de residencia en la demanda sanitaria, a través de un modelo de regresión logística. Posteriormente, se ha estudiado la correlación entre demanda de servicios sanitarios y un conjunto amplio de indicadores a nivel provincial que pudieran señalar un desigual uso de servicios sanitarios.

En segundo lugar, se ha estimado empíricamente la necesidad sanitaria, entendida de forma restrictiva como uso medio a nivel territorial, bajo la hipótesis de que todos los individuos utilizasen los servicios sanitarios de forma homogénea en todas las regiones. Esto quiere decir que se ha estimado cuál sería la demanda que debería haber hecho cada individuo si las condiciones sanitarias existentes en cada comunidad autónoma fuesen las mismas. Para ello se utiliza un modelo de regresión que predice cuál sería el comportamiento estimado de cada individuo si residiese en una región escogida arbitrariamente como referencia.

El documento se estructura en tres epígrafes, en el primero se especifica la metodología utilizada, en el segundo se presentan los resultados obtenidos y se elabora un índice sintético de necesidad sanitaria que se compara con la financiación actual del modelo de financiación oficial. Finalmente, se sintetizan las conclusiones y los límites de la aproximación realizada.

10.2. Especificación del modelo de necesidad sanitaria

La aportación seminal de Grossman (1972) presenta un modelo de demanda de salud que se ajusta a los cánones clásicos del pensamiento económico. Para dicho autor la demanda de servicios sanitarios es una demanda derivada de la original demanda de salud. Éste ha sido utilizado por otros muchos autores, algunos en su dimensión original, pero sobre todo mediante algunas generalizaciones o adaptaciones particulares, así Phelps y Newhouse (1973), Contoyannis (2001), o los ya citados de Van Doorslaer o Jiménez, etc. Debe tenerse en cuenta que dicho modelo teórico identifica necesidad con cantidad demanda y, posteriormente, cantidad demandada con uso, de forma que, finalmente, se equipara necesidad con uso. Estas hipótesis son fuertemente restrictivas, como se ha mencionado anteriormente. Pueden darse casos de usos o utilización de servicios innecesarios derivados de la distinta oferta sanitaria existente en una localidad o de variaciones en la práctica médica (VPM, piénsese en la cirugía electiva o en el tratamiento farmacológico de cuadros depresivos o ansiosos). Por otro lado, pueden darse necesidades sanitarias que no generen demanda, bien porque la oferta instalada no puede abordarlas en el momento, dando lugar a listas de espera, bien porque determinados colectivos tengan dificultades de acceso. Aun siendo conscientes de estas limitaciones conceptuales, se adopta dicha identificación, tanto porque es la aproximación dominante en la literatura económica, como debido a la disponibilidad de datos en términos de uso sanitario.

La demanda sanitaria puede ser especificada de la siguiente forma:

$$Y_{ij} = f_{1j}\,(X_i, Z_i\,, \varepsilon_{i1})$$

Donde Y_{ij} es la demanda del servicio sanitario *j* por parte del individuo *i;* X_i es una matriz de variables que recoge su estado de salud; Z_i es otra matriz con el resto de características personales, sociales, económicas, etc., que condicionan la salud, y finalmente ε_{i1} recoge las perturbaciones aleatorias y que, para ser resuelto mediante análisis de regresión supondremos que cumplen los requisitos que exige el método, de media cero, incorrelacionadas con el resto de variables, homocedásticas, etc. Este modelo recogerá los patrones de necesidad, o lo que es lo mismo, la influencia de las distintas variables de necesidad en la demanda sanitaria en el estado español a nivel general, es decir, de forma homogénea. Cuando interese se introducirá el vector G_i, con las variables geográficas que representan la residencia del individuo:

$$Y_{ij} = f_{2j}\,(X_i, Z_i, G_i, \varepsilon_{i2})$$

Si dicho modelo se estima por procedimientos econométricos adecuados, el parámetro estimado asociado al vector G_i, convenientemente transformado en sus correspondientes *dummies,* puede interpretarse como la influencia del área geográfica de residencia del individuo *i* en el uso sanitario *j* controlado por el resto de variables sanitarias X_i y Z_i.

La metodología para desarrollar el modelo de estimación a nivel territorial cuenta con tres fases: 1) selección de variables; 2) estimación de tres modelos de regresión alternativos —Poisson, binomial-negativo (NB) y binomial-negativo inflado de ceros (ZINB)— y contrastación del más idóneo; y 3) propuesta de un índice de necesidad sanitaria a nivel regional que incorpora la bondad del ajuste.

La base de datos utilizada ha sido el módulo de salud de la EDDES99. El ámbito territorial es el conjunto del territorio español y el procedimiento es mediante entrevista personal en el domicilio del entrevistado. El fichero de microdatos contiene información de más de 70.000 individuos y más de 230 variables de interés sanitario.

CUADRO 10.1: **Variables independientes seleccionadas**

Grupo	Descripción	Nota
Condicionantes objetivos de salud	Días de limitación o baja laboral al año	Discreta
	Enfermedades diagnosticadas	Categorizada
Condicionantes subjetivos de salud	Estado de salud subjetiva	Categorizada
	Limitación personal	Dicotomizada
Otros condicionantes de la salud	Edad (años) del sujeto menos la media muestral	Discreta
	Género	Dicotomizada
	Disposición de un certificado de minusvalía	Dicotomizada
	Estado civil	Categorizada
	Número de personas que conviven	Discreta
	Tamaño del municipio de residencia	Categorizada
	Consumo de tabaco	Categorizada
	Número de cigarrillos (si fuma diariamente)	Discreta
	Consumo de bebidas alcohólicas	Categorizada
	Realización de ejercicio físico	Categorizada
	Origen principal de recursos económicos.	Categorizada
	Nivel de estudios concluidos	Categorizada
	Disposición de seguro médico público	Categorizada.
Residencia	Provincia de residencia	Categorizada

Fuente: Elaboración propia

Para la selección de las variables independientes se ha procedido a un doble filtro: 1) un estudio de multicolinealidad mediante índice de condición; y 2) la inclusión de variables significativas mediante el método *Wald forward*. Dicha selección ha reducido la muestra a 18 variables sanitarias respecto de aproximadamente 60.000 individuos,[1] que se recogen en el cuadro 10.1.

Por su parte, también se han seleccionado cinco variables dependientes representativas de todo el uso sanitario público: 1) consumo de medicamentos (medicamentos_ss); 2) uso de servicios médicos y de enfermería (médicos_ss); 3) asistencia a pruebas diagnósticas (análisis_ss); 4) cuidados por personal hospitalario (hospital_ss); y 5) intervenciones quirúrgicas (cirugía_ss). Dado que cada una de ellas hace referencia a un aspecto de la *necesidad sanitaria*, en distintas partes de este trabajo se alude a las mismas como *dimensiones de necesidad sanitaria*. Para su elección, se han tenido en cuenta tanto el hecho de que el tamaño muestral sea suficiente para la significación robusta de los parámetros a estimar, como de que estas dimensiones sean representativas de la mayor parte del gasto sanitarios del SNS español (medicamentos, primaria, especializada e intervenciones quirúrgicas). Respecto del ámbito temporal, el uso de las tres primeras dimensiones se extiende a los 14 días inmediatamente anteriores a la encuesta, mientras que las dos últimas están referidas al año natural.

En la segunda fase de la investigación, para determinar qué tipo de regresión resulta más apropiada se ha de prestar especial atención a las características de las variables de que se disponga y muy especialmente de las variables dependientes. En este sentido, la base de datos de que se dispone cuenta con datos individualizados, con variables de uso sanitario que fundamentalmente adoptan dos formas: *a)* binaria, con respuesta dicotómica (Sí-No), caso del consumo de medicamentos, y *b)* de recuento, con información de la frecuentación, caso del resto de dimensiones de demanda sanitaria.

[1] Representativos de 32 millones de personas, mayores de 16 años y residentes en España.

Un modelo de regresión apropiado en el caso de variables dicotómicas es el logístico.[2] La regresión logística parte del concepto de *odds,* que es la relación entre la probabilidad de presentar una característica y no presentarla. Su transformación logarítmica, familiarmente *logit,* puede ser estimada en la forma lineal.

Sin embargo, la modelización de las variables de recuento es algo más complicada. Una variable de recuento es aquella que cuenta sucesos. Características propias de las variables de recuento son que vienen expresadas en números naturales, por lo que no pueden ser negativas, no pueden contener decimales o fracciones, son secuenciales, etc. Las variables de recuento no son normales.[3] En muchos casos, sin embargo, sucede que la media de recuento es baja, en ocasiones muy baja, por lo que la anormalidad es muy grande. Éste es el caso de la frecuentación sanitaria, en la que la mayor parte de los individuos declara no hacer uso de los servicios médicos, o hacerlo en pocas ocasiones. Por ejemplo, en los casos de padecimiento de prueba quirúrgicas o asistencia a pruebas diagnósticas, más del 90% de la población no ha usado el servicio, mientras que del resto una gran mayoría lo ha utilizado sólo una vez. Ambos son muestra de un anormal comportamiento de la frecuentación médica. Un modelo lineal se basa en la normalidad de la diferencia entre los valores observados y los estimados, si los residuos no son normales el modelo, no es adecuado dado que podría predecir visitas negativas o una fracción de visita, etc.

Una forma de solucionar el problema es mediante la dicotomización de la variable de uso, de forma que se asigna un valor (por lo general cero) a aquellas personas que declaran no utilizar el servicio y otro valor (uno) a aquellas otras que declaran haberlo utilizado. Mediante esta sencilla operación un modelo conoci-

---

[2] Contoyannis (2001) utiliza también un modelo dicotómico, en su caso *probit,* para estudiar la evolución de la salud en los hogares británicos.

[3] Intuitivamente, una variable normal es una variable continua, centrada, con dos colas de valores simétricas. Una variable de recuento puede parecer normal si la media de acontecimientos es lo suficientemente alta y la dispersión lo suficientemente baja como para que la mayoría de la misma quede dentro de un intervalo positivo. Cuando esto último sucede, haciendo abstracción de su discrecionalidad, un modelo basado en la normal puede ser eficiente.

do, como el logístico, puede recoger la mayor parte de la variabilidad. Otra solución consiste en utilizar una distribución de probabilidad más correcta basada en el modelo lineal general.

El modelo lineal general consiste en estimar la siguiente relación lineal:

$$f(E(y)) = X\beta \qquad y \sim D$$

Donde f es la denominada función de enlace y D es la distribución que sigue la variable dependiente (y que condiciona la distribución de los residuos). En el caso de la regresión lineal, la función de enlace es la unidad y la distribución es la normal. Por ejemplo, en el caso de la regresión logística la función de enlace era la exponencial y la distribución de probabilidad, la binomial. Los modelos definitivamente estimados han sido los siguientes:

a) Demanda de medicamentos

Debido a que la variable dependiente se nos presenta dicotomizada, el modelo de regresión que se utiliza es el logístico. Con una función de probabilidad:

$$Pr(y|x) = \frac{1}{1 + \exp(-X\beta)}$$

Donde *y* es la variable dependiente (por ejemplo: medicamentos) y Xβ es la matriz que contiene la especificación aditiva de la constante y las variables independientes por los parámetros a estimar es decir: $-\beta_0$ – estasal2 β_1 – estasal β_2 – ... – afil_no $\beta_{m\text{-}1}$ – accident β_m.

b) Resto de dimensiones de demanda

Para los modelos de demanda de asistencia médica y de enfermería, de asistencia a pruebas diagnósticas, de asistencia por personal sanitario hospitalario y de pruebas quirúrgicas se han estimado los modelos de regresión siguientes:

— Poisson, con una función de probabilidad:

$$Pr(y|x) = \frac{\exp(-e^{X\beta})\, e^{X\beta y}}{y!}$$

En la que, al igual que en el caso anterior, Xβ es la matriz de las variables dependientes por los valores de β a estimar.

— Binomial-Negativo (NB), cuya función es similar a la del modelo Poisson en el que se introduce el parámetro v:

$$Pr(y|x) = \frac{\exp(-ve^{X\beta})\, ve^{X\beta y}}{\Gamma(y+1)}$$

Donde v es un nuevo parámetro a estimar que recoge la sobredispersión y que converge a uno cuando la sobredispersión tiende a cero, lo que provoca que en este último caso las estimaciones sean similares a las de Poisson.

— Binomial-Negativo inflado de ceros (ZINB). Existen muchas especificaciones del modelo ZIBN, siguiendo a Yin (2002) para incrementar el número de cero estimados, la función de probabilidad se asume como:

$$Pr(y|x, \omega, v) = \begin{cases} g(\omega\gamma) + (1 - g(\omega\gamma))\exp(-e^{X\beta}) & \text{para } y = 0 \\ (1 - g(\omega\gamma))\, \dfrac{\exp(-ve^{X\beta})\, ve^{X\beta y}}{\Gamma(y+1)} & \text{para } y \geq 0 \end{cases}$$

Donde g(ωγ) es la probabilidad de un cero extraordinario (por no pasar el filtro). El filtro g(ωγ) puede modelizarse como una función *logit* o *probit,* ambos con resultados similares. En este trabajo se la optado, arbitrariamente, por la primera. Por otro lado, ωγ es la matriz de variables de filtro por los estimadores γ, es decir (γ_0 + estasal2 γ_1 + estasal3γ_0 +...+ menopaus $\gamma_{m\text{-}1}$ + otrasenf γ_m). Por su parte, v y Xβ tienen la misma interpretación que en los modelos anteriores.

Para comparar los resultados de uno u otro modelo y seleccionar el más eficiente se han practicado los test siguientes:

— Test de sobredispersión. Se han realizado dos test alternativos, uno basado en la significación del parámetro v, de forma que si dicho parámetro es significativo podremos afirmar que existe sobredispersión en la distribución y un segundo basado en el incremento de la verosimilitud de la estimación. La función de verosimilitud será mayor cuanto mejor sea el ajuste de la función que representa. Si existe sobredispersión, la función de verosimilitud NB ajustará mejor que la de Poisson. Un test que compara ambas es:

$$LR = -2 \times (\ln LPoisson - \ln LBin\text{-}neg)$$

Donde lnLPoisson es el logaritmo de la verosimilitud de la regresión de Poisson y lnLBin-neg es el logaritmo de la verosimilitud de la regresión binomial negativa. LR se distribuye como una χ^2 con un grado de libertad.

— Test de existencia de filtro. Vuong (1989) propuso un test para determinar la procedencia de la adopción de un modelo con filtro contra la alternativa de un modelo tradicional. Consiste en comparar la bondad del ajuste de un modelo binomial negativo respecto a un modelo ZINB o un modelo de poisson respecto a un modelo de poisson inflado de ceros. Por su parte, y dado que el modelo permite caracterizar el proceso de filtro, el test de Vuong también sirve para comparar si una caracterización de éste es o no superior a otra.[4] El test calcula, para cada observación, el logaritmo de la relación entre el valor previsto en un modelo inflado de ceros y el valor previsto en un modelo tradicional. Es decir:

[4] La bondad en el ajuste provocada por una u otra caracterización del filtro también puede medirse a través del incremento en la *log*-verosimilitud, pero ésta no sigue una distribución conocida, mientras que el test de Vuong, que también computa dicho mejor ajuste, sigue una N(0,1), luego se le pueden aplicar contrastes clásicos.

$$m_i = \left(\frac{f_1\ (y_i \mid X_i)}{f_2\ (y_i \mid X_i)} \right)$$

Donde, en nuestro caso, f_1 es la binomial-negativa inflada de ceros y f_2 es la binomial-negativa tradicional. A esta nueva variable *m* se le calcula el estadístico:

$$V = \frac{\sqrt{n}\,(\bar{m})}{S_m} \sim Z_\alpha$$

Donde n es el número de observaciones, $\bar{m}$ es la media y S_m la desviación típica. Dicho estadístico se distribuye como una normal estandarizada Z = N(0,1). Valores positivos altos (superiores al valor de la distribución para un nivel α de significación) son un argumento en favor del modelo inflado de ceros mientras que valores negativos altos son un argumento en favor de los modelos tradicionales. Para un nivel de significación del 95% un valor de V superior a 1,96 favorece el modelo inflado de ceros.

Además, para preparar el modelo, han sido necesarias otras muchas operaciones, entre las que se pueden destacar: omisión de observaciones raras; caracterización del proceso de filtrado para el modelo de regresión ZINB; elección entre distintos estimadores sobre la bondad del ajuste; configuración del factor de elevación de cada observación al total poblacional; estimación del valor de corte óptimo en las regresiones logísticas, etc.

10.3. Resultados

10.3.1. Análisis de la heterogeneidad

En esta primera parte de la investigación y dado que se pretende detectar específicamente la posible influencia del área geográfica de residencia en la demanda sanitaria, como forma funcional del uso sanitario se ha utilizado la siguiente expresión:

$$Y_{ij} = f_j\ (X_i,\ G_i,\ \varepsilon_{i2})$$

Donde Y_{ij} es la demanda del servicio sanitario *j* por parte del individuo *i* (para facilitar la comparación entre las distintas dimensiones seleccionadas y para facilitar la interpretación de los parámetros estimados de la variable geográfica, ésta ha sido dicotomizada en todas las dimensiones de necesidad); X_i es la matriz con las variables sanitarias por las que se desea controlar (variables seleccionadas); y G_i es la matriz de *dummies* con la provincia de residencia del individuo: ε_{il} son las perturbaciones. El cuadro 10.2 recoge los resultados generales, a un nivel provincial,[5] de los modelos logísticos de regresión. Se representan gráficamente los OR provinciales.

CUADRO 10.2: Resultados de las estimaciones logísticas con control geográfico provincial

	Medicamentos	Médicos	Análisis	Hospital	Cirugía
Log pseudo-verosimilitud	–25.125,9	–21.086,7	14.036,8	–18.235,83	-7.821,51
Test Wald χ^2	9.016,88	3.077,82	1.867,83	2.142,48	676,26
Prob. χ^2	0,000	0,000	0,000	0,000	0,000
Ps-R^2 *(Nagelkerke)*	0,48	0,137	0,107	0,108	0,056
Punto de corte	0,4	0,15	0,1	0,1	0,1
Porcentaje global correcto[1]	80	71,4	75,4	63,1	96,1
N			55958		

[1] Para un 5% de las observaciones no incluidas en la estimación.
Fuente: Elaboración propia.

Respecto al consumo de medicamentos prescritos por el SNS (medicamentos_ss), se aprecia que los ciudadanos que muestran una tendencia significativa a consumir menos medicamentos que los residentes en la provincia de Madrid (provincia de referencia) son los de Palencia, A Coruña, Zamora, Salamanca Soria y Álava, donde la probabilidad de consumir medicamentos, en los últimos 14 días, por el individuo de referencia (IR-14) está alrededor

[5] Debe remarcarse que, en la presentación de los resultados, sólo se presentan las estimaciones de las variables geográficas, excluyéndose las del resto de factores que, sin embargo, sí está incluidas en los modelos. Hay que tener en cuenta, por tanto, que los coeficientes estimados lo son controlados por el resto de factores. Es decir si los OR o la probabilidad de consumo en una provincia es superior a otra significa que el mismo individuo, con las mismas características, tiene una mayor probabilidad de consumir en una provincia que en otra.

del 8%. Un mayor consumo muestran los habitantes de Cádiz, Huesca, Zaragoza y Granada con un 15%. El mapa 10.1 muestra gráficamente los datos.

MAPA 10.1: Demanda de medicamentos[1] (OR)

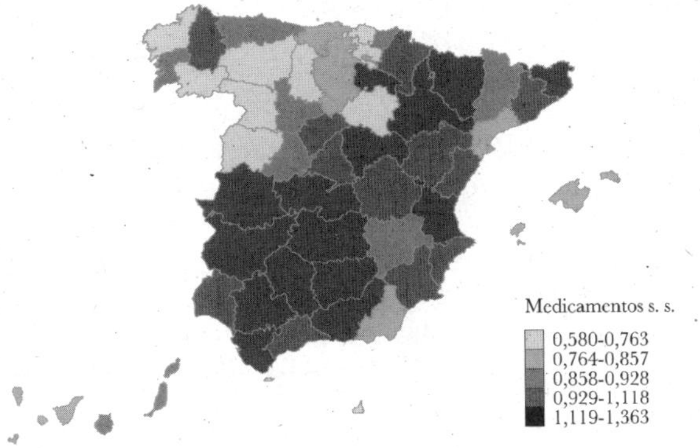

Madrid=1
(*) con cargo total o parcial al S. N. S.

Fuente: Elaboración propia.

MAPA 10.2: Demanda de servicios médicos y hospitalarios[1] (OR)

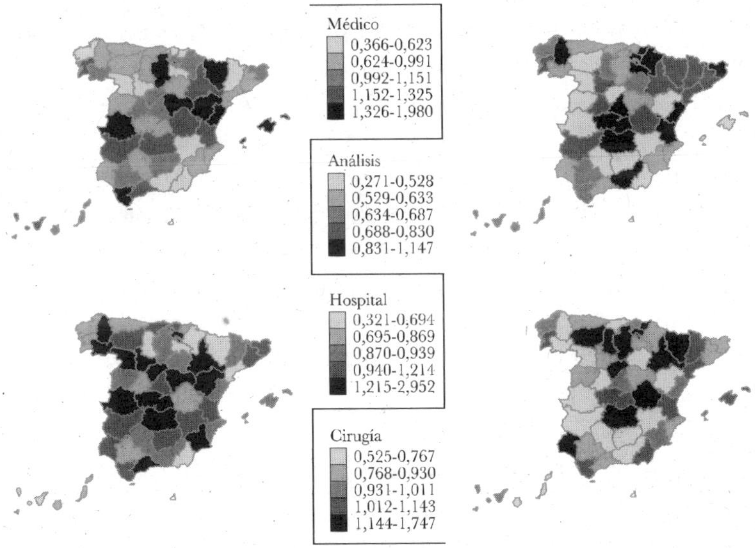

Madrid=1
(*) con cargo total o parcial al S. N. S.

Fuente: Elaboración propia.

El mapa 10.2 muestra gráficamente los OR estimados de consumo de servicios médicos, de pruebas diagnósticas, de servicios por personal hospitalario y de cirugía.

Respecto al uso de servicios sanitarios no hospitalarios (médicos_ss), típicamente consultas al médico de atención primaria, al especialista y enfermería, en las provincias donde más consultas se realizan es en Teruel, Castellón y Guadalajara, donde el consumo del IR-14 es del 10%. Por el contrario, se produce una tendencia a prestar menos servicios, alrededor del 3% para el mismo individuo en el mismo plazo de tiempo, en La Rioja, Valladolid y Zamora. Respecto a la realización de pruebas diagnósticas (análisis_ss), las provincias en las que el consumo es mayor son Castellón, Ciudad Real y Guipúzcoa (IR-14 de 4,5%), en tanto que los residentes en las provincias de Zamora, Córdoba y Albacete son los que menos pruebas se realizan (IR-14 de 1,2%).

Por su parte, los individuos residentes en las provincias de Guadalajara, Segovia, Lugo, Toledo o Cáceres tienen una mayor probabilidad de demandar servicios hospitalarios (hospital_ss), con una probabilidad de que el individuo de referencia consuma el servicio en el último año (IR-365) de un 9%, en tanto que en Tenerife, Palencia, Tarragona o La Rioja, con un IR-365 de 2%, son las provincias donde se usan menos estos servicios. En esta dimensión de necesidad es además donde se produce una mayor desigualdad de acceso entre comunidades autónomas. Finalmente, para el caso de las intervenciones quirúrgicas (cirugía_ss), se aprecia una falta general de significación, lo que implica que no existe diferencia estadística con la provincia de referencia. Sólo los casos de Guipúzcoa y Segovia con mayor consumo (IR-365 de 2%) y los de Teruel, Zamora y Badajoz con un menor consumo (IR-365 de 0,7%) aparecen como significativos.

En resumen, las provincias que muestran un comportamiento significativamente distinto del de los residentes en Madrid son un caso heterogéneo. Los resultados constatan la existencia de una muy distinta probabilidad de, a igualdad del resto de circunstancias individuales, recibir un servicio sanitario en función de la provincia o comunidad autónoma en que se resida.

Para contrastar la posibilidad de que exista alguna correlación entre el uso y alguna otra variable no incluida en el modelo, se ha realizado un análisis de correlación (Pearson bilateral) en el que los OR provinciales de cada dimensión de uso se han correlacionado con hasta 75 variables, agregadas a un nivel provincial,[6] entre las que se pueden encontrar variables demográficas, índices de urbanidad o ruralidad, índices de equipamientos y servicios públicos, incluida la sanidad, variables socioeconómicas y de salud pública.[7] Los resultados obtenidos más relevantes han sido los siguientes (v. cuadro 10.3):

— Demanda de medicamentos. El consumo de medicamentos se reduce en función de la densidad de población de la provincia. También se produce una correlación positiva entre consumo de medicamentos y tasa de desempleo. Finalmente, en provincias más envejecidas, el consumo también es menor.

Las correlaciones negativas por un lado, con el índice de educación e índice relativo de nivel de estudios y, por otro, con el índice de renta indican que a un mayor nivel de estudios la probabilidad de consumir medicamentos es menor. Dado que la edad, y el nivel educativo, individualmente, ya ha sido incluida en el análisis de regresión estos datos refle-

---

[6] Obtenidas: *a)* del informe social de La Caixa para el ejercicio 2003 (datos referidos a 1 de enero de 2002); *b)* de la encuesta de morbilidad hospitalaria para 1999, y *c)* de la base de datos del INE (Inebase) para 1999.

[7] Población total, población relativa, edad media poblacional, índice de dependencia, densidad de población, municipios urbanos, municipios semiurbanos, municipios rurales, porcentaje de población residente en municipios urbanos, porcentaje de población residente en municipios semiurbanos, porcentaje de población residente en municipios rurales, índice de concentración de la población, índices de vejez, tasas de escolaridad por niveles educativos, número de médicos colegiados (en términos absolutos y relativos), número de centros hospitalarios, camas disponibles, índice sintético de bienestar social, índice sintético de renta, índice sintético de salud, índice de servicios sanitarios, índice de nivel educativo, índice de oferta cultural, índice de empleo, índice de condiciones de trabajo, índice de viviendas y equipamientos, índice de accesibilidad económica, índice de convivencia, índice de seguridad ciudadana, índice de entorno natural y clima, altas hospitalarias, altas hospitalarias relativas, estancias hospitalarias y estancias relativas, estancias medias, población activa (abs. y rel.), población ocupada (abs. y rel.), población parada (abs. y rel.), parados en busca del primer empleo (abs. y rel.), población inactiva (abs. y rel.), nacimientos, fallecimientos e índice de crecimiento vegetativo, esperanza de vida al nacer e índice de mortalidad infantil.

jan exclusivamente la influencia de la edad y educación de forma agregada.[8]

— Demanda de asistencia médica no hospitalaria. Este tipo de asistencia se encuentra muy correlacionada con el tamaño de la población. En provincias más pobladas, donde la densidad es mayor, donde hay más ocupados, más desocupados, y más inactivos, la probabilidad de consumo es menor (hay que tener en cuenta que estas últimas variables de ocupación se encuentran en valores absolutos, no como tasa, y, por tanto, están muy correlacionadas con el tamaño poblacional). Otra relación es la que correlaciona negativamente el número de médicos colegiados en cada provincia con la probabilidad de obtener asistencia sanitaria. Aún con varias limitaciones,[9] puede ser debido a que el incremento del personal sanitario encargado de las tareas de atención primaria y especializada es inferior al incremento de la población, lo que conlleva que, en realidad, el número relativo de médicos por paciente sea menor en las provincias más pobladas y, por tanto, también sea menor la probabilidad de consultar a la población.

Finalmente se repite una correlación negativa respecto al índice de educación, de forma que, en provincias con un nivel educativo superior el consumo también es menor.

— Demanda de servicios de diagnóstico. Las correlaciones encontradas, aunque muy suaves, relacionan la demanda de servicios de diagnóstico con el nivel de actividad económica. Es decir, donde la tasa de empleo y actividad es superior, se demanda más servicio sanitario, donde la tasa de desempleo es mayor, el uso es menor.

---

[8] Por ejemplo, los resultados parecen apuntar que aunque una persona mayor tienda, de media, a consumir más medicamentos, cuando ésta se localiza en un ambiente más envejecido tiende, de media, a retraer su actitud. Por su parte y aunque en general, una persona con mayor educación consume menos medicamentos, su consumo parece ser aún menor cuanto mayor sea el nivel educativo del su entorno.

[9] Como, por ejemplo, en algunas provincias, particularmente las más pobladas, es más probable que existan médicos colegiados que no ejerzan o que no se dispone de datos sobre si estos médicos colegiados actúan en el servicio privado o público o que no se dispone de información sobre si estos médicos colegiados actúan en servicios de atención primaria, especializada, servicios de urgencia en hospitales, etc.

CUADRO 10.3: Correlaciones con variables de contraste

	Dimensión				
	Medicamentos_ss	Médicos_ss	Análisis_ss	Hospitales_ss	Cirugía_ss
Población					
Población total		–0,2823		–0,2904	–0,3285
Población >16 años		–0,2871			
Densidad de población	–0,3427	–0,2977		–0,3487	
Población urbana (porcentaje)				–0,3411	
Población rural (porcentaje)				0,3463	
Población activa		–0,2824		–0,2847	–0,3202
Población inactiva		–0,2925		–0,2848	–0,3246
Población ocupada		–0,2881		–0,2816	–0,3085
Desempleados en busca					
De primer empleo			–0,2977	–0,2825	–0,3871*
Oferta sanitaria					
Médicos colegiados	–0,2960*	–0,3021*		–0,2960*	–0,3021*
Médicos colegiados (porcentaje)	–0,3684*				
Número de hospitales públicos				–0,2801	–0,3171
Número de camas disponibles				–0,281	–0,2935
Número de camas públicas disponibles				–0,2949	–0,3903*
Actividad económica					
Índice de empleo			0,3353		
Tasa de desempleo			–0,3565		
Población ocupada (porcentaje)			0,2953		
Población desempleada (porcentaje)	0,2921				
Educación					
Indice de educación	–0,3271	–0,3044		–0,3305	
Escolarización infantil	–0,3239				
Escolarización secundaria	–0,3919*				
Escolarización universitaria		–0,3099			
Otros					
Número de nacimientos				–0,2948	–0,3361
Número de defunciones					–0,2817
Crecimiento vegetativo				–0,3125	–0,3642*

CUADRO 10.3 *(cont.)*: **Correlaciones con variables de contraste**

	Dimensión				
	Medicamentos_ss	Médicos_ss	Análisis_ss	Hospitales_ss	Cirugía_ss
Índice de renta	–0,320				
Índice de envejecimiento	–0,2961			0,303	
Índice de dependencia				0,3739*	
Índice de convivencia				0,2969	
Índice de seguridad					–0,3880*
Índice de calidad entorno				–0,3175	

Nota: Se muestran sólo datos significativos al 95%. El símbolo * implica significación al 99%. Pearson bilateral.
Fuente: Elaboración propia.

— Servicios sanitarios hospitalarios. Los servicios hospitalarios se encuentran correlacionados positivamente con la ruralidad (porcentaje de personas que viven en ámbitos rurales), con la vejez y con un índice de dependencia. Sin embargo, están negativamente relacionados con un amplio abanico de variables poblacionales como: población, densidad de población, activos, desempleado, buscadores de primer empleo, inactivo, número de nacimientos etc. todas ellas *proxies* de la población.

También se produce una correlación negativa con la oferta sanitaria de camas y hospitales. Es decir, una mayor oferta de hospitales y dotación de camas se corresponde con una menor probabilidad de ser atendido por personal hospitalario. También se constata que, aunque en términos brutos, en las provincias con mayor población existe una mayor dotación, tanto de camas como de hospitales, la oferta relativa, en relación con el número de habitantes es, sin embargo, inferior. El resultado es que, donde hay, en términos brutos, una mayor oferta hospitalaria existe una menor oferta relativa y, por consiguiente, una menor probabilidad de ser atendido.

El cuadro 10.4 muestra que existe una correlación inversa entre la dotación de servicios públicos y la población pro-

CUADRO 10.4: Correlación entre población y oferta hospitalaria

	Población
Hospital por habitante	–0,2319
Hospital público por habitante	–0,4521**
Hospital privado por habitante	0,1445
Camas por habitante	–0,006
Camas públicas por habitante	–0,3566**
Camas privadas por habitante	0,2637*

Notas: * significativos al 95%. ** significativos al 99%.
Pearson bilateral.
Fuente: Población: Censo 2001. Dotación hospitalaria: Anuario Social La Caixa 2003. Elaboración propia.

vincial. Por otro lado también se observa una correlación positiva entre dotación privada y población, pero que no puede compensar la mencionada menor dotación pública.

Si se correlaciona la oferta relativa (número de camas públicas/población o número de hospitales públicos/población) con el uso, la correlación es positiva, de forma que la correlación entre OR de uso hospitalario y oferta relativa de hospitales públicos es del 0,2822 y la correlación entre OR de uso hospitalario y la oferta relativa de camas hospitalarias públicas es de 0,3013. Ambos índices son significativos al 95%. Es decir, estos resultados parecen confirmar que el menor uso de los servicios sanitarios públicos en las provincias más pobladas puede ser debido a la menor oferta relativa, por lo menos en lo que a camas por habitante y hospitales se refiere.

— Servicios de cirugía. En consonancia con los anteriores, estos servicios también se encuentran muy correlacionados, inversamente, con el tamaño poblacional y con la dotación bruta hospitalaria. Así, las variables población, población activa, población ocupada, desempleados en busca del primer empleo, inactivos, número de nacimientos y defunciones, etc., pueden interpretarse como distintas dimensiones de una misma variable, que es el tamaño poblacional.

10.3.2. Análisis de la necesidad

Los anteriores resultados avalan la hipótesis de que la demanda sanitaria puede estar muy influenciada por variables no sanitarias. Concretamente, la correlación inversa robusta entre tamaño poblacional y uso sugiere que la oferta sanitaria relativa, que es menor en las provincias más pobladas, puede ser una variable relevante en la determinación del uso de cada provincia. Para subsanar ésta u otras anomalías de las estadísticas de uso real, se ha de proceder a la estimación indirecta de la necesidad sanitaria.

Para la estimación de la necesidad sanitaria por comunidades autónomas se procederá en función del siguiente protocolo:

- Se estimarán los parámetros de los distintos modelos de regresión que, a priori pueden ser adecuados en función de la característica de la variable dependiente: dicotómica o de recuento (Logístico, Poisson, Binomial-Negativo y ZINB).
- En función de la bondad del ajuste de cada modelo y de los resultados de los test paramétricos correspondientes, se seleccionará, para cada dimensión, el modelo de regresión con mejor ajuste.
- A partir del modelo seleccionado, se estimarán las necesidades individuales en cada dimensión de necesidad de la siguiente forma: la necesidad de un individuo será la esperanza de necesidad que prediga el modelo de regresión seleccionado. La necesidad de cada provincia o comunidad

CUADRO 10.5: **Resultados generales del modelo de regresión logístico**

	Medicamentos_ss
Log pseudo-verosimilitud	–25.125,9
Test Wald χ^2	9016,9
Prob. χ^2	0,000
Pseudo R^2 *(Nagelkerke)*	0,48
Punto de corte	0,4
Porcentaje global correcto[1]	80,0

Notas: N = 55.958

[1] Para un 5% de las observaciones no incluidas en la estimación.

Fuente: Elaboración propia.

CUADRO 10.6: **Selección del modelo para las dimensiones de recuento**

	Médicos_ss			Análisis_ss			Hospital_ss			Cirugía_ss		
	P	**NB**	**ZINB**	**P**	**NB**	**ZINB**	**P**	**NB**	**ZINB**	**P**	**NB**	**ZINB**
						Bondad del ajuste						
Log. pseudo-verosimilitud	–36.891	–33.238	–33.072	–20.622	–19.359	–19.267	–136.090	–38.648	–38.606	–14.014	–10.787	–10.742
χ^2	52.063			30.600			251.055			23.389		
Prob χ^2	1,000			1,000			0,000			1,000		
SCR	581	590	581	293	289	287	2.661	2.758	2.626	161	165	160
						Tests de sobredispersión						
v		2,19	1,72		3,22	2,31		18,82	15,16		19,08	13,06
S.D. v		0,05	0,06		0,12	0,14		0,29	0,49		0,76	1,11
v χ^2		7.306,55	3.166,87		2.515,58	696,88		2,0E+05	6,8E+04		6.453,69	1.457,34
Prob. v χ^2		0,000	0,000		0,000	0,000		0,000	0,000		0,000	0,000
						Test de presencia de filtro (Vuong)						
V			7,75			5,98			4,82			4,01
Prob. V			0,000			0,000			0,000			0,000

Fuente: Elaboración propia.

autónoma se calcula por simple agregación de la necesidad prevista de todos individuos residentes en las mismas.

— Mediante un procedimiento adecuado se agregarán todas las dimensiones de necesidad en un índice de necesidad sanitario general, del que se extraerán las pertinentes conclusiones.

10.3.2.1. Selección del modelo apropiado

En el caso del consumo de medicamentos se ha seleccionado el modelo logístico por la exclusiva razón de que, con los datos disponibles, es el único que se puede estimar.[10] En el cuadro 10.5 se recogen los resultados de modelo de regresión logístico aplicado a la única dimensión dicotómica analizada (medicamentos_ss). La significación general (prob. χ^2) y el coeficiente de determinación *(Nagelkerke)* muestran que el ajuste, en general, es aceptable.

Respecto a las restantes dimensiones de necesidad (médicos_ss; análisis_ss; hospital_ss y cirugía_ss), el cuadro 10.6 recoge los resultados generales de cada uno de los tres modelos de regresión aplicados. En cada columna se muestran los estadísticos de cada modelo: de Poisson en la primera columna, Binomial-Negativo en la segunda y ZINB en la tercera. Mientras que la información consignada en las filas es: en la primera se muestra el logaritmo de la verosimilitud. En este caso, el modelo ZINB es el que, en todos los modelos, consigue una mayor verosimilitud.

Las dos siguientes filas del cuadro 10.6 muestran la prueba de la bondad de ajuste tras la regresión de Poisson. La ratio, normalmente denominado *lejanía* o *deviance,* entre la verosimilitud del modelo ajustada y el saturado, es decir, aquel que tiene tantas variables como observaciones, sigue aproximadamente una distribución χ^2 con d_o-d_1 grados de libertad (d_o son los grados de libertad del modelo saturado y d_1 los del modelo ajustado), lo que permite contrastar la significación de tal diferencia. Sin embargo, Tsiatis (1980) y McCullagh (1989) muestran que, en muchas ocasiones, la lejanía no sigue dicha distribución como cuando la variable observada o predicha por grupos sea inferior a 5 en más

[10] Contoyannis (2001) utiliza también un modelo dicotómico, en este caso *probit,* para estudiar la evolución de la salud en los hogares británicos.

de un 20% de los casos. En el caso de las visitas médicas dicho test indica que el modelo se ajusta bien a una distribución de recuento como la de Poisson.[11]

El siguiente bloque de filas muestra los indicadores de la sobredispersión. En primer lugar, el valor ni (ν) de la binomial negativa y su error estándar. El modelo indica que, en el caso de visitas médicas, la sobredispersión es 2,19 veces superior a la que puede modelizar Poisson. El pequeño error estándar es indicador de la significatividad de dicha apreciación. No obstante, se recoge un segundo test basado en la variación en el ajuste en función de la inclusión o no en el modelo del parámetro ν. El resultado también muestra la significación de la sobredispersión para cualquier nivel de confianza.

La sobredispersión se ha medido tanto en el modelo binomial negativo clásico como en el inflado de ceros. En este último caso, la sobredispersión es menor debida a que parte de los ceros se modelizan ahora como filtro y no como tal sobredispersión. Según este modelo, la sobredispersión es sólo de 1,75 veces la que soporta el modelo de Poisson, aunque es igualmente significativa tanto por su pequeño error estándar como por su importancia en el incremento de la función de verosimilitud.

El penúltimo bloque (cuadro 10.6) muestra los indicadores de la existencia de filtro. El test de Vuong tiene un valor positivo y muy alto, de 7,75, significativo, lo que es un argumento en favor del modelo ZINB sobre el clásico.

La última fila recoge el valor de la raíz de la suma de los cuadrados de los residuos. Estos son menores para el caso del modelo de filtro. Es otro indicador que muestra que dicho ajuste es mejor.

En el caso de los modelos de regresión para la realización de pruebas de diagnóstico (análisis_ss), los resultados son parecidos al caso del modelo anterior, en el sentido de que todos los indicadores (verosimilitud, sobredispersión, filtro y SCR) vienen a favorecer al modelo más complejo. La sobredispersión alcanza las 2,31 veces y el test de Vuong reconoce claramente la presencia de un proceso de selección.

[11] Lo cual no es un argumento en contra de la binomial negativa o la inflada de ceros, ya que estas últimas no dejan de ser funciones derivadas de la distribución de Poisson.

La demanda de servicios hospitalarios, tanto personales como de cirugía, han sido los de más compleja modelización debido a la variabilidad en el uso, que, por referirse a la de los últimos 365 días, es superior a la del resto, se observa que la sobredispersión crece hasta ser superior a 15 veces la modelada por la distribución Poisson. Los modelos que la recogen producen un incremento casi espectacular de la función de verosimilitud, que se incrementa desde los –136.000 de Poisson hasta las –38.000 de las binomiales negativas. El test de Vuong también vuelve a ser positivo y significativo en favor del modelo inflado de ceros.

Finalmente, los resultados de los test de las pruebas quirúrgicas muestran que la sobredispersión también es elevada y el test de Vuong positivo y significativo para cualquier nivel de confianza. La reducción de la lejanía también es importante.

En conclusión, de los resultados se desprende que el modelo que mejor capta la necesidad sanitaria respecto al consumo de medicamentos es el modelo logístico, mientras que respecto al resto de dimensiones de necesidad el modelo elegido será el ZINB.

10.3.2.2. Estimación de la necesidad sanitaria por áreas geográficas

Una vez determinada la idoneidad del modelo de regresión, se ha utilizado el mismo para obtener los valores previstos en cada una de las dimensiones. Es decir, a partir de ahora serán los valores de uso estimados, lo que implica que son homogéneos, en lugar de los valores de uso observados, que pudieran estar influenciados por variables *ilegítimas* los que se utilizarán para medir la necesidad de cada comunidad autónoma.

Dado que la predicción se ha obtenido a nivel individual respecto de la muestra de la encuesta, se ha de elevar dicha predicción a los valores poblacionales multiplicando cada estimación por el correspondiente factor de elevación. Finalmente se han sumado todas las predicciones, tanto a nivel de provincia como de comunidad autónoma.

El cuadro 10.7 recoge la necesidad sanitaria prevista, en términos absolutos, en cada una de las dimensiones analizadas, y muestra el consumo medio por 100 habitantes y provincia.

En el caso del consumo de medicamentos, la necesidad oscila entre 0,24 y 0,38 ingestiones por habitante en los últimos 14 días. El

CUADRO 10.7: **Necesidad estimada por provincias**

(por cada 100 individuos)

	Medicamentos_ss	Médicos_ss	Análisis_ss	Hospital_ss	Cirugía_ss
Álava	27,8	15,4	7,6	61,3	4,5
Albacete	30,2	16,1	7,0	52,1	4,1
Alicante	27,8	16,6	7,3	58,4	4,8
Almería	28,2	15,5	6,7	55,0	3,9
Ávila	35,8	20,5	8,4	62,0	4,7
Badajoz	31,0	17,8	7,4	68,6	4,1
Balears (Illes)	24,9	13,4	6,3	45,2	3,5
Barcelona	30,4	17,7	8,6	60,0	4,7
Burgos	32,0	18,4	8,2	66,7	4,6
Cáceres	32,2	18,9	7,4	68,6	4,2
Cádiz	27,0	15,1	7,3	48,7	4,1
Cantabria	31,6	17,3	8,0	60,4	4,8
Castellón	30,4	17,1	7,7	55,7	4,3
Ciudad Real	34,9	20,3	8,3	80,0	4,8
Córdoba	31,2	18,5	7,6	62,5	4,3
Coruña A	35,3	20,7	8,9	71,8	4,9
Cuenca	31,4	16,7	6,7	54,5	4,2
Girona	28,6	16,5	7,4	62,8	4,4
Granada	29,7	18,2	7,7	62,2	4,0
Guadalajara	30,0	17,0	7,7	65,3	4,6
Guipúzcoa	27,4	14,0	6,8	45,6	4,2
Huelva	32,3	19,4	8,0	68,0	4,2
Huesca	33,9	18,0	7,5	59,8	4,8
Jaén	31,5	18,3	7,8	68,1	4,5
León	35,5	19,4	8,7	79,5	4,9
Lleida	31,5	17,5	7,7	63,9	4,4
Rioja (La)	29,9	15,8	7,7	60,0	4,2
Lugo	37,2	20,0	8,4	75,1	4,6
Madrid	25,8	15,3	8,0	47,5	3,9
Málaga	28,6	17,9	8,1	54,9	4,2
Murcia	29,1	17,0	7,8	61,0	4,7
Navarra	28,5	16,7	7,5	62,6	5,2

CUADRO 10.7 *(cont.)*: **Necesidad estimada por provincias**

(por cada 100 individuos)

	Medicamentos_ss	Médicos_ss	Análisis_ss	Hospital_ss	Cirugía_ss
Ourense	36,8	20,6	8,4	72,7	4,5
Asturias	35,6	18,7	9,0	66,5	4,9
Palencia	33,9	17,9	9,1	62,3	4,7
Palmas (Las)	25,8	14,7	7,0	48,1	4,4
Pontevedra	32,6	18,5	8,1	63,7	4,8
Salamanca	34,1	19,7	9,1	67,5	4,8
S. C. de Tenerife	26,5	15,2	7,1	48,3	4,1
Segovia	29,7	16,6	7,2	59,4	4,3
Sevilla	30,5	18,8	8,5	56,7	4,4
Soria	35,0	17,9	7,5	60,7	4,5
Tarragona	29,9	16,8	7,4	47,4	4,5
Teruel	33,9	18,0	7,6	65,2	4,0
Toledo	30,6	17,9	7,3	62,3	4,2
Valencia	31,1	18,8	8,8	64,5	5,0
Valladolid	30,7	17,2	8,6	56,1	5,1
Vizcaya	31,4	17,4	8,6	68,3	5,1
Zamora	38,6	22,6	9,7	80,3	4,6
Zaragoza	29,9	17,2	8,6	49,2	4,1
Máximo	38,6	22,6	9,7	80,3	5,2
Promedio	29,9	17,3	8,0	58,7	4,4
Mínimo	24,9	13,4	6,3	45,2	3,5

Fuente: Elaboración propia

máximo corresponde a Zamora y el mínimo a Illes Balears, seguida de Madrid y Las Palmas de Gran Canaria. En el caso de las visitas al médico o a la consulta de enfermería, la máxima necesidad se localiza nuevamente en Zamora y las mínimas en Illes Balears, Guipúzcoa, Las Palmas y Cádiz. En el caso de necesidad de pruebas diagnósticas, la máxima necesidad, de 0,10 por habitante en 14 días corresponde a Zamora, Palencia y Salamanca y la mínima, de 0,06 corresponde a Illes Balears, Almería, Cuenca y Guipúzcoa. Respecto a la atención hospitalaria, el rango oscila entre los 0,80 días por habitante y año de Zamora, seguida de Ciudad Real y León, y los 0,40 días por habitante y año de Illes Balears, Guipúzcoa, Tarragona y Madrid. Finalmente, la máxima necesidad de intervenciones quirúrgicas se produce en Navarra, Valladolid y Vizcaya, en tanto que las mínimas necesidades, de 0,03 intervenciones por habitante y año, se estiman en Illes Balears, Madrid, Almería y Granada.

El más llamativo es el caso de Illes Balears que, en todas las dimensiones, ocupa la plaza de menor necesidad estimada relativa. El caso opuesto corresponde a Zamora, que ocupa la plaza de mayor necesidad estimada en cuatro de las cinco dimensiones de necesidad. Otro dato interesante es que la variabilidad entre provincias de los datos estimados en el modelo es mucho menor que la de los datos observados en la encuesta, lo cual indica que la necesidad estimada entre provincias es menos heterogénea que la observada.

En el caso de la agregación de la necesidad por comunidades autónomas, los resultados son similares. El cuadro 10.8 recoge la necesidad prevista en las respectivas dimensiones en cada comunidad autónoma. En este caso se incluye tanto la estimación bruta de la necesidad (N) que indica en cada caso el uso total previsto en cada dimensión, por ejemplo, número de medicamentos a administrar, número de visitas médicas, etc., como una cifra relativa respecto del total. También se incluye, a la derecha, una columna con la población protegida de cada comunidad autónoma con la que dichos resultados se pueden comparar.

Se observa una especial correlación entre todas las dimensiones de necesidad y la población protegida de cada comunidad autónoma. Las únicas comunidades autónomas que superan un 1% de diferencias entre su porcentaje de población protegida y necesidad son: en el caso de consumo de medicamentos, Madrid y Galicia; en el caso de visitas médicas, Madrid; en el caso de realización de pruebas diagnósticas, ninguna comunidad autónoma; en el caso de atención hospitalaria, Madrid y Galicia; y, finalmente, en el caso de intervenciones quirúrgicas, Madrid y Comunidad Valenciana.

En el caso de la Comunidad de Madrid, la diferencia siempre es negativa, es decir, se estima un menor porcentaje de necesidad que el porcentaje de población, mientras que en el resto de comunidades autónomas mencionadas ocurre al con-

CUADRO 10.8: **Necesidad estimada por comunidades autónomas**

	Medicamentos_ss		Médicos_ss		Análisis_ss		Hospital_ss		Cirugía_ss		Población[1]
	N	porcentaje	N	porcentaje	N	porcentaje	N	porcentaje	N	porcentaje	porcentaje
Andalucía	2.194.553	19,1	1.311.709	19,7	580.657	18,9	4.289.395	19,1	312.738	18,5	19,3
Aragón	372.622	3,3	209.205	3,2	99.377	3,2	633.859	2,8	50.659	3,0	3,2
Asturias	382.588	3,3	201.098	3,0	96.448	3,1	714.979	3,2	52.127	3,1	3,0
Balears (Illes)	218.668	1,9	117.498	1,8	54.881	1,8	397.494	1,8	30.598	1,8	2,2
Canarias	465.981	4,1	265.930	4,0	125.488	4,1	858.482	3,8	75.580	4,5	4,5
Cantabria	169.891	1,5	92.906	1,4	43.198	1,4	324.450	1,5	25.664	1,5	1,4
Castilla y León	834.143	7,3	467.937	7,0	213.546	7,0	1.663.680	7,4	118.519	7,0	6,6
Castilla-La Mancha	556.562	4,9	315.228	4,7	131.413	4,3	1.129.704	5,0	76.683	4,5	4,6
Cataluña	1.924.746	16,8	1.111.267	16,7	527.519	17,2	3.769.626	16,8	295.621	17,5	17,0
Valencia	1.253.911	11,0	749.472	11,3	342.246	11,2	2.576.830	11,5	203.640	12,0	11,0
Extremadura	337.662	2,9	195.685	3,0	79.259	2,6	736.711	3,3	44.230	2,6	2,8
Galicia	951.826	8,3	542.378	8,2	232.971	7,6	1.903.010	8,5	130.244	7,7	7,3
Madrid	1.384.332	12,1	819.043	12,3	428.942	14,0	2.553.871	11,4	207.689	12,3	13,5
Murcia	346.414	3,0	201.907	3,0	93.169	3,0	725.509	3,2	56.384	3,3	3,0
Rioja (La)	81.427	0,7	42.867	0,7	21.044	0,7	163.128	0,7	11.325	0,7	0,7
Total	11.475.328	—	6.644.129	—	3.070.158	—	22.440.726	—	1.691.698	—	—

[1] Población protegida según modelo de financiación.

Fuente: Elaboración propia.

trario. En el resto de comunidades autónomas y en todas las dimensiones de necesidad, las diferencias entre la necesidad relativa y la población relativa son siempre inferiores a un punto porcentual.

10.3.2.3. Elaboración de un índice de necesidad sanitaria general

El propósito de este último epígrafe es el de elaborar un índice único y general de necesidad sanitaria para cada comunidad autónoma. Es decir, que para cada comunidad autónoma, en lugar de disponer de un índice de necesidad para cada dimensión de necesidad, se construirá un índice global que represente la necesidad sanitaria total. El índice de necesidad se ha elaborado de forma relativa, es decir, el índice de necesidad de una región *g*, en cada una de las dimensiones de necesidad estimadas, vendrá determinado por la suma de la necesidades individuales de los residentes en su territorio ponderada por la suma de la necesidad individual de todos los residentes en el país. Es decir:

$$\hat{N}_g = \frac{\sum_i \hat{N}_{gi}}{\sum_i \hat{N}_i}; \qquad 0 \leq \hat{N}_g \leq 1$$

Dicho índice muestra la proporción de necesidad esperada en cada comunidad autónoma en relación con el total nacional. En primer lugar se obtendrá un índice de necesidad para cada dimensión de necesidad: medicamentos, visitas médicas o de enfermería, atención hospitalaria, realización de pruebas diagnósticas y operaciones quirúrgicas para, a continuación, agregar estos cinco índices en uno solo.

Para su elaboración deben superarse dos problemas técnicos: el de cómo agregar en sólo una, las cinco dimensiones de necesidad, y el de considerar las limitaciones predictivas de los modelos de regresión en función de la bondad del ajuste. Para superar ambos problemas, han debido realizarse diversas hipótesis de comportamiento que permitan una aproximación.

Para la agregación de distintas dimensiones, dado que la finalidad última del índice de necesidad sanitaria (INS) es la distribución de recursos financieros, se ha realizado una media ponderada que consiste en agregar las necesidades sanitarias ponderadas por un coeficiente en función de su participación relativa en los presupuestos sanitarios del Instituto Nacional de Salud del año 1999.[12] En la clasificación funcional de los presupuestos liquidados (Insalud 2001) se evidencia que del total de recursos sanitarios: 1) un 23,2% se invirtió en medicamentos; 2) un 14,1% en atención primaria; 3) un 59,1% en atención especializada; y 4) un 3,6% en administración, formación y otros gastos indirectos. Para homologar dichas participaciones con las dimensiones seleccionadas de la EDDES99 se han utilizado los datos de frecuentación a nivel nacional (Ministerio de Sanidad y Consumo 1995) y se ha supuesto que los costes indirectos serán proporcionales a la población protegida de cada región.[13] A la participación definitiva de cada dimensión en el total se le ha denominado *índice de ponderación* (IP). El IP de cada una de las dimensiones contempladas, en porcentaje sobre el total de necesidad, es: 1) medicamentos_ss (23,2%); 2) médicos_ss (15,9%); 3) análisis_ss (19,1%); 4) hospital_ss (19,1%); y 5) cirugía_ss (19,1%). Finalmente, en representación de los costes indirectos, la población protegida ponderará el 3,6% restante.

Se ha modulado también la participación de cada dimensión en función del ajuste del modelo de regresión utilizado. La bondad del ajuste es una medida de cuánto se ajusta un modelo de regresión a los datos disponibles; es decir, de cuánta variabilidad explica y, por tanto, también de cuánta deja de explicar.[14] Se ha

[12] El Instituto Nacional de Salud gestionó la sanidad pública mientras que las comunidades autónomas no habían asumido las correspondientes competencias. Se utilizan dichas ratios por: 1) bajo la administración centralizada residía, en 1999, un 40% de la población española con influencia territorial en diez comunidades autónomas; y 2) el resto de comunidades autónomas con competencias realizaban, en 1999, unas clasificaciones presupuestarias que, al ser muy heterogéneas, impiden su comparación directa.

[13] A este respecto los datos de frecuentación del Ministerio de Sanidad y Consumo son los siguientes: atención primaria: 5,4 consultas/año; atención especializada: 0,7 consultas/año. Si se supone que el coste de las consulta especializada es el mismo de atención primaria, el coste de la dimensión *médicos* se ha de incrementar en 1,8% (= 0,141(0,7/5,4). También se ha supuesto que el coste entre las tres dimensiones de atención especializada es el mismo 19,09 (= (0,591 – 0,018)/3).

[14] Así, un modelo de regresión con un coeficiente de determinación uno sería un modelo que explica perfectamente el consumo de cada individuo y su predicción debería ser considerada perfecta y completa.

supuesto que la variabilidad no explicada, es decir, la que no está controlada por el modelo, se produce de forma aleatoria, por lo que debería ser función de la población protegida de cada región. Para la estimación de la bondad del ajuste, debido a las dificultades para conocer la distribución de verosimilitud (Judge 1985; Madden 2001), se han elaborado, como medidas de la capacidad explicativa de cada modelo, un índice de la bondad de ajuste basado en las curvas ROC *(receiving operating characteristic).*[15] El peso final obtenido, al que se denomina *índice de modulación* (IM) indica que la aportación que puede hacer el modelo predictivo de consumo de medicamentos es de un 37,0% del consumo total (por lo que supondremos que de forma aleatoria en función de la población protegida se consumirá el 63,0% restante); el IM de asistencia a la consulta médica es el 21,0% (y el 79% restante en función de la población protegida); el IM de pruebas de diagnóstico el 20,1%; el IM de estancias hospitalarias el 18,1%; y, finalmente, el IM de pruebas quirúrgicas es el 16,1%.

Una vez asignadas las ponderaciones y los pesos a cada modelo, el índice de necesidad sanitaria se calculará en función de la siguiente expresión:

$$INS_{Com.\ autónoma} = \sum_{j=1}^{6} IP_j \left[IM_j \frac{\sum_{i=1}^{m} \hat{e}_{ij}}{\sum_{i=1}^{n} \hat{e}_{ij}} + (1 - IM_j)\frac{m}{n} \right]$$

Donde el subíndice *i* representa al individuo, el subíndice *j* la dimensión de demanda considerada, *m* es la población de la comunidad autónoma y *n* la del total nacional. Por su parte, $\hat{e}$ son las estimaciones del modelo, IM es el índice de modulación e IP el de ponderación.

El cuadro 10.9 recoge los cálculos por comunidad autónoma. Partiendo de los porcentajes de necesidad de este cuadro, la necesidad modulada se calcula multiplicándolos por el IM correspondiente y sumando el producto entre (1-IM) y el porcentaje de población de cada comunidad autónoma respecto al total. Como ejemplo, el caso de la necesidad modulada para Castilla-La

[15] Las curvas ROC y la bondad del ajuste se han obtenido de los modelos de regresión logísticos del apartado anterior.

CUADRO 10.9: **Estimación del índice de necesidad sanitaria**

	Necesidad modulada					Índice de necesidad sanitaria (INS)	Población protegida	
	Medica-mentos_ss	Médicos_ss	Análisis_ss	Hospital_ss	Cirugía_ss		Porcent.	Dif. porcent.
Andalucía	19,25	19,41	19,24	19,28	19,19	19,27	19,32	–0,16
Aragón	3,19	3,16	3,18	3,10	3,13	3,15	3,16	–1,56
Asturias	3,09	2,97	2,99	2,99	2,97	3,01	2,95	0,33
Balears (Illes)	2,1	2,12	2,13	2,13	2,15	2,13	2,21	–3,18
Canarias	4,32	4,37	4,39	4,35	4,47	4,38	4,47	–2,67
Cantabria	1,45	1,42	1,42	1,43	1,44	1,43	1,43	2,14
Castilla y León	6,81	6,65	6,63	6,70	6,62	6,68	6,55	1,21
Castilla-La Mancha	4,70	4,64	4,54	4,68	4,60	4,63	4,61	0,65
Cataluña	16,91	16,93	17,03	16,95	17,06	16,97	16,99	–0,18
Com. Valenciana	10,96	11,04	11,01	11,07	11,15	11,04	10,98	0,36
Extremadura	2,87	2,85	2,78	2,91	2,79	2,84	2,83	1,43
Galicia	7,66	7,48	7,35	7,51	7,36	7,47	7,30	2,33
Madrid	12,98	13,27	13,62	13,14	13,32	13,26	13,53	–1,78
Murcia	3,00	2,99	2,99	3,03	3,04	3,01	2,98	0,33
Rioja (La)	0,71	0,70	0,70	0,71	0,70	0,71	0,71	1,43
Total	100	100	100	100	100	99,99	100	—

Fuente: Elaboración propia.

Mancha en la dimensión de médicos_ss es (0,0474 × 0,2101) + (0,0461 × 0,7899) = 0,0464. En último lugar, el índice de necesidad se calcula como la suma de todas las dimensiones de necesidad ponderadas por el IP correspondiente. A modo ilustrativo, el INS de Cataluña será:

$$[(0,1691 \times 0,2324) + (0,1693 \times 0,1523) + (0,1703 \times 0,1909) + \\ + (0,1695 \times 0,1909) + (0,1706 \times 0,1909) + (0,1699 \times 0,0355)] = \\ = 0,1697.$$

Si se compara el resultado con el porcentaje de población, las comunidades autónomas con mayor diferencia entre la estimación de la necesidad y la población, ambas en términos relativos,

CUADRO 10.10: Comparación entre la necesidad estimada y el nuevo modelo de financiación (porcentaje sobre el total nacional)

	Estimación INS	Sistema de financiación 2002 (fórmula)	Diferencias (porcentaje)
Andalucía	19,3	18,6	–3,63
Aragón	3,2	3,4	6,25
Asturias	3,0	3,1	3,33
Balears (Illes)	2,1	2,3	9,52
Canarias	4,4	4,5	2,27
Cantabria	1,4	1,5	7,14
Castilla y León	6,7	7,0	4,48
Castilla-La Mancha	4,6	4,8	4,35
Cataluña	17,0	16,9	–0,59
Com. Valenciana	11,0	10,8	–1,82
Extremadura	2,8	2,9	3,57
Galicia	7,5	7,6	1,33
Madrid	13,3	13,1	–1,50
Murcia	3,0	2,9	–3,33
Rioja (La)	0,7	0,7	0,00
Totales	100,0	100,0	—

Fuente: Elaboración propia.

son las de Illes Balears y Canarias con un –3,2 y un –2,2% de necesidad inferior a su población protegida, le siguen Galicia y Cantabria con necesidades de un 2% superiores a su población protegida. No obstante, en general, el resultado obtenido muestra la gran correlación que existe entre la necesidad sanitaria, tal y como se ha definido, y la población protegida de cada comunidad autónoma. De hecho, la diferencia promedio[16] entre la necesidad y la población protegida por comunidad autónoma es de tan sólo un 1,3%.

[16] Calculada como la media aritmética de la raíz cuadrada del cuadrado de las diferencias porcentuales.

Finalmente, puede compararse la necesidad estimada de la EDDES99 con la que se recoge, en el modelo de financiación en vigor. En el cuadro 10.10 se recoge, en la primera columna, el INS calculado en el cuadro 10.9; en la segunda columna, el porcentaje de necesidad del submodelo de financiación de la sanidad, que se deduce de la aplicación de las variables de necesidad del mismo (fórmula); la tercera columna muestra las diferencias porcentuales entre las dos anteriores. Las diferencias existentes entre la estimación de necesidad obtenida (INS) y la aplicada por el sistema de financiación que empieza a ser aplicado a partir del 2002 (fórmula) son considerables.

La comunidad autónoma que, en el nuevo modelo de financiación, tendría un defecto de financiación mayor respecto a su necesidad estimada es Andalucía, que pierde un 3,73%. A cierta distancia le siguen Murcia, Valencia y Madrid, que pierden un 3,3%, un 1,82% y un 1,5% respectivamente. Entre las comunidades autónomas que obtienen una financiación superior a su necesidad, están Illes Balears y Cantabria, con un 9,52% y un 7,14%, seguidas por Aragón, con un 6,25%, y ambas Castillas con un 4,4% aproximadamente. La diferencia promedio se sitúa en torno al 3,54%.[17]

Finalmente, se realiza una comparación de la financiación per cápita que correspondería a cada comunidad autónoma en tres escenarios distintos (cuadro 10.11): los que se obtienen de su porcentaje de participación en la restricción inicial en los estrictos términos del modelo de financiación (fórmula); los que resultan de la financiación real incluyendo, en su caso, las negociaciones de los acuerdos de traspaso de competencias; y los que proceden de la estimación de la necesidad en función de los estimadores desarrollados en este documento.

El cuadro 10.11, en la primera columna, presenta la financiación per cápita que correspondería a cada comunidad autónoma si sólo se financiase en función de su participación en las tres variables de necesidad que define el modelo de financiación, es decir,

[17] Que, en relación con los recursos financieros que distribuye el nuevo modelo de financiación (22.834,76 millones de euros), equivaldría aproximadamente a 38,8 millones de euros por comunidad autónoma.

CUADRO 10.11: Comparación entre sistema de financiación, financiación definitiva y estimación econométrica (euros per cápita)

Comunidades autónomas	Sistema de financiación (fórmula)	Financiación definitiva	Estimación econométrica (INS)
Andalucía	617	644	641
Aragón	683	728	641
Asturias	676	716	655
Balears (Illes)	655	664	618
Canarias	647	647	630
Cantabria	658	795	646
Castilla-La Mancha	691	698	656
Castilla y León	668	675	646
Cataluña	640	640	642
Extremadura	658	695	646
Galicia	669	669	659
Madrid	622	628	630
Murcia	619	643	649
Rioja (La)	664	811	639
Valencia	635	635	646
Media nacional	643	657	643

Fuente: Elaboración propia.

población protegida, población mayor de 65 años e insularidad; en la segunda columna, se recoge la financiación per cápita definitiva con la que finalmente se financia cada comunidad autónoma. En el caso de las comunidades autónomas que ya disponían de competencias sanitarias antes de 2001 es el que finalmente se recoge en el sistema de financiación, incluyéndose compensaciones y modulaciones, mientras que en el caso del resto de comunidades autónomas es el que se recoge en los respectivos acuerdos de traspaso.[18] Finalmente, en la tercera columna se recoge la finan-

[18] Se podía considerar que, en el caso de la financiación de las comunidades autónomas que ya disponían de competencias sanitarias antes del 2001, ésta debería ser la financiación que constase como del *modelo de financiación* y figurar, por tanto, en la

ciación per cápita que correspondería en función de la necesidad general (INS) estimada mediante los modelos de regresión.

En el gráfico 10.1 se muestran los mismos datos ordenados en función de la financiación per cápita surgida del modelo de financiación. En éste se observa que Andalucía es la comunidad autónoma con menor financiación per cápita del sistema de financiación, seguida de Murcia y Madrid. Sin embargo, en estas tres comunidades autónomas la financiación final obtenida es superior y muy similar a la necesidad estimada. En el caso de Valencia, la financiación por habitante del modelo y la definitiva son prácticamente iguales, sin embargo, la financiación necesaria estimada es un tanto superior.

GRÁFICO 10.1: **Comparación entre sistema de financiación, financiación definitiva y estimación econométrica** (euros per cápita)

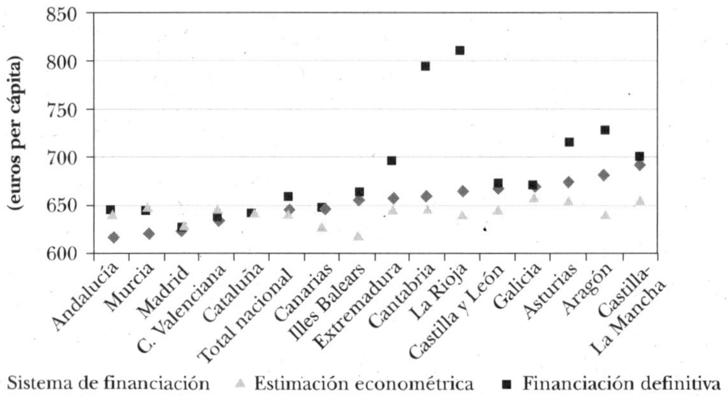

Fuente: Elaboración propia.

El caso de Cataluña es interesante. En esta comunidad autónoma, tanto la financiación estimada como la financiación del modelo y la financiación definitiva por habitante son prácticamente iguales. En Canarias e Illes Balears, la necesidad estimada

columna anterior. Se ha considerado, sin embargo, que la financiación que excede del porcentaje de participación se debe a una negociación política y, a este particular es indiferente que la negociación se llevase a cabo para aprobar el modelo de financiación o para aceptar el traspaso de competencias, aún cuando formalmente uno conste en el modelo de financiación y otro en los acuerdos de traspaso.

por habitante es inferior a la del modelo de financiación o a la definitiva. La justificación de dichas diferencias puede encontrarse tanto en la inclusión de la variable insularidad como en la negociación de las condiciones del traspaso.

Los casos de Cantabria y La Rioja tienen en común la importante diferencia entre la financiación necesaria o la que se desprende del modelo de financiación con la que finalmente disfrutan.

La comunidad autónoma de Extremadura dispone de una financiación por habitante bastante superior, tanto a la necesidad estimada, como a la del modelo de financiación. En la misma situación se encuentran Asturias y Aragón. Estas dos últimas comunidades autónomas ya eran las que de mayor gasto per cápita disponían cuando la administración sanitaria correspondía al Insalud, por lo que los acuerdos políticos probablemente no han hecho sino reconocer una situación de hecho.

Finalmente, en Castilla-La Mancha, Castilla y León y Galicia se produce una situación similar en la cual, aunque la necesidad es inferior, su financiación final definitiva es similar a la que se desprende del modelo de financiación. En esta última y sobre todo Castilla y León y Galicia, ya incrementaban significativamente su financiación respecto a ejercicios anteriores por la inclusión de la variable población mayor de 65 años.

10.4. Conclusiones y discusión

El análisis de regresión logístico señala que, a igualdad del resto de condiciones individuales, se produce una gran heterogeneidad en el uso sanitario por parte de los individuos residentes en cada provincia. Se han estudiado cinco tipos de uso sanitario como representativos del resto y en todos ellos se producen, en mayor o menor medida, diferencias significativas en función de la región de residencia. Las mayores diferencias se producen en relación con la asistencia sanitaria por personal hospitalario. En estas dimensiones un individuo en las mismas circunstancias, puede triplicar la probabilidad de ser atendido en unas comunidades autónomas respecto de otras. El tipo de uso sanitario más homogéneo es el de consumo de medicamentos.

De un posterior análisis de correlación para indagar en las causas de dicha heterogeneidad, se obtienen los siguientes resultados: la probabilidad de ser atendido por el SNS se encuentra inversamente correlacionada con el tamaño poblacional. Respecto a la atención hospitalaria y quirúrgica se ha encontrado una cierta correlación entre uso y tamaño poblacional. Una hipótesis tentativa de este resultado es suponer que esté causado por una inferior oferta sanitaria pública relativa en las provincias más pobladas (por lo menos, en lo que a número de camas por habitante y hospitales por habitante se refiere). La correlación inversa entre uso de servicio sanitario y población ha aparecido en todas las dimensiones de demanda analizadas y además lo ha hecho de forma significativa, con un coeficiente de correlación estable y siempre por encima del 30%.

Dichos resultados parecen indicar que no se debe realizar una aproximación directa de la medida de la necesidad sanitaria a partir de las estadísticas de acceso, ya que éstas pueden estar sesgadas por otras variables, no menos relevantes, pero no estrictamente sanitarias, sino políticas, sociales, etc., entre las que figura la distinta oferta relativa. Por ello se procede, en la segunda parte, a la elaboración de un índice sintético de necesidad que pretende estimar la necesidad de forma indirecta, suponiendo, *ceteris paribus,* que sólo varían las condiciones personales de los residentes y no, por ejemplo, la oferta sanitaria. Sus resultados pueden sintetizarse en dos puntos.

La necesidad estimada en cada provincia, para cada una de las cinco dimensiones de necesidad analizadas, aunque en general bastante correlacionada con la población protegida de cada provincia, es bastante heterogénea. Así, en ocasiones, el porcentaje de necesidad estimada difiere hasta en un 10% de la población protegida.

Sin embargo, cuando se agregan los resultados provinciales a nivel de comunidad autónoma y conforme se agregan las cinco dimensiones de necesidad sanitaria en un índice general, la necesidad estimada de cada comunidad autónoma converge paulatinamente hacia la población protegida. De forma que, finalmente, el porcentaje promedio en que difiere la necesidad estimada de la población protegida, para el conjunto de comunidades autónomas analizadas, es del 1,3%.

En este sentido, la principal conclusión alcanzada consiste en que un índice general de necesidad basado en el uso homogéneo de servicios sanitarios converge, a nivel de grandes áreas geográficas, como son las comunidades autónomas, con la población protegida en cada una de ellas. La implicación fundamental, a un nivel de política sanitaria territorial, es la gran cautela que debería seguirse a la hora de realizar ajustes ad hoc en el criterio poblacional para la distribución de recursos sanitarios. Concretamente, en el caso español, se puede recordar la escasa justificación de la actual fórmula de definición de necesidad sanitaria, particularmente, la incorporación de la población mayor de 65 años con mayor valor de ponderación.

Los resultados obtenidos en el presente estudio tienen relevancia para el diseño de políticas, especialmente en la especificación de la necesidad sanitaria en el nuevo modelo de financiación autonómica. El principio de prudencia debería imponerse antes de sugerir la incorporación de variables de ajuste poblacional y pesos cuya evidencia empírica es, al menos, discutible.

Por otro lado, el presente estudio presenta limitaciones, que obligan a una cierta cautela en la interpretación de resultados. En una primera parte del análisis, como se ha mencionado, se ha identificado necesidad con demanda y uso. Este reduccionismo, si bien compartido por buena parte de la literatura económica, no es neutral y puede ignorar tanto situaciones de deprivación social a nivel territorial, como problemas de demanda irracional o innecesaria. En segundo lugar, aunque la utilización de microdatos permite sortear algunos problemas econométricos clásicos, el carácter transversal de la encuesta de salud vuelve vulnerables las estimaciones en relación a su estabilidad temporal.

Tanto los resultados como las limitaciones identificadas proporcionan la materia prima para las líneas de investigación futuras, tanto en el sentido de mejorar la metodología utilizada (utilización de otros modelos de regresión alternativos, bases de datos de panel para recoger heterogeneidad, bases de datos internacionales, etc.) como también profundizar en otros aspectos de la necesidad que han surgido de la explotación de la base de datos (diferencia entre uso y necesidad debido a un posible acceso inequitativo a los servicios sanitarios por parte de algunos colectivos: mayores de edad, bajo nivel educativo, inmigrantes, etc.) en el sentido de que el uso heterogéneo de estos u otros grupos sociales puede estar distorsionando la medición correcta de la necesidad en cada área geográfica.

Bibliografía

ÁLVAREZ, B. «La demanda atendida de consultas médicas y servicios urgentes en España». *Investigaciones económicas* XXV-1 (2001): 93-138.

BEDARD, K., J. DORLAND, A. W. GREGORY y J. ROBERTS. «Needs based Health care funding: implications for resource distribution in Ontario». *Canadian Journal of Economics,* núm. 33-4. Working Papers 99-03, University of Toronto, 2000: 981-1008.

BIRCH, S. y S. CHAMBERS. «To each according to need. A community-based approach to allocatin health care resources», *Canada medical associación journal* 149 (5): 607-612.

CALONGE, S. y M. RODRÍGUEZ. «Consecuencias distributivas y de equidad de las políticas de gasto y financiación de la sanidad», *Papeles de Economía Española* núm. 76, Madrid, 1998: 259-272.

CAMERON, A. y P. TRIVEDI. «Regression Based Tests for Overdispersion in the Poisson Model». *Journal of Econometrics,* 46 (1990): 347-364.

—. *Regression analysis of count data.* Cambridge University Press, 1998.

CARLSEN, F. y J. GRYTTEN. «More physicians: improved availability or induced demand?» *Health Economics* 7, 1998: 495-508.

CARR-HILL, R., T. A. SHELDOM, P. SMITH, S. MARTÍN, S. PEACOCK y G. HARDMAN. «Allocating resources to health authorities: development of method for small area analysis of use of impatient services», *British Medical Journal,* vol. 309, 1994: 1046-1049.

CONTOYANNIS, A., M. JONES y N. RICE. «The dinamics of health in british households: Simulation-based inference in panel probit models». *Discussion papers in economics* 15. The university of York, 2001.

GONZÁLEZ LÓPEZ-VALCARCEL, B. y C. MURILLO FORT. *Modelos Econométricos en el análisis de la salud y de la gestión sanitaria.* Mimeo, 2000

GRAVELLE, H. «Measuring income related inequiality in health and health care: The partial correlatión index with direct an indirect standardisation». *Discussion papers in economics,* 17. Universidad de York, 2001.

GROOTENDORST, P. V. «A comparison of alternative models of prescription drig utilization». *Health Economics* 4, 1995: 183-198.

GROSSMAN, M. On the concept of health capital and the demand for health, *Journal of Political Economy* 80, 1972: 223-255.

—. «The human capital model of the demand for health», en J. P. Newhouse, A. J. Culyer (ed.), *Handbook of Health Economics.* Amsterdam: North-Holland, 2000.

GRYTTEN, J., F. CARLSEN, y R. SORENSEN. «Supplier inducement in a public health care system», *Journal of Health Economics* 14, 1995: 207-229.

GRYTTEN, J. y R. SORENSEN. «Type of contract and supplier-induced demand for primary physicians in Norway». *Journal of Health Economics* 20, 2001: 379-393.

HINDE, J. y C. DEMETRIO. «Overdispersion: models and estimation». *Computational statistics and data analysis* 27, 1998: 151-170.

JIMÉNEZ MARTÍN, S., J. M. LABEAGA, y M. MARTÍNEZ-GRANADO. «Latent class versus two-part models in the demand for phisician servicies across the European Union». *Health Economics* 11, 2002: 301-321.

—. *An empirical analysis of the demand for pysician services across the european union.* Instituto de Estudios Fiscales, 2001.

JUDGE, G. G., W. E. GRUFFITHS, R. C. HILL, H. LÜTKEPOLHL y T. C. LEE. *The theory and practice of econometrics.* John Wiley & Sons, 1985.

KAKWANI, N., A. WAGSTAFF, y E. VAN DOORSLAER. «Socioeconomic inequalities in health: measurement, computation, and estatistical inference». *Journal of Econometrics* 77, 1997: 87-103.

LAMBERT, D. «Zero-inflated Poisson regression whith an application to defects in manufacturing». *Technometrics* 34, 1992: 1-14.

MCCULLAGH, P. y J. A. NELDER. *Generalided linear models.* London: Chapman and Hall, 1989. Citado en Sánchez-Cantalejo, 2000: 86.

MINISTERIO DE SANIDAD Y CONSUMO. *Sistema Nacional de Salud: Datos y Cifras.* Ministerio de Sanidad y Consumo. Secretaría General Técnica. Centro de Publicaciones, 1995.

MULLAHY, J. «Specification and testing in some modified count data models». *Journal of Econometrics,* 33, 1986: 341-365.

PHELPS, Ch. y J. NEWHOUSE. *The Effects of Coinsurance on Demand for Physician Services.* OEO/NY, WP núm. R-964. Santa Mónica (USA), 1973.

POHLMEIER, W. y V. ULRICH. «An econometric model of the two-part decision making process in the demand for health care». *Journal of Human Resources* 30, 1995: 339-361.

RICE, N. y P. SMITH. *Approaches to capitation an risk adjustment in health care: an international survey.* Universidad de York, 1999.

RIDOUT, M., C. DEMETRIO y J. HINDE. «Models for count data with many zeros». Proceedings of the XIXth International Biometrics Conference. Cape Tow Invited Papers, 1998: 179-192.

ROMERO RODRÍGUEZ, M. E., E. LOS ARCOS, V. CANO FERNÁNDEZ y M. SÁNCHEZ PADRÓN. *Modelos para datos de recuento de corte transversal con exceso de ceros. Aplicación a citas de patentes.* Universidad de la Laguna, DT, 2001-05.

SANTOS SILVA, J. y F. WINDMEIJER. *Two-part multiple spell models for health care demand.* The Institute for Fiscal Studies. WP 99/2, 1999.

SMITH, P., T. A. SHELDON, R. A. CARR-HILL, S. MARTIN, S. PEACOCK y G. HARDMAN. «Allocating resources to health authorities: results and policy implications of small area analysis of use of impatient services». *British Medical Journal* 309, 1994: 1050-1054.

TSIATIS, A. A. «A note on a goodness-of-fit test for the logistic regressión model». *Biometrika* 67, 1980: 250-251.

URBANOS GARRIDO, R. M. *Measurement of inequity in the delivery of public health care: evidence from Spain (1997),* Universidad Complutense de Madrid, D.T. 2001-15, 2001.

VAN DOORSLAER et al. «Equity in de delivery of health care in Europe and the US». *Journal of Health Economics* 11, 2000: 553-594.

VERA-HERNÁNDEZ, A. M. «Duplicate coverage and demand for health care: the case of Catalonia». *Health Economics,* 8, 1999: 579-598.

VUONG, Q. «Likelihood ratio test for model selection and not-nested hypotheses». *Econometrica* 57, 1989: 307-334.

WAGSTAFF, A. «The demand for health: some new empirical evidence», *Journal of Health Economics* 5, 1986: 195-233.

WORLD BANK GROUP (WB). *Quantitative Techniques for Health Equity Analysis: Technical Notes.* Technical notes #3 y #13. Word Bank Group. Versión disponible en Internet. 2003.

WINKELMANN, R. «Count Data Models with Selectivity», *Econometric Reviews* 17, 1998: 339-359.

WRIGHT, J., R. WILLIANS y J. WILKINSON. «The developement of heath needs assement», en Wright, J. (ed.), *Health Needs Assessment in practice.* BMJ Books, 1998.

ZWEIFEL, P. «Supplier-induced demand in a model of physician behavior», en J. Van der Gaag y M. Perlman (eds.), *Health, Economics, and Health Economics,* North Holland, Amsterdam, 1981.

11. Nuevo sistema de financiación de la sanidad: líneas básicas

Alfonso Utrilla de la Hoz
Universidad Complutense de Madrid

11.1. El marco general de la reforma

La financiación autonómica en general y de la sanidad en particular han de contemplarse en un marco fiscal y presupuestario coherente. Éste viene definido por las competencias que desarrolla el Gobierno Central en términos de estabilidad macroeconómica, y de saneamiento y equilibrio de las finanzas públicas. La actualización periódica del Programa de Estabilidad del Reino de España define un horizonte presupuestario marcado por el equilibrio a medio plazo entre los ingresos y los gastos del conjunto de las Administraciones Públicas y el mantenimiento de su peso en términos de la economía española.

En este contexto de permanencia de los niveles de presión fiscal y del gasto público en proporción al PIB, hay que situar la financiación autonómica en un modelo de elevada corresponsabilidad fiscal y la distribución institucional del gasto por niveles de gobierno. El equilibrio en términos dinámicos entre las necesidades de gasto y los recursos financieros asignados a las comunidades autónomas constituye la pieza fundamental, aunque no la única, de un sistema estable.

En la medida en que una parte significativa de las competencias regionales está estrechamente vinculada con prestaciones básicas del estado del bienestar canalizadas a través de prestaciones en especie (sanidad, educación, servicios sociales...), individualizadas y con un fuerte componente redistributivo, asociadas a bienes preferentes, las necesidades financieras de este nivel de gobierno asociadas a alguna competencia en especial pueden ser consideradas como prioritarias, desde el punto de vista social.

En el caso de la sanidad, además, la evolución reciente del gasto real muestra un crecimiento tendencial creciente por diversos motivos (elevada elasticidad-renta, cobertura pública generalizada, tecnologías de diagnóstico y tratamiento de costes crecientes, etc.). En la medida en que se considere prioritario este gasto desde el punto de vista social o se constate su coste de provisión creciente es necesario garantizar a las administraciones que gestionan estas competencias una financiación adecuada, incentivando además los elementos de gestión eficiente a la vez que se alcanza una cohesión territorial elevada propia de un Sistema Nacional de Salud descentralizado.

En un modelo de financiación regional de elevada corresponsabilidad fiscal, en el que se integra la financiación de las competencias sanitarias, este carácter prioritario otorgado socialmente a la sanidad debe articularse a través de un sistema tributario regional que evolucione a un ritmo similar a las necesidades de gasto, al menos en proporción al peso de estos gastos. Esto sólo puede hacerse a través de tres vías: asignando fuentes tributarias que tendencialmente crezcan por encima del PIB, compensando las bajadas de impuestos estatales a los ciudadanos con incrementos de impuestos regionales o, alternativamente, transfiriendo porcentajes crecientes de impuestos a las comunidades autónomas. En la medida en que el actual cuadro tributario de éstas incorpora muchas figuras y la cesta de impuestos es más amplia que la del propio Estado, los riesgos financieros se minimizan pero, aún así, no queda garantizada plenamente la suficiencia financiera en términos dinámicos. Así, los impuestos regionales crecen a tasas similares o menores a los del Estado y las transferencias niveladoras (Fondo de Suficiencia) lo hacen en proporción parecida, al excluir de su cálculo algunos de los impuestos más dinámicos del Estado. La consecuencia de este funcionamiento es que la Administración Central va reduciendo sus desequilibrios financieros a ritmos significativos mientras en las comunidades autónomas este proceso es más lento y se produce con más ajustes ad hoc sobre los gastos: periodificándoles de forma irregular (diferencias entre gasto real y liquidado en la sanidad, moderando los gastos de inversión o financiándolos a través de procedimientos más costosos a largo plazo, etc.) o afectando a la calidad de los servicios prestados.

En consecuencia, la revisión del sistema de financiación autonómica debería contemplar la necesidad de que a medio y largo plazo se produzca una reordenación de la distribución por niveles de gobierno de los ingresos fiscales con el fin de adecuarlos a la evolución diferencial de parte de sus necesidades.

En este contexto, la revisión de las necesidades financieras globales de las comunidades autónomas en lo que se refiere a las competencias sanitarias, en la cuantía que corresponda, debería de materializarse en un aumento puntual de la participación autonómica en un impuesto que muestre un mayor dinamismo, cuyos criterios de reparto sean más uniformes regionalmente y que presente pocos problemas, en su caso, de ejercicio de capacidad normativa. Por sus características, el IVA puede ser un impuesto adecuado para este fin.

En el cumplimiento del propósito de garantizar una evolución más adecuada entre los ingresos tributarios de las comunidades autónomas y los gastos de las competencias transferidas, también habría que considerar una mayor relación estática y dinámica entre la recaudación normativa actual de los tributos cedidos y el comportamiento real de los mismos, más allá del ejercicio de capacidad normativa y de gestión que realicen las comunidades autónomas. La determinación de índices normativos asociados a las bases fiscales de estos tributos podría, en este sentido, ayudar a establecer esta mejor relación.

En última instancia, se trata de determinar mejor el gasto sanitario a financiar y hacerlo a través de una doble vía, cediendo un mayor porcentaje del IVA asignado a las regiones e incorporando una parte de la holgura financiera asociada a los tributos cedidos, eliminando las limitaciones anteriores derivadas de las modulaciones introducidas.

Con este procedimiento se garantiza una distribución de recursos más equitativa y acorde con las variables de reparto elegidas y una contribución proporcional entre administraciones a la financiación sanitaria más estrechamente relacionada, en términos estáticos y dinámicos, con la distribución de ingresos entre niveles de gobierno para financiar sus necesidades.

Por otro lado, la revisión del sistema debería de tener como objetivo incentivar la gestión eficiente de los recursos, alcanzar objetivos comunes en términos de resultados en salud y reforzar la cohesión del sistema. Para ello, junto con la financiación incondicionada general del sistema, con elementos de referencia que garanticen la suficiencia del modelo de financiación de la sanidad, sería necesario reforzar los elementos incentivadores, de acompañamiento y de cohesión del modelo en el marco de un Sistema Nacional de Salud. Esto debería plantearse a través de una financiación condicionada a medio plazo basada en la cofinanciación de determinadas actuaciones por parte de la Administración Central.

En definitiva, la financiación general de la sanidad se asociaría al contenido de un contrato-programa en el que se garantiza una financiación a través de impuestos y transferencias niveladoras, con unas garantías en términos dinámicos, para cubrir la cartera de servicios en función de un criterio de necesidad objetivo y revisable periódicamente (la población protegida ajustada). La obtención de financiación específica adicional se asociaría a las mejoras en resultados y la garantía de la cohesión, estableciéndose con carácter general la cofinanciación de las regiones receptoras en distinto grado.

El problema detectado en la financiación sanitaria se deriva, en consecuencia, de dos aspectos fundamentales. El primero, y evidente a corto plazo, es el cambio que se ha producido en el mapa regional de necesidades de gasto sanitario. El sistema de financiación se fundamentaba en una adecuación de los recursos, fundamentalmente tributarios, a las necesidades de los servicios transferidos. Éstas se vincularon con la población, tomando como referencia su distribución regional en 1999, que prácticamente se había mantenido estable en los años anteriores. Esta estructura demográfica se ha modificado radicalmente desde 1999, con el aumento en tan sólo cuatro años de más de tres millones de nuevos ciudadanos repartidos territorialmente de forma muy desigual, concentrándose en unas cuantas regiones. Este cambio, no previsto inicialmente, constituye una modificación sustancial de las condiciones del modelo de financiación que es preciso abordar, ya que el sistema de financiación no responde de forma adecuada a estas nuevas necesidades. El modelo acordado en 2001 recoge la posibilidad de revisar las necesidades y esto es lo que debería realizarse, a través de una revisión de las necesidades recogidas en la restricción inicial. La responsabilidad de esta revisión y su subsanación es compartida, aunque compete fundamentalmente a la Administración Central, a quien corresponde determinar y dotar financieramente de forma adecuada las necesidades de cada comunidad autónoma derivadas de cambios demográficos.

En materia sanitaria, además, las competencias transferidas a las comunidades autónomas no eluden las responsabilidades de la Administración Central en un Sistema Nacional de Salud. La Administración Central tiene, entre otras, la responsabilidad de cohesionar el sistema y garantizar unos niveles de prestación sanitaria homogéneos, máxime cuando la responsabilidad de fijar la cartera de servicios está centralizada y las decisiones autónomas no resultan regionalmente muy diferentes. En consecuencia, la responsabilidad del Estado en el mantenimiento de los servicios sanitarios transferidos en ausencia de cambios sustanciales en el nivel de prestaciones por parte de las comunidades autónomas resulta evidente. No parece sensato trasladar a las comunidades autónomas y a sus contribuyentes regionales todo el peso de cubrir las necesidades del mismo nivel de servicios por el hecho de que se haya incrementado la población en ese territorio o por decisiones que, en todo caso, han sido compartidas por la Administración Central. Financiar decisiones nacionales de prestación de servicios sanitarios y de cambios poblacionales derivados de *shocks asimétricos* con subidas de impuestos regionales no constituye una buena referencia de la articulación práctica del principio de lealtad institucional.

El segundo aspecto a destacar está relacionado, como se ha señalado, con el reparto de funciones y medios financieros entre la Administración Central y las comunidades autónomas que será preciso abordar a medio plazo, reordenando, en términos dinámicos, la asignación de fuentes tributarias para adecuarlas en cada nivel de gobierno a la evolución de sus necesidades.

11.2. Líneas básicas de la reforma

Con este planteamiento, el sistema se articularía en sus aspectos principales del siguiente modo:

— Restricción inicial. En el caso del gasto sanitario, la restricción inicial de la revisión del sistema vendría determinada por el reconocimiento de un gasto normativo de referencia que tomaría como base el gasto real total de la sanidad en el año inicial. Su reparto, por comunidades autónomas, se realizaría con información actualizada en función de variables como la población protegida modulada por envejecimiento y, en su caso, por otras variables (insularidad, dispersión, etc.). Cada cinco años se recalcularía la restricción inicial en función de la actualización de dichas variables. Periódicamente, una comisión técnica dependiente de la Agencia de Calidad del SNS analizaría la evolución del gasto sanitario real para determinar las tendencias en el gasto y el seguimiento de las políticas adoptadas por las comunidades autónomas. De este modo, se pueden determinar a medio y largo plazo las necesidades de gasto sanitario asociadas a una gestión estándar (índice de evolución normativa del gasto sanitario).

Las diferencias entre la nueva restricción así calculada y la liquidación oficial de ese mismo año, según el actual sistema, se cubrirían con un incremento del Fondo de Suficiencia. Por otro lado, con el objetivo de reforzar los principios de cohesión del Sistema Nacional de Salud, de acuerdo con el contenido de la Ley de Cohesión y Calidad, y para dotar a las comunidades autónomas de un marco de incentivos a la gestión eficiente de sus servicios sanitarios, se produciría un aumento adicional de transferencias condicionadas que, en una parte, irían destinadas a políticas cofinanciadas por las propias comunidades autónomas. El logro de estos objetivos se articularía a través de los siguientes instrumentos:

1. El Fondo de Cohesión, que necesariamente debería ver incrementada su actual dotación económica. Por otro lado, debería dotarse de automatismo a su evolución dinámica asociándole un índice de referencia (el mayor entre el PIB y el ITE). Este Fondo se destinaría a:

   - Garantizar desplazamientos en el SNS para determinados tratamientos en centros de referencia nacional, previo ajuste, si procede, de la restricción financiera inicial de la comunidad a la que correspondan dichos centros.
   - Compensar a las comunidades autónomas por extranjeros no residentes atendidos.
   - Financiar los usos tutelados.
   - Desarrollar los Planes Integrales de Salud.

   Adicionalmente, los recursos de este fondo se destinarían a financiar los gastos de funcionamiento y de información de una Cámara de compensación regional de desplazados cuyos ajustes financieros anuales serían sufragados por las comunidades autónomas.

2. El Fondo de Igualdad en Salud, orientado a financiar acciones específicas destinadas a mejorar la cohesión del SNS, garantizando elementos dotacionales y resultados en salud.
3. Programas de innovación y mejora en la gestión de los recursos del sistema, cofinanciados por las comunidades autónomas.

En el año base las diferencias en cada comunidad autónoma entre la nueva restricción inicial, incorporando la ausencia de modulaciones y los efectos de los cambios poblacionales y del resto de variables consideradas, y la liquidación del sistema para dicho año, se ajustarán con cargo al Fondo de Suficiencia. En el caso de que el ajuste resulte negativo, la diferencia se liquidará por parte de las comunidades autónomas correspondientes a lo largo de los siguientes cinco años. En las revisiones quinquenales sucesivas, los efectos de los cambios poblacionales en la restricción inicial de cada comunidad autónoma, actualizados por el ITEn, se corregirán financieramente teniendo en cuenta los resultados del sistema de financiación en cada caso, pudiendo producirse ajustes positivos o negativos a lo largo de los siguientes cinco años, en función del comportamiento del sistema.

— Garantías de evolución dinámica. A lo largo de cada quinquenio, las comunidades autónomas se comprometerían a destinar a sanidad al menos la cantidad inicial obtenida actualizada con el ITEn, tal como se establece en la actualidad, y la Administración Central extendería la garantía del PIB en el mismo periodo.
— Asignaciones de nivelación. Las asignaciones de nivelación en el ámbito de la sanidad se constituyen como una garantía financiera adicional frente a situaciones excepcionales de nivel de utilización de servicios sanitarios y/o indicadores de morbilidad asociados a esos servicios que serán determinados, en cada caso, por la comisión técnica mencionada anteriormente.
— Lealtad institucional. La introducción de obligaciones adicionales en el nivel de prestaciones sanitarias más allá del normal funcionamiento y desarrollo de la cartera de servicios por parte de la Administración Central requerirá la elaboración de una memoria económica de los costes adicionales de estas medidas y, en su caso, el ajuste financiero para compensar a las Administraciones encargadas de prestar esos nuevos servicios. De forma simétrica, las medidas adoptadas unilateralmente por los gobiernos autonómicos serán financiadas de forma exclusiva con cargo a sus recursos.
— Organización institucional. En un Sistema Nacional de Salud descentralizado como el actual, es necesario potenciar la cooperación entre los distintos niveles de gobierno implicados en su buen funcionamiento en todas sus fases, a través de organismos que den participación efectiva a los todos agentes implicados:

1. Consejo Interterritorial del SNS: potenciar su funcionamiento y convertirlo en el eje de los elementos de coordinación.
2. Agencia de Calidad y Agencia del Medicamento y Productos Sanitarios: se propone que pasen a depender del Consejo Interterritorial a partir de un Patronato compuesto por representantes de la Administración Central y de cada una de las comunidades autónomas, que serían los encargados de definir las líneas estratégicas del organismo, y que responderían de su funcionamiento y resultados ante el CISNS. El Patronato nombraría un Director General responsable de desarrollar la actividad del organismo, con un mandato de cinco años.
3. Consejo Social de Salud: constituido por profesionales, pacientes y resto de agentes, al estilo del actual Foro Social, con un calendario de reuniones preestablecido y con el compromiso de elevar un informe anual al Consejo Interterritorial.

11.3. El acuerdo alcanzado en el Consejo de Política Fiscal y Financiera

La Conferencia de Presidentes del 10 de septiembre de 2005 incluía una propuesta de aportación económica del Estado en los dos próximos ejercicios, al margen de otras medidas fiscales y de cambios en los sistemas de entregas a cuenta, dejando la aportación de las comunidades autónomas en el ejercicio de capacidad normativa en los impuestos sobre el alcohol, la cerveza y las labores del tabaco. Las aportaciones de nuevos fondos para la sanidad podían plantearse desde distintas perspectivas:

— En función de la *deuda sanitaria* generada anualmente o acumulada. Ésta ya se ha incorporado al gasto real y, por lo tanto, no refleja una necesidad real añadida sino una deficiente presupuestación entre los recursos destinados inicialmente a sanidad por cada comunidad (sean éstos más o menos elevados y/o adecuados) y su liquidación efectiva. Sería el escenario más *injusto* que premiaría a las comunidades que han realizado unas peores previsiones de gasto.

— En función del aumento de gasto real y sus diferencias con los resultados del sistema de financiación. En este caso, se deja en manos de las comunidades autónomas la decisión de fijar unilateralmente sus necesidades y se primaría a aquellas regiones que han tomado la decisión de elevar más su gasto en un determinado ejercicio en perjuicio de aquellas que han tenido un comportamiento más prudente en su estructura de gasto.

CUADRO 11.1: **Reparto de financiación adicional por deuda** (miles de euros)

Comunidad autónoma	2003	Norma	Diferencia	Normalizado
Cataluña	5.241.808	5.647.970	406.162	120.893
Galicia	2.288.303	2.412.553	124.250	36.983
Andalucía	5.811.064	6.011.479	200.415	59.653
Asturias	980.896	1.043.269	62.373	18.565
Cantabria	527.812	541.974	14.162	4.215
La Rioja	267.410	267.410	0	0
Murcia	898.509	898.509	0	0
C. Valenciana	3.277.497	3.571.433	293.936	87.489
Aragón	1.090.119	1.133.518	43.399	12.918
Castilla-La Mancha	1.442.458	1.513.577	71.119	21.168
Canarias	1.363.759	1.498.965	135.206	40.244
Extremadura	912.364	938.275	25.911	7.712
Illes Balears	681.363	735.323	53.960	16.061
Madrid	4.043.992	4.142.533	98.541	29.330
Castilla y León	2.121.845	2.272.255	150.410	44.769
Total	30.949.200	32.629.044	1.679.844	500.000

Fuente: Ministerio de Economía y Hacienda y elaboración propia.

— En función de una norma de gasto de referencia en términos de incremento interanual. En este caso, fijando, por ejemplo, la media regional en 2003 (11,9%) a cubrir por el Estado en el primer año, calculada tomando como referencia el gasto sanitario de 2003 en el sistema de financiación, retrotrayéndolo al 2002 con el porcentaje de aumento en cada región y aumentándolo en la proporción media de crecimiento del gasto real.

CUADRO 11.2: **Reparto de financiación adicional por porcentaje de cada comunidad autónoma** (miles de euros)

Comunidad autónoma	2003	Norma	Diferencia	Normalizado
Cataluña	5.241.808	5.563.708	321.899	116.812
Galicia	2.288.303	2.336.375	48.072	17.445
Andalucía	5.811.064	5.955.102	144.039	52.269
Asturias	980.896	1.029.009	48.113	17.459
Cantabria	527.812	528.477	665	241
La Rioja	267.410	278.571	11.160	4.050
Murcia	898.509	957.693	59.183	21.476
C. Valenciana	3.277.497	3.480.975	203.478	73.839
Aragón	1.090.119	1.153.978	63.859	23.173
Castilla-La Mancha	1.442.458	1.462.838	20.380	7.396
Canarias	1.363.759	1.439.900	76.142	27.631
Extremadura	912.364	902.493	0	0
Illes Balears	681.363	747.269	65.907	23.917
Madrid	4.043.992	4.200.852	156.859	56.921
Castilla y León	2.121.845	2.279.944	158.098	57.371
Total	30.949.200	32.317.184	1.377.855	500.000

Fuente: Ministerio de Economía y Hacienda y elaboración propia.

CUADRO 11.3: **Reparto de financiación adicional por porcentaje medio** (miles de euros)

Comunidad autónoma	2003	Norma (11,9%)	Diferencia	Normalizado
Cataluña	5.241.808	5.476.513	234.704	85.385
Galicia	2.288.303	2.390.762	102.460	37.275
Andalucía	5.811.064	6.064.115	253.052	92.059
Asturias	980.896	1.024.816	43.920	15.978
Cantabria	527.812	550.846	23.034	8.380
La Rioja	267.410	279.384	11.973	4.356
Murcia	898.509	934.775	36.265	13.193
C. Valenciana	3.277.497	3.409.787	132.290	48.127
Aragón	1.090.119	1.138.930	48.811	17.757
Castilla-La Mancha	1.442.458	1.507.045	64.587	23.497

CUADRO 11.3 *(cont.)*: **Reparto de financiación adicional por porcentaje medio** (miles de euros)

Comunidad autónoma	2003	Norma (11,9%)	Diferencia	Normalizado
Canarias	1.363.759	1.425.312	61.554	22.393
Extremadura	912.364	953.215	40.851	14.861
Illes Balears	681.363	711.871	30.508	11.099
Madrid	4.043.992	4.239.370	195.378	71.078
Castilla y León	2.121.845	2.216.852	95.007	34.563
Total	30.949.200	32.323.594	1.374.394	500.000

Fuente: Ministerio de Economía y Hacienda y elaboración propia.

— En función de una norma de referencia de gasto sanitario por población protegida simple o ponderada por edad, según la fórmula del propio sistema de financiación. De esta forma, se

CUADRO 11.4: **Reparto por financiación por población protegida** (miles de euros)

Comunidad autónoma	2003	Norma	Diferencia	Normalizado
Cataluña	5.241.808	5.346.259	104.451	56.918
Galicia	2.288.303	2.130.097	0	0
Andalucía	5.811.064	5.842.084	31.020	16.904
Asturias	980.896	851.954	0	0
Cantabria	527.812	431.752	0	0
La Rioja	267.410	224.280	0	0
Murcia	898.509	972.895	74386	40535
C. Valenciana	3.277.497	3.510.384	232.887	126.907
Aragón	1.090.119	944.516	0	0
Castilla-La Mancha	1.442.458	1.410.481	0	0
Canarias	1.363.759	1.478.055	114.297	62.284
Extremadura	912.364	821.786	0	0
Illes Balears	681.363	745.523	64160	34.963
Madrid	4.043.992	4.340.344	296.352	161.491
Castilla y León	2.121.845	1.898.789	0	0
Total	30.949.200	30.949.200	917.552	500.000

Fuente: Ministerio de Economía y Hacienda y elaboración propia.

desvincula la compensación de las pautas de gasto de cada región y se homogeneiza la financiación por habitante sin perjudicar a las que mantienen un gasto por habitante superior a la media o una mayor financiación. Con esta opción, no todas las regiones reciben recursos.

— En función del crecimiento de la población protegida o ponderada entre 1999 y 2003, sin tener en cuenta el gasto por habitante. En este caso, se trata de un simple reparto de dinero adicional con un criterio de necesidad. Sólo las tres regiones que pierden población protegida no obtendrían compensación.

En los tres primeros casos, hay aportación de las regiones a la financiación de la sanidad. En el cuarto, no se corrige la totalidad de las diferencias negativas a la media y, sólo en el último, se utili-

CUADRO 11.5: **Reparto por financiación por población protegida ponderada**

(miles de euros)

Comunidad autónoma	2003	Norma	Diferencia	Normalizado
Cataluña	5.241.808	5.340.962	99.154	41.191
Galicia	2.288.303	2.059.216	0	0
Andalucía	5.811.064	5.934.379	123.315	51.228
Asturias	980.896	818.784	0	0
Cantabria	527.812	424.449	0	0
La Rioja	267.410	219.866	0	0
Murcia	898.509	994.093	95.584	39.708
C. Valenciana	3.277.497	3.521.172	243.676	101.229
Aragón	1.090.119	912.201	0	0
Castilla-La Mancha	1.442.458	1.378.121	0	0
Canarias	1.363.759	1.533.622	169.863	70.565
Extremadura	912.364	805.147	0	0
Illes Balears	681.363	763.347	81.984	34.058
Madrid	4.043.992	4.434.009	390.017	162.022
Castilla y León	2.121.845	1.809.833	0	0
Total	30.949.200	30.949.200	1.203.592	500.000

Fuente: Ministerio de Economía y Hacienda y elaboración propia.

CUADRO 11.6: **Reparto por aumento de población** (miles de euros)

Comunidad autónoma	2003	Norma	Diferencia	Normalizado
Cataluña	5.241.808	5.343.807	101.999	101.999
Galicia	2.288.303	2.293.312	5.009	5.009
Andalucía	5.811.064	5.871.560	60.496	60.496
Asturias	980.896	980.896	0	0
Cantabria	527.812	532.096	4.284	4.284
La Rioja	267.410	271.764	4.354	4.354
Murcia	898.509	926.424	27.915	27.915
C. Valenciana	3.277.497	3.358.487	80.990	80.990
Aragón	1.090.119	1.099.125	9.006	9.006
Castilla-La Mancha	1.442.458	1.460.093	17.635	17.635
Canarias	1.363.759	1.407.520	43.761	43.761
Extremadura	912.364	912.364	0	0
Illes Balears	681.363	706.762	25.399	25.399
Madrid	4.043.992	4.163.143	119.151	119.151
Castilla y León	2.121.845	2.121.845	0	0
Total	30.949.200	31.449.200	500.000	500.000

Fuente: Ministerio de Economía y Hacienda y elaboración propia.

zaría la aportación para compensar las mayores necesidades, sin tener en cuenta el gasto o la financiación. En 2006 se procedería a actualizar la siguiente aportación con los datos definitivos de 2004.

Al final, en el acuerdo adoptado, la transferencia a las comunidades autónomas de 500 millones de euros en 2006 y de 600 millones en 2007 se repartirá siguiendo los criterios establecidos en la Ley de Financiación Autonómica de 2001: población protegida, población mayor de 65 años e insularidad, actualizando los datos de población a 2004.

Además, se incluyen otros fondos, con distintos criterios de reparto. Así, la aportación a Ceuta y Melilla se realizará con criterios idénticos a los aplicados al resto de comunidades autónomas. La aportación a Illes Balears y Canarias, por insularidad, se realizará teniendo en cuenta el incremento de la población experimentado entre 1999 y 2003; el aumento de financiación experimentado entre 1999 y 2002, y la población protegida en 2003. La mejora

CUADRO 11.7: **Reparto por aumento de población ponderada** (miles de euros)

Comunidad autónoma	2003	Norma	Diferencia	Normalizado
Cataluña	5.241.808	5.345.712	103.904	103.904
Galicia	2.288.303	2.288.472	169	169
Andalucía	5.811.064	5.868.125	57.061	57.061
Asturias	980.896	980.896	0	0
Cantabria	527.812	531.920	4.108	4.108
La Rioja	267.410	271.723	4.313	4.313
Murcia	898.509	927.660	29.151	29.151
C. Valenciana	3.277.497	3.358.070	80.573	80.573
Aragón	1.090.119	1.099.230	9.111	9.111
Castilla-La Mancha	1.442.458	1.460.279	17.821	17.821
Canarias	1.363.759	1.408.091	44.332	44.332
Extremadura	912.364	912.364	0	0
Illes Balears	681.363	708.437	27.074	27.074
Madrid	4.043.992	4.166.378	122.386	122.386
Castilla y León	2.121.845	2.121.845	0	0
Total	30.949.200	31.449.200	500.000	500.000

Fuente: Ministerio de Economía y Hacienda y elaboración propia.

en el sistema de entregas a cuenta en 2005 y 2006, que pasarán del 98% al 100%, se repartirá con los mismos criterios que según la ley vigente se han venido aplicando para el pago de los anticipos.

Además, se han enunciado cuáles serán los criterios de reparto del resto de conceptos incluidos en el acuerdo, pero que no se pueden territorializar en este momento. Se trata del Fondo Específico de Garantía Sanitaria dotado con 500 millones de euros, que se distribuirá con el criterio establecido por la Ley de 2001 para la garantía de financiación sanitaria y que se destinará a garantizar a las comunidades autónomas que sus recursos para financiación sanitaria crecerán al mismo ritmo que el PIB nominal nacional. En cuanto al fondo de 200 millones para compensar la asistencia a residentes extranjeros, se repartirá en función de los documentos E-21 (documento acreditativo en la UE del derecho a la asistencia sanitaria en otro Estado miembro) que acredite cada comunidad autónoma. El fondo de 100 millones para compensar por la atención por accidentes de trabajo no cubiertos por las mutuas se instrumentará mediante una disposición adicional en los Presupuestos Generales del Estado de 2006, según la cual la Tesorería de la Seguridad Social abonará a las comunidades autónomas, con cuyos servicios públicos de salud tenga suscritos convenios, las prestaciones derivadas de accidentes de trabajo y enfermedades profesionales a los afiliados a la Seguridad Social. En cuanto al Plan de Calidad dotado con 50 millones de euros, será gestionado por el Ministerio de Sanidad. Para el reparto de los 45 millones adicionales destinados al Fondo de Cohesión Sanitaria, que también gestiona el Ministerio de Sanidad, se modificará el Decreto 1247/2002 ampliando considerablemente los supuestos que actualmente cubre este fondo. Por último, para el reparto de los 227 millones derivados de la subida de los impuestos indirectos sobre el alcohol y el tabaco se utilizarán los criterios de la Ley de 2001 que prevé la aplicación de los índices de consumo de estos productos en cada comunidad autónoma para determinar la recaudación atribuible a cada comunidad y transferirle el 40%.

12. Las propuestas actuales de reforma en la asistencia sanitaria

José Sánchez Maldonado
y Carmen Molina Garrido
Universidad de Málaga

12.1. Introducción

En nuestro país, hace poco más de tres años se aprobó un sistema de financiación autonómica que incluía la sanidad pública, firmándose, además, los traspasos del Insalud a las diez comunidades autónomas que aún no disponían de la gestión de estos servicios.

La filosofía de este sistema era crear un marco estable y sostenible: las comunidades autónomas tenían definidas sus fuentes de ingresos y contaban con cierta capacidad de obtención de fondos, vía mayor efectividad recaudatoria, así como incrementando algunos impuestos; y fundamentalmente tenían una gran libertad para organizar sus políticas de gasto, no existiendo condicionamientos ni afectación de fondos, salvo un compromiso de mantener una cantidad mínima garantizada para los servicios sanitarios públicos.

Sin embargo, la valoración del actual sistema de financiación de la asistencia sanitaria parece reflejar que los recursos transferidos a las comunidades autónomas resultan insuficientes, reclamando algunas de ellas la urgencia y necesidad de abordar el déficit presupuestario en sanidad.[1]

Los argumentos de las comunidades autónomas para calificar los recursos disponibles como insuficientes son, entre otros, el incremento experimentado por la población protegida, tanto

[1] En este sentido, y siguiendo a Gimeno y Tamayo (2004), podemos afirmar que el montante de la deuda sanitaria ha quedado cifrado en más de 4.500 millones de euros.

como consecuencia del fenómeno inmigratorio, como por las diferencias en la base de cálculo empleada en 2001 como criterio de suficiencia estática.[2] Además resultan insuficientes los recursos destinados para la atención a pacientes desplazados, se han incluido nuevas prestaciones, y la tasa de crecimiento del gasto farmacéutico parece no moderarse. En esta situación, se plantea la necesidad de buscar fórmulas para solucionar el desequilibrio financiero que empieza a consolidarse de forma notoria en algunas comunidades autónomas.

El objetivo de este artículo, y ante la situación descrita, es repasar de forma resumida las principales medidas de reforma propuestas en distintos ámbitos del debate de la financiación sanitaria. En primer lugar, realizaremos una descripción del modelo vigente de financiación sanitaria, identificando las deficiencias principales que presenta. En segundo lugar, y ya centrados en las reformas propuestas en el debate sanitario, repasaremos aquellas medidas que afectan a la organización y la gestión actual de la sanidad en nuestro país, para pasar, a continuación, a las propuestas de reformas centradas en el ámbito de la financiación sanitaria. En tercer lugar, detallaremos los términos del nuevo acuerdo adoptado en el Consejo de Política Fiscal y Financiera para la financiación de la asistencia sanitaria, finalizando el artículo con una valoración del mismo.

12.2. El modelo de financiación de la asistencia sanitaria vigente a partir del año 2002

La financiación de las comunidades autónomas se realiza a partir de dos sistemas diferenciados; por una parte, el sistema de financiación de las comunidades autónomas de régimen foral, y de

[2] La suficiencia estática del modelo está definida según tres criterios distintos: Andalucía y Cataluña determinan su necesidad en función del criterio histórico de población protegida; las comunidades autónomas que aún no disponían de la gestión de la asistencia sanitaria determinan su necesidad en función de lo acordado en los respectivos Acuerdos de traspaso; Comunidad Valenciana, Galicia y Canarias determinan su necesidad de financiación en función de las variables explicitadas en el modelo: población protegida, población mayor de 65 años e insularidad.

otra parte el sistema empleado para la financiación de las comunidades autónomas de régimen común y ciudades con estatuto de autonomía. En el momento actual, y tras cumplirse tres años de aplicación del actual modelo de financiación para las comunidades autónomas de régimen común, se ha abierto un intenso debate en torno a la idoneidad y suficiencia del mismo.

El anterior modelo de financiación sanitaria, cuya vigencia temporal comprendió el periodo 1998-2001, se cimentó en torno a las transferencias finalistas, que las comunidades autónomas que tenían traspasada la competencia, recibían de la Tesorería General de la Seguridad Social para la financiación de la asistencia sanitaria. Esta transferencia finalista estaba basada y se repartía según el criterio de la población protegida.

La inestabilidad de este modelo originó, en su momento, un largo y esclarecedor debate, centrándose el mismo, fundamentalmente, en la idoneidad de una financiación a través de transferencias finalistas basadas en la población, o la integración de la financiación de la asistencia sanitaria en el modelo general de financiación de las comunidades autónomas, aprovechando, además, el traspaso de la asistencia sanitaria a las comunidades autónomas que aún no tenían esta competencia.

El diseño del nuevo modelo incorporó, de hecho, dos novedades fundamentales: la denominada *cesta de impuestos,* como forma de obtención de recursos para financiar los servicios, en un intento de avanzar en materia de corresponsabilidad fiscal, y la incorporación de la financiación de la asistencia sanitaria y de los servicios sociales de la Seguridad Social a la financiación de carácter general.

De esta forma, el nuevo modelo trató de ofrecer una respuesta coherente a las necesidades financieras de las comunidades autónomas, plasmándose esta respuesta a través de las que se han denominado *fórmulas de corresponsabilidad fiscal,* que pretendían desplazar de las comunidades autónomas la responsabilidad de obtener sus propios ingresos, introduciendo así una restricción a sus demandas de recursos, con la idea de dotar de cierta estabilidad al sistema.

Sin embargo, pasados tres años de la aplicación del modelo, han surgido disfunciones importantes en cuanto a la necesidad de financiación y el coste real de los servicios sanitarios. Se resalta, de forma insistente, que los recursos dedicados a la asistencia sanitaria son insuficientes, identificándose algunos aspectos que podrían ser la causa de esta circunstancia:

— En primer lugar, hay que destacar un déficit de recursos dedicados a la asistencia sanitaria pública en relación con nuestra riqueza (porcentaje PIB). En la mayor parte de las comparaciones internacionales, se pone de manifiesto una diferencia en torno a un punto diferencial del PIB menos en relación a la media de los países de la UE. El gasto público en salud, en nuestro país pasó, del 5,92% del PIB en 1996 al 5,20% en 2003, según los datos ofrecidos en el Análisis del Gasto Sanitario elaborado por el Grupo de Trabajo sobre Gasto Sanitario de la IGAE.
— Insuficiencia de recursos en el origen. Al repasar los cálculos que se realizaron para calcular la denominada *base homogénea de financiación*, que es como se denominó a la antigua restricción financiera inicial, se ponen de manifiesto tres hechos que condicionaron a la baja sus resultados:

1. Por un lado, para las comunidades autónomas que ya contaban con competencias asumidas en sanidad, tanto el acuerdo como el artículo 3.2 *a)* de la Ley 21/2001 señalan que se integrará en la base homogénea de financiación el importe de la liquidación definitiva de 1999.

   En la práctica, se comprueba, no obstante, que se ha utilizado la liquidación de 2000 aplicándole el correspondiente índice de evolución para situarla en valores de 1999. Este hecho se pretende justificar por la Administración Central del Estado, alegando que en el modelo de financiación de la sanidad para el periodo 1998-2001 contemplaba un Fondo de Mejora de la Gestión, que se hizo efectivo para las comunidades autónomas en el año 2000, de tal forma que la aplicación literal de la ley reduciría la base de partida por la pérdida del citado fondo.

   Sin embargo, el Acuerdo Cuarto del modelo de financiación sanitaria para 1998-2001 preveía que fuera en 1999 cuando se realizara la valoración de resultados de mejora de la gestión, por lo que es razonable partir de la liquidación de 1999 y añadirle el Fondo de Mejora, a pesar de que en la práctica se haya hecho efectivo en el 2000.

2. Para las comunidades autónomas que asumieron las competencias sanitarias en 2002, los cálculos efectuados toman como valor de referencia una estimación —imposible de contrastar— de la distribución territorial del gasto del Insalud-Gestión directa de 1999. Sin embargo, para estas comunidades autónomas la ley prevé que se integre en la masa homogénea *el importe de la financiación resultante* (art. 3.2 *b*). Puesto que la financiación definitiva correspondiente a 1999 se ha fijado en los correspondientes Reales Decretos de Traspaso, que deben basarse en el *coste efectivo* de los servicios, son esos recursos, precisamente, los que se proponen que integren en la restricción financiera inicial o masa homogénea de financiación.
3. Para todas las comunidades autónomas, la base homogénea de financiación integra el importe de los Fondos por Incapacidad Temporal que contemplaba el modelo de financiación sanitaria 1998-2001. Esos recursos se utilizan para determinar el valor individual de las variables distributivas pero, posteriormente, son objeto de minoración. Puesto que los Acuerdos de Control de Incapacidad Temporal se cumplieron y se abonaron en su totalidad en el modelo de financiación sanitaria 1998-2001, deberían consolidarse en la restricción financiera inicial y no ser objeto de minoración posterior, pues de otro modo, no existe fondo adicional en el modelo vigente para continuar incentivando el Control de Incapacidad Temporal.

— Excesiva dispersión en la financiación per cápita. Hay que destacar una excesiva dispersión de la financiación per cápita. Del cuadro 12.1 se desprende que la diferencia entre comunidades autónomas con mayor y menor gasto sanitario per cápita se incrementa con la dinámica del modelo. En el año 2003 existe una diferencia de 210 euros entre la comunidades autónomas con mayor y menor financiación per cápita. Esta diferencia en el año 1999 era de 162 euros.

CUADRO 12.1: **Gasto sanitario por persona protegida** (euros)

Comunidad autónoma	**1999**	**2000**	**2001**	**2002**	**2003**
Andalucía	680	766	791	837	903
Aragón	776	824	899	955	1.069
Asturias	757	810	872	946	1.061
Balears (Illes)	614	637	677	800	908
Canarias	770	820	840	910	999
Cantabria	773	833	921	1.014	1.073
Castilla y León	726	787	840	898	1.029
Castilla-La Mancha	675	721	774	879	936
Cataluña	722	777	817	869	958
C. Valenciana	689	750	790	846	934
Extremadura	725	786	826	949	1.026
Galicia	754	797	864	902	980
Madrid	725	752	788	815	863
Murcia	709	768	806	861	951
La Rioja	720	791	834	910	994

Fuente: Informe Grupo de Trabajo sobre Gasto Sanitario. IGAE.

— Incremento significativo de la población. Éste es uno de los factores más preocupantes en la dinámica del sistema. Tomando datos del año 2004 se aprecia que, desde 1999, año de referencia en el modelo, la población de las comunidades autónomas de régimen común se ha incrementado en un 7,8% (cuadro 12.2).
— Importante incremento del envejecimiento de la población.
— Incremento de la dotación tecnológica. Diversos estudios demuestran que es, precisamente, la introducción permanente de nuevas tecnologías, una de las causas más importantes del crecimiento del gasto sanitario, y que esta causa podría llegar a explicar hasta el 70% del incremento experimentado en los últimos años.

CUADRO 12.2: **Evolución de la población**

Comunidad autónoma	**1999**	**2004**	**Variación (porcentaje)**
Andalucía	7.305.117	7.687.518	5,23
Aragón	1.186.849	1.249.584	5,29
Asturias	1.084.314	1.073.761	–0,97
Balears (Illes)	821.820	955.045	16,21
Canarias	1.672.689	1.915.540	14,52
Cantabria	528.478	554.784	4,98
Castilla y León	2.488.062	2.493.918	0,24
Castilla-La Mancha	1.726.199	1.848.881	7,11
Cataluña	6.207.533	6.813.319	9,76
C. Valenciana	4.066.474	4.543.304	11,73
Extremadura	1.073.574	1.075.286	0,16
Galicia	2.730.337	2.750.985	0,76
Madrid	5.145.325	5.804.829	12,82
Murcia	1.131.128	1.294.694	14,46
La Rioja	265.178	293.553	10,70
Comunidad autónoma régimen común	37.433.077	40.355.001	7,80

Fuente: INE.

— Disposición de una estructura asistencial infradotada de forma histórica, tanto en equipamiento como en personal.

— Ausencia de compensación económica por la atención a pacientes desplazados. El Acuerdo del CPFF de 27 de julio de 2001 señalaba que se establecería, por el Ministerio de Sanidad y Consumo, una Cámara de Compensación para estos gastos. Sin embargo, en la práctica tal medida no se ha llevado a cabo, porque la regulación establecida para el Fondo de Cohesión a través del Real Decreto 1247/2002, de 3 de diciembre, adolece de los siguientes inconvenientes básicos:

1. No se contemplan la totalidad de las situaciones en que se generan gastos de asistencia sanitaria en la comunidad

autónoma de destino, ya que sólo se incluyen determinados procesos de asistencia sanitaria especializada con internamiento, pero no se toman en consideración ni la atención primaria, ni las urgencias, ni el gasto de farmacia generado en los desplazamientos. Esta situación es especialmente gravosa para las comunidades autónomas del arco mediterráneo, receptoras de importantes flujos de turismo nacional, que ya no sólo se concreta en los periodos estivales, concentrándose en ellas en temporada baja muchos de los mayores españoles.

2. Las comunidades autónomas de origen no soportan los gastos que sus residentes ocasionan en otras comunidades autónomas. Sus dotaciones financieras no sufren ningún tipo de merma por muchos pacientes que deriven a otras comunidades autónomas, ni por muy complejos que sean los procesos para los que son derivados. En la actualidad, simplemente evitan la realización de los correspondientes gastos, lo que supone un importante incentivo para que el volumen de desplazamientos siga creciendo.
3. Al irse introduciendo en el actual Fondo de Cohesión cada vez más objetivos, sin un paralelo incremento de sus recursos, finalmente no se consigue atender suficientemente ninguno de ellos y la atención de cada objetivo se hace, parcialmente, a costa de otros, por un procedimiento opaco, que dificulta el conocimiento exacto y la previsión por las comunidades autónomas del montante de los recursos que, finalmente, se le asignan a través del fondo.

La responsabilidad ante un escenario de este tipo debe declararse compartida, puesto que aunque los servicios sanitarios están transferidos actualmente a todas las comunidades autónomas, la Administración Central del Estado no puede inhibirse en esta materia, en la medida en que:

— Corresponde a la Administración Central la delimitación de las prestaciones mínimas obligatorias del Sistema Sanitario español.

— La Administración Central del Estado decide la financiación pública de los medicamentos y fija sus precios, cuando el gasto en recetas médicas y en medicamentos de uso hospitalario son los componentes más dinámicos del gasto sanitario, que ganan año a año peso en el total del mismo.
— Le corresponde velar por la estabilidad y sostenibilidad de las finanzas públicas, lo que incluye la realización de proyecciones sobre la incidencia de las tendencias demográficas en gastos en pensiones y sanitarios a medio plazo.
— Le corresponde garantizar la igualdad de acceso de los ciudadanos con independencia del lugar de residencia. Criterio establecido en la Ley General de Sanidad.

Ante la situación descrita, y frente a la disyuntiva de introducir un nuevo modelo o realizar modificaciones en el mismo, la opinión generalizada es que, de acuerdo con los principios que inspiraron el vigente modelo de financiación, estabilidad, generalidad, suficiencia, autonomía y solidaridad, es el de estabilidad el que adquiere una importancia significativa. La elaboración precipitada de un nuevo modelo podría no conseguir el consenso que se precisa en este tipo de decisiones, y por otra parte, generaría una inseguridad considerable, desde el punto de vista de la evolución de los recursos.

La opción más aconsejable, en este sentido, sería la de introducir modificaciones en los distintos ámbitos de la asistencia sanitaria para la mejora del sistema. En los apartados siguientes estudiaremos con mayor nivel de detalle las diferentes reformas propuestas.

12.3. Reformas en la organización y gestión de la asistencia sanitaria

El elevado ritmo de crecimiento que en los últimos años está registrando el gasto sanitario público, y las deficiencias mostradas por el sistema de financiación actual, aconsejan la puesta en marcha, no sólo de medidas económicas que saneen el sistema, sino también la práctica de medidas que vayan destinadas a mejorar la eficiencia, y a racionalizar el gasto en el medio y largo plazo, con el fin de garantizar la sostenibilidad del SNS. En este sentido, se ofrecen una serie de propuestas destinadas a mejorar la organización y la gestión de la asistencia sanitaria.

En cuanto a las reformas de carácter organizativo, sería recomendable llevar a cabo una serie de reformas centradas en tres aspectos, con el objetivo de lograr una más clara y mejor organización de la asistencia sanitaria. Las medidas propuestas serían las siguientes:

1.ª Reorganización de las partidas de gasto sanitario. En los PGE existen numerosas partidas de gasto que son gestionadas por instituciones externas al sector sanitario, y que deberían ser administradas por el Estado, bien a través del Ministerio de Sanidad o bien a través de las comunidades autónomas. Esto permitiría conocer y contabilizar mejor los recursos destinados a la sanidad, y lograr, de esta forma, una asignación más eficiente de los mismos.

En este sentido, la proposición es la siguiente: traspasar a las comunidades autónomas la gestión de la asistencia sanitaria en instituciones penitenciarias y los recursos sanitarios vinculados a redes sociales para colectivos específicos; gestionar las transferencias finalistas del Estado a las comunidades autónomas en función de Planes Nacionales, así como los fondos con los que el Estado colabora para el mantenimiento de las instituciones sanitarias dependientes de las Corporaciones Locales; y finalmente, integrar todos los traspasos sanitarios a favor de las comunidades autónomas en el bloque de competencias sanitarias.

2.ª Delimitar las cuotas de poder y de decisión del Estado y de las comunidades autónomas, en base al *principio de lealtad institucional.* En base a este principio, las relaciones entre las Administraciones Públicas deben pasar por la aplicación de acuerdos razonables en un doble sentido. Las comunidades autónomas deberían renunciar a solicitar la colaboración financiera del Estado en aspectos exclusivos de su competencia, mientras que el Estado legislador debería renunciar a imponer, sin acuerdo o sin cofinanciación, nuevas obligaciones de gasto a las comunidades autónomas.

3.ª Fomentar un intercambio adecuado de información entre las administraciones e interlocutores sociales. La información es una pieza clave para articular un sistema sanitario descentralizado que funcione con criterios de coherencia. En este sentido, sería recomendable implantar un sistema de información que permitiera, de forma ágil y transparente, conocer resultados en términos de eficacia y eficiencia, para el análisis y comparación entre el conjunto de comunidades autónomas.

Las principales medidas propuestas dentro del ámbito de la gestión de la asistencia sanitaria giran en torno a la implantación de herramientas gerenciales más acordes con la realidad y las necesidades actuales. Se proponen las siguientes medidas:

1.ª Introducción de mecanismos que permitan frenar el ritmo de crecimiento de los consumos intermedios. El análisis del gasto sanitario público muestra que, por lo que respecta a la clasificación económica, el componente de gasto más dinámico entre 1999 y 2003 es el correspondiente al consumo intermedio.

La introducción de criterios racionales en la gestión de compras puede conducir a mejoras de eficiencia significativas. En particular, se recomienda la introducción de mecanismos de centralización de compras de los productos sanitarios de uso hospitalario en cada ámbito territorial. Asimismo, el refuerzo de las garantías relativas a que la contratación y las compras de los centros sanitarios públicos se realicen atendiendo a criterios de publicidad y libre concurrencia contribuiría a racionalizar el gasto sanitario y a dotar la gestión de mayor transparencia.

2.ª Asegurar la calidad y el uso racional de los medicamentos. El gasto en farmacia extrahospitalaria registra una tasa de crecimiento anual medio para el periodo 1999-2003 del 9,72% para el conjunto del SNS y representa en 2003 el 23,38% del gasto sanitario público total.

La extensión de guías farmacológicas, los programas de *protocolización* de la prescripción, la regulación y control de la visita médica y de las actividades de promoción y publicidad de los medicamentos por parte de la industria, la implantación de sistemas de información independiente y objetiva para los médicos, el desarrollo de programas de formación continuada, y la promoción de los medicamentos genéricos han de contribuir a la racionalización de la prestación farmacéutica, cuyo principal factor de crecimiento en los últimos años ha venido dado por el aumento en el número de recetas facturadas.

Asimismo, sería recomendable establecer una serie de criterios que, teniendo en cuenta la evidencia científica, permitan la calificación de la utilidad terapéutica de los medicamentos, para desarrollar una estrategia de financiación selectiva ligada a la utilidad terapéutica de los mismos y a criterios de fármaco-economía.

Finalmente, resultaría conveniente impulsar la implantación efectiva de la receta electrónica en todas las comunidades autónomas, asegurando su conexión y/o compatibilidad en todo el territorio nacional, puesto que se trata de un instrumento especialmente útil para los pacientes, puede contribuir a la descongestión burocrática de los centros de salud y, sobre todo, puede servir como herramienta a partir de la cual es posible el análisis riguroso de todos los elementos determinantes de la evolución del gasto en medicamentos.

3.ª Concienciar a los usuarios de que la sostenibilidad del SNS requiere de su implicación, tanto a través de la vigilancia de su propia salud como manifestando una conducta responsable en el consumo de medicamentos y de los servicios sanitarios de demanda no inducida, y por tanto, decidida por el propio usuario.

4.ª Fomento de la elaboración y utilización de guías de práctica clínica comunes para todo el SNS, que promuevan la eficiencia y la efectividad y permitan una reducción progresiva de las elevadas tasas de variabilidad que se registran en la práctica clínica.

Asimismo, el mejor conocimiento de las variaciones en la práctica médica que se registran en el SNS y el estudio de sus consecuencias sobre el consumo de recursos y los resultados clínicos, han de contribuir a la racionalización del gasto sanitario y a la mejora de la calidad asistencial.

5.ª Consolidar mecanismos de incentivos a los profesionales sanitarios. Debe promoverse la introducción de criterios de gestión clínica en la actuación de gestores y proveedores en el ámbito de cada área asistencial, vinculando una parte de las retribuciones a los resultados obtenidos por cada unidad de gestión clínica y cada profesional.

Podría modularse su comportamiento utilizando indicadores basados en el logro de los objetivos relacionados con la prescripción farmacéutica, expresados en términos del uso de genéricos, del seguimiento de los tratamientos recomendados en las guías de práctica clínica, del uso adecuado de las innovaciones terapéuticas o del valor intrínseco de los medicamentos prescritos.

Asimismo, sería recomendable establecer un registro de personal, para poder llevar a cabo evaluaciones de las políticas de recursos humanos de los Servicios Autonómicos de Salud. Este registro haría posible la realización de estudios, de forma sistemática, y para todos los Servicios Autonómicos, que posibilitarían la planificación de los ajustes necesarios.

Por lo que respecta a la fijación de las retribuciones de los profesionales, podrían derivarse ganancias significativas de la cooperación de los Servicios Autonómicos de Salud. Uno de los problemas derivados del actual sistema es la espiral inflacionista en el régimen de la articulación de las condiciones de trabajo del personal estatutario. La sensación de agravio comparativo entre las distintas comunidades autónomas facilita la presión constante que los diferentes actores ejercen sobre los responsables políticos sanitarios. Partiendo de la base de que el crecimiento de los gastos de personal es insostenible a medio plazo con las tasas de crecimiento actuales, sería conveniente introducir, por acuerdo de las comunidades autónomas, mecanismos que limitaran el crecimiento de estos gastos.

6.ª Reforzar el papel de las Agencias de Evaluación de Tecnologías. Este aspecto resulta importante por la repercusión —en términos de gasto y de resultados en salud—, que la incorporación de las nuevas tecnologías tiene sobre el sistema sanitario público.

7.ª Aumentar los recursos y la capacidad de resolución de la atención primaria. El estudio de los componentes del gasto a partir de la clasificación funcional indica que el sesgo hospitalario del SNS es muy significativo. La pérdida de peso que registra el gasto en servicios hospitalarios y especializados no va acompañada de un incremento paralelo del peso de la atención primaria.

Pese a que cada vez el sector sanitario en su conjunto reconoce la enorme incidencia y, sobre todo, el enorme potencial que la atención primaria tiene sobre la mejora de la salud de la población, dicho reconocimiento no se traduce en unas cifras de gasto más equilibradas en relación con los recursos invertidos en atención especializada.

12.4. Reformas en la financiación de la asistencia sanitaria

Las reformas en el ámbito de la financiación de la asistencia sanitaria más numerosas se centran en dos grupos de medidas. En primer lugar, aparecen propuestas relativas a una reorganización o reasignación de los recursos existentes. Esta alternativa supone el mantenimiento del nivel de los fondos públicos y, consecuentemente, no supone un incremento de la presión fiscal. Ésta es su principal ventaja, junto con la inmediatez, puesto que su puesta en marcha puede ser automática a partir de la aprobación de los nuevos presupuestos.

Dentro de este grupo de medidas hay que considerar, en primer lugar, la posibilidad de reducir los créditos asignados a otras partidas de gasto y aumentar los relativos a la sanidad en la misma cuantía. Sin embargo, como señalan Gimeno y Tamayo (2004), buena parte de los gastos públicos son absolutamente rígidos y no es posible llevar a cabo una reducción significativa de los mismos. Además, resultaría más que probable que los departamentos o funciones afectados por la reducción presentaran las lógicas objeciones pudiéndose resentir, asimismo, la calidad de los servicios correspondientes.

Asimismo, también podría plantearse la posibilidad de llevar a cabo una reasignación de los recursos mediante la utilización del superávit aparente del Sistema de Seguridad Social. Sin embargo, este paso puede suponer un retroceso en el proceso de consolidación de un Sistema Nacional de Salud definitivamente independiente del sistema de cotización históricamente superado.

En segundo lugar, aparecen un conjunto de propuestas destinadas a incrementar los recursos para la financiación de la asistencia sanitaria. Inicialmente, podemos destacar las propuestas relativas a una modificación al alza en relación con los actuales porcentajes de cesión de determinados impuestos a las comunidades autónomas. En este sentido, hay que destacar que incrementar el porcentaje de cesión de la cesta de impuestos a las comunidades autónomas favorecería, mayormente, a las comunidades autónomas con mayor capacidad de generación de recursos, manteniéndose para el resto una fuerte dependencia de los recursos procedentes del Fondo de Suficiencia. Esta medida implicaría, asimismo, una reducción de los recursos del Estado para ejercer la función de redistribución que tiene asignada.

En el gráfico 12.1 aparecen reflejados los porcentajes de consumo representativos en el IVA para cada una de las comunidades

GRÁFICO 12.1: Porcentajes de consumo IVA. Porcentajes población. Año 2002

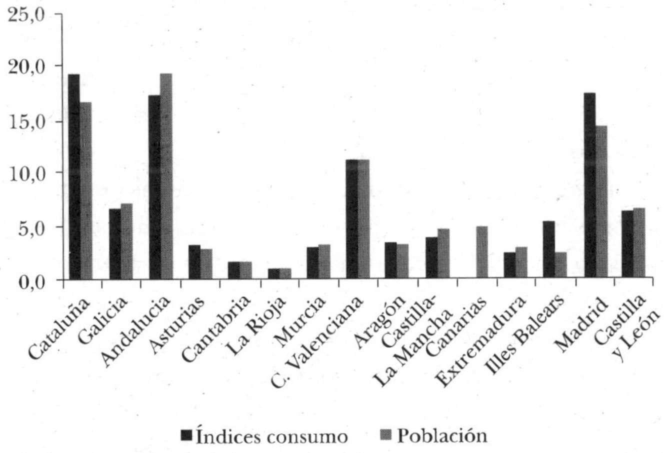

Fuente: Elaboración propia.

autónomas, que es el criterio empleado para el reparto de los recursos en este impuesto, así como los porcentajes representativos de la población para cada una de las comunidades autónomas, todo ello referido al año 2002. Podemos destacar cómo Cataluña, Illes Balears y Madrid tienen un porcentaje representativo de su consumo en IVA superior, en más del 2,5%, al porcentaje representativo de la población, principal indicador de las necesidades sanitarias.[3]

En segundo lugar, podemos destacar la opción de instrumentar realmente las asignaciones de nivelación. Este tipo de recurso debería entrar en juego cuando en una comunidad autónoma, bien por la peor evolución de los ingresos, o bien por la evolución más acelerada de sus necesidades, existiera una diferencia significativa entre ambas magnitudes en un periodo fijado. De esta forma, las asignaciones de nivelación recuperarían el sentido de la LOFCA de compensar un desequilibrio en la financiación de servicios públicos, ocasionado, bien por el crecimiento mayor de las necesidades de gasto, bien por el crecimiento menor de los ingresos.

En tercer lugar, resulta necesario destacar aquellas medidas destinadas a incrementar la autonomía financiera y la corresponsabilidad fiscal de las comunidades autónomas para la financiación de la sanidad. La mayor parte de esa financiación corresponde a recursos tributarios procedentes de participaciones territorializadas, sobre las cuales las comunidades autónomas no tienen competencias normativas, como puede apreciarse en el cuadro 12.3, en el que aparece reflejados los porcentajes de recursos tributarios sobre los que las comunidades autónomas tienen competencias normativas.

Dentro de este grupo, se encuentra la propuesta realizada por el ministro de Economía y Hacienda. Solbes ha afirmado que una de las propuestas es que las autonomías puedan *imponer recargos* o *crear impuestos* para la sanidad. La intención no sería aumentar la parte de los impuestos indirectos que va a las comunidades autónomas, sino que éstas recarguen el impuesto ya preexistente y se queden con este sobrecargo.

En esta misma línea, y como se señala en Sánchez y Gómez (1996) y Sánchez (1985), ante una posible cesión del IVA en su

[3] Para un análisis detallado de la repercusión de cambios en los porcentajes de cesión para la financiación de las comunidades autónomas, véase el Anexo 1.

fase minorista, señalar que esta cesión plantearía inconvenientes desde la óptica de los problemas de gestión que surgirían como consecuencia de la disociación de tareas concernientes a fases distintas de un mismo territorio entre Administraciones Públicas diferentes. Por otro lado, mientras persista la aplicación del actual régimen especial de recargo de equivalencia, resulta imposible territorializar la recaudación del IVA en su fase minorista. Hay que reconocer que, de llevarse a cabo dicha territorialización, se introduciría un indiscutible coste indirecto para los sujetos pasivos obligados a recaudar el recargo de equivalencia. Ahora bien, una vez establecido el régimen general en el comercio minorista, se considera que habría que estudiar la forma en que la cesión podría hacerse operativa en cumplimiento de lo regulado en la LOFCA y en los estatutos de autonomía de diversas comunidades autónomas o, por el contrario, cambiar la actual normativa legal.

CUADRO 12.3: **Porcentaje de recursos tributarios sobre los que las comunidades autónomas tienen competencias normativas. Año 2002**

	Porcentaje
Cataluña	45,79
Galicia	22,84
Andalucía	22,53
Asturias	30,53
Cantabria	26,69
La Rioja	29,44
Murcia	24,07
Com. Valenciana	35,80
Aragón	34,57
Castilla-La Mancha	19,43
Canarias	27,30
Extremadura	14,51
Illes Balears	41,49
Madrid	62,53
Castilla y León	25,26

Fuente: Elaboración propia.

Con la cesión, se conseguiría interesar plenamente en la administración del impuesto a la Hacienda autonómica, hecho que se considera fundamental para una eficaz gestión del IVA. No obstante, lo anterior no dejaría de plantear problemas en la vertiente de la administración y la gestión del impuesto.

Otra opción, en este sentido, es la propuesta por Gimeno y Tamayo (2004). Consiste en la introducción de un impuesto en fase minorista con un tipo inicial del 3-4%, acompañado de una reducción del IVA general de 2-3 puntos. Estas cifras permitirían una aproximación entre las revisiones salariales y el descenso del IVA, de forma que se favoreciera la estabilidad de precios en fases previas a la minorista, y se redujeran los efectos negativos que podrían producirse al trasladarse al consumidor una menor presión fiscal, con el consiguiente impacto inflacionista. Cada comunidad autónoma podría incrementar el tipo del impuesto autonómico, dentro de los márgenes que se fijaran.

Según estos autores, el punto de diferencia adicional entre el nuevo tipo y la reducción general, aportaría automáticamente fondos adicionales para el sistema sanitario. Probablemente, el efecto inicial fuera reducido, bien porque se perdiera ese punto en los costes de gestión y puesta en marcha, así como por las dificultades de control de las bases efectivas en una fase tradicionalmente muy opaca al fisco. Sin embargo, esta solución implicaría la ventaja adicional de que el nivel de gasto, y de presión tributaria correspondiente, estarían ya en manos de cada Administración. Carecería de sentido cualquier reivindicación de nuevos fondos generales cuando las comunidades autónomas dispusiesen de mecanismos a su alcance para conseguirlos cuando lo considerasen conveniente.

Asimismo, se puede plantear la opción de incrementar la capacidad normativa de las comunidades autónomas en materias concretas con problemas especiales de salud. Nos referimos a la posibilidad de incrementar la capacidad normativa de las comunidades autónomas en los impuestos especiales cedidos, particularmente en el impuesto sobre labores del tabaco, diferenciando dos tramos: uno, armonizado, de competencia normativa exclusivamente estatal, y otro que reconocería cierta capacidad normativa a las comunidades autónomas para poder establecer recargos. El incremento de la recaudación en este proceder podría dirigirse, en su parte autonómica, a la mejora de recursos del sistema sanitario; mientras que en el tramo estatal los recursos permitirían la creación de un fondo destinado a financiar la responsabilidad del Estado en materia sanitaria. En cualquier caso, las soluciones propuestas hasta ahora parecen ir ligadas a la revisión en profundidad del sistema de ingresos autonómicos, resultando, probablemente imprescindible, un pequeño incremento de la presión fiscal.

En cuarto lugar, destacan las medidas relativas al endeudamiento y a la introducción del copago. Respecto al endeudamiento, se estima que este recurso podría utilizarse para financiar determinadas inversiones. Sin embargo, esta solución resulta muy discutible para cubrir gastos corrientes, que parecen ser los que están provocando el déficit de financiación, y sólo podría aceptarse de forma excepcional y mediante cantidades muy controladas.

Otra opción que se contempla es la del copago, es decir, la introducción de una fórmula de pago por parte de los usuarios del sistema. La introducción de un sistema óptimo de copago implicaría arbitrar alguna fórmula progresiva que garantizara una escasa incidencia proporcional en el presupuesto de cada persona y la exclusión de aquellos servicios en los que la percepción del usuario infravalorara los beneficios derivados del servicio. Esta medida implicaría, asimismo, asumir un coste político significativo.

CUADRO 12.4: **Nueva financiación sanitaria**

	Millones de euros
Transferencia a las comunidades autónomas	500
Plan de Calidad e Igualdad del SNS	50
Fondo de Cohesión Sanitaria	45
Insularidad	55
Fondo de Garantía	500
Convenios de asistencia a pacientes extranjeros	200
Atención de accidentes laborales no cubiertos por mutuas	100
Incremento imposición indirecta en tributos sobre alcohol y tabaco	227
Total aportación del Estado sin anticipos	1.677

Fuente: Ministerio de Economía y Hacienda (2005).

12.5. Un nuevo acuerdo para la financiación de la asistencia sanitaria

El Consejo de Política Fiscal y Financiera, en su reunión celebrada el pasado día 13 de septiembre de 2005, ha aprobado las medidas de mejora de la financiación sanitaria consensuadas en la II Conferencia de Presidentes, y que supondrán una mejora de los recursos que reciben las comunidades autónomas con cargo a los Presupuestos Generales del Estado, de 1.677 millones de euros cada año (véase cuadro 12.4), más otros 1.365 millones de euros que recibirán, con dos años de antelación, de la liquidación del Sistema de Financiación, ya a partir de 2005.

Eso supone, en la práctica, que las comunidades autónomas tendrán casi 4.400 millones de euros adicionales en los próximos 15 meses: 1.677 millones con cargo a los PGE en 2006, 1.365 millones de anticipos en 2005 y otros 1.365 millones en 2006.

Este aumento de recursos procedentes del Estado podría incrementarse hasta un 40% si las comunidades autónomas hiciesen uso de su capacidad normativa, que, de nuevo, se ve ampliada en los siguientes términos:

— Posibilidad de duplicar la capacidad normativa de las comunidades autónomas en el impuesto sobre ventas minoristas de determinados hidrocarburos, de los 24 euros por mil litros actuales hasta los 48 euros por mil litros.
— Posibilidad de establecer un recargo de hasta dos puntos en el impuesto sobre la electricidad, cuyo tipo pasaría del 4,864 al 6,864%.

Los criterios de reparto de cada uno de los fondos estatales, así como, en los casos en los que es posible su territorialización, son los siguientes:

— La transferencia a las comunidades autónomas de 500 millones de euros en 2006 y de 600 millones en 2007 se repartirá siguiendo los criterios establecidos en la Ley de Financiación Autonómica de 2001: población protegida (75%), población mayor de 65 años (24,5%) e insularidad (0,5%), actualizando los datos de población al año 2004. La aportación a Ceuta y Melilla se realizará con criterios idénticos a los aplicados al resto de comunidades autónomas. Los resultados de este reparto pueden observarse en el cuadro 12.5.

CUADRO 12.5: **Reparto de la transferencia directa a las comunidades autónomas**

Comunidad autónoma	Millones de euros
Andalucía	91,1
Aragón	16,2
Asturias	14,5
Balears (Illes)	12,0
Canarias	24,0
Cantabria	7,1
Castilla y León	33,0
Castilla-La Mancha	23,7
Cataluña	85,8
C. Valenciana	56,1
Extremadura	13,6
Galicia	36,1
Madrid	68,0
Murcia	15,2
La Rioja	3,7

Fuente: Ministerio de Economía (2005).

— La aportación a Illes Balears y Canarias por insularidad se realizará teniendo en cuenta el incremento de la población experimentado entre 1999 y 2003; el aumento de financiación experimentado entre 1999 y 2002, y la población protegida en 2003.
— La mejora en el sistema de entregas a cuenta en 2005 y 2006, que pasarán del 98 al 100%, se repartirá con los mismos criterios que, según la ley vigente, se han venido aplicando para el pago de los anticipos (v. cuadro 12.6).
— El Fondo Específico de Garantía Sanitaria, dotado con 500 millones de euros, que se distribuirá con el criterio

CUADRO 12.6: **Anticipos a cuenta** (millones de euros)

Comunidad autónoma	2005	2006
Andalucía	274,7	274,7
Aragón	46,6	46,6
Asturias	41,2	41,2
Balears (Illes)	30,7	30,7
Canarias	66,2	66,2
Cantabria	23,5	23,5
Castilla y León	100,2	100,2
Castilla-La Mancha	69,8	69,8
Cataluña	214,2	214,2
C. Valenciana	131,7	131,7
Extremadura	47,5	47,5
Galicia	109,6	109,6
Madrid	157,4	157,4
Murcia	40,0	40,0
La Rioja	12,3	12,3

Fuente: Ministerio de Economía (2005).

establecido por la Ley de 2001 para la garantía de financiación sanitaria y que se destinará a garantizar a las comunidades autónomas que sus recursos para financiación sanitaria crecerán al mismo ritmo que el PIB nominal nacional.

— El fondo de 200 millones para compensar la asistencia a residentes extranjeros se repartirá en función de los documentos E-21 que acredite cada comunidad autónoma (documento acreditativo en la UE del derecho a la asistencia sanitaria en otro Estado miembro).
— El Fondo de 100 millones para compensar por la atención por accidentes de trabajo no cubiertos por las mutuas se instrumentará mediante una disposición adicional en los Presupuestos Generales del Estado de 2006, según la cual la Tesorería de la Seguridad Social abonará a las comunidades autónomas, con cuyos servicios públicos de salud tenga suscritos convenios, las prestaciones derivadas de acciden-

tes de trabajo y enfermedades profesionales a los afiliados a la Seguridad Social.

— En cuanto al Plan de Calidad dotado con 50 millones de euros, será gestionado por el Ministerio de Sanidad.

— Para el reparto de los 45 millones adicionales destinados al Fondo de Cohesión Sanitaria, que también gestiona el Ministerio de Sanidad, se modificará el Decreto 1247/2002, ampliando considerablemente los supuestos que actualmente cubre este fondo.

— Por último, para el reparto de los 227 millones derivados de la subida de los impuestos indirectos sobre el alcohol y el tabaco[4] se utilizarán los criterios de la Ley de 2001, que prevé la aplicación de los índices de consumo de estos productos en cada comunidad autónoma para determinar la recaudación atribuible a cada comunidad y transferirle el 40%.

12.6. Valoración del acuerdo y retos del futuro

El primer rasgo destacable del nuevo acuerdo aprobado en el Consejo de Política Fiscal y Financiera, el pasado día 13 de septiembre, es que se trata de un acuerdo estrictamente financiero, en el que se ha aprobado y aceptado la aportación con la que el Estado va a contribuir a la financiación de la asistencia sanitaria.

El gasto sanitario público en nuestro país ha experimentado un crecimiento notable y continuado a lo largo de las últimas décadas, y la sostenibilidad del Sistema Nacional de Salud no sólo es una cuestión financiera. En este sentido, y como valoración al acuerdo adoptado, sería recomendable que en el mismo se hubiesen acordado, con el consenso necesario del Estado y de las comunidades autónomas, determinadas medidas destinadas a la racionalización del gasto sanitario.

[4] Incremento de los impuestos especiales sobre alcohol y tabaco: elevación de un 10% de los impuestos sobre alcoholes, cervezas y productos intermedios. El tipo normal pasaría de 754,77 euros por hectolitro de alcohol puro a 830,25 euros. Elevación del tipo específico del impuesto aplicable a los cigarrillos de 3,99 euros por 1.000 cigarrillos a 4,20 euros y elevación del tipo *ad valorem* del impuesto del 54% hasta el 54,95%.

Un segundo rasgo a destacar de este acuerdo es que el peso del mismo es exclusivo del Estado. La asistencia sanitaria es una competencia asumida por la totalidad de comunidades autónomas que, en este sentido, se han limitado a aceptar las cantidades propuestas por el Estado. No se ha derivado ningún compromiso por parte de las regiones.

El ejercicio de la corresponsabilidad fiscal por parte de las comunidades autónomas ha sido, y parece seguir siendo, muy limitado hasta este momento, centrándose el ejercicio de las competencias normativas en la concesión de deducciones.

En este sentido, el FMI, en su informe sobre la economía española publicado en febrero de 2005, señala como significativo el escaso ejercicio de la capacidad normativa por parte de las comunidades autónomas en nuestro país, puesto que las regiones españolas poseen más competencias fiscales para incrementar sus recursos que otras regiones europeas. Sería necesario, por lo tanto, avanzar de manera significativa en el cumplimiento del principio de corresponsabilidad fiscal.

Un tercer rasgo significativo del acuerdo es la estructura del mismo en distintas aportaciones finalistas que pretenden resolver algunos de los problemas concretos de la financiación de la asistencia sanitaria:

— En primer lugar, destaca la aportación de un fondo finalista que se distribuirá con el criterio establecido por la Ley 21/2001 para la garantía de financiación sanitaria y que se destinará a garantizar a las comunidades autónomas que sus recursos para financiación sanitaria crecerán al mismo ritmo que el PIB nominal nacional. Mantener esta garantía es un rasgo positivo para la suficiencia del modelo, dado que el importe de la garantía a percibir por cada comunidad autónoma varía sustancialmente dependiendo de que se tenga en consideración lo establecido en la Ley 21/2001 o el procedimiento reglado en las Leyes de Presupuestos Generales del Estado.
— En segundo lugar, destacan las aportaciones del fondo para compensar la asistencia sanitaria a residentes extranjeros, el plan de calidad y las aportaciones del fondo destinado a la

compensación económica por la atención sanitaria por accidentes de trabajo no cubiertos por las mutuas. Este último fondo supone una inyección adicional de recursos, puesto que cuando el riesgo era cubierto directamente por el INSS, al no disponer éste de medios propios para la asistencia sanitaria, el servicio se prestaba por los correspondientes Servicios de Salud de las comunidades autónomas, sin contraprestación alguna.
— En tercer lugar, destaca la dotación del Fondo de Cohesión Sanitaria, ya que uno de los objetivos de este fondo es la compensación económica por la asistencia sanitaria a pacientes desplazados, que ha adolecido de los problemas ya enumerados en el apartado 2 del artículo.

El cuarto rasgo significativo del acuerdo es la aprobación del cumplimiento íntegro del sistema de entregas a cuenta. Una de las características evidentes del gasto sanitario es el abrumante predominio que dentro del mismo tienen los gastos de naturaleza corriente, cuyos pagos han de atenderse en un plazo temporal muy corto.

Esta característica es poco compatible con un sistema de entregas a cuenta del 98% de los fondos previstos para cada ejercicio, y en el que la liquidación definitiva se percibe por las comunidades autónomas con una demora de entre 22 y 34 meses desde el momento en que se realizaron los gastos.

Por último, un quinto rasgo significativo del acuerdo es la propuesta de revisión completa del sistema de financiación de la Sanidad para el año 2007. La buscada estabilidad de los modelos de financiación sanitaria parece no encontrarse, por la propia dinámica del sistema y por la ausencia, en los que han existido, de mecanismos efectivos de ajuste ante cambios en las variables determinantes de las necesidades.

Por lo tanto, y a modo de conclusión, señalar que estamos ante un acuerdo cuya característica esencial es que supone una inyección de recursos necesarios para el sistema. La responsabilidad del mismo ha recaído en exclusiva en el Estado, siendo deseable que las comunidades autónomas avanzasen, en el futuro, en un mayor cumplimiento del *principio de corresponsabilidad fiscal*. Esto contribuiría a rebajar los problemas de suficiencia del sistema.

Asimismo, sería deseable atender a las distintas medidas propuestas en el debate sanitario relativas a mejoras posibles en la organización y gestión del gasto sanitario. Todo ello contribuiría a garantizar la sostenibilidad del SNS.

Apéndices. Valoración de modificaciones en los porcentajes de cesión impositiva

Apéndice 1. Modificación de los porcentajes de cesión en la imposición directa.

Se produce un incremento en la cesión parcial del IRPF, cuyo porcentaje de cesión pasa a ser del 50% sin ejercicio de competencias normativas.

En este supuesto, la financiación que cada una de las comunidades autónomas obtendría por este impuesto aparece reflejada en el cuadro 12.7. En la tercera columna del citado cuadro, puede apreciarse la financiación adicional que cada una de las comunidades autónomas recibiría si se produjese este incremento porcentual en la cesión del impuesto sobre la renta.

La comunidad autónoma más beneficiada es Madrid, seguida de Cataluña y Andalucía. El resto de comunidades autónomas obtendría una financiación adicional bastante inferior a las ya citadas.

En el cuadro 12.8 aparecen los porcentajes que esta financiación adicional supondrían respecto a la cuantía del Fondo de Suficiencia de cada una de las comunidades autónomas.

Como podemos observar en el citado cuadro 12.8, la financiación adicional obtenida por Cataluña, como consecuencia del incremento en el porcentaje de cesión del IRPF, supone un 89,86% de su Fondo de Suficiencia. De esta forma, la práctica totalidad de las necesidades de gasto podrían financiarse, para esta comunidad autónoma, a través de recursos de naturaleza tributaria. La comunidad autónoma en la que la incidencia de este incremento en el porcentaje de cesión del IRPF es menor es Extremadura. Para Andalucía, el incremento en el porcentaje de cesión de este impuesto, supone una financiación adicional que representa un 14,33% de lo que, para el año 2002, es su Fondo de Suficiencia.

Apéndice 2. Modificación de los porcentajes de cesión en la imposición indirecta

El modelo de financiación autonómica establece una participación territorializada del 35% en el IVA, en función de indicadores de consumo, mientras que en los impuestos especiales esta participación está fijada en el 40%.

En primer lugar, suponemos que el porcentaje de cesión en el IVA se incrementa hasta el 50%. En este caso, y manteniendo los mismos indicadores de consumo, la financiación de las comuni-

CUADRO 12.7: **Cesión parcial del 50% del IRPF. Financiación adicional. Año 2002.**

(miles de euros)

Comunidad autónoma	50% cesión	Financiación adicional
Cataluña	5.059.839,17	1.720.345,32
Galicia	1.140.185,59	387.663,10
Andalucía	2.651.655,09	901.562,73
Asturias	591.319,64	201.048,68
Cantabria	297.575,27	101.175,59
La Rioja	160.425,62	54.544,71
Murcia	454.410,59	154.499,60
Com. Valenciana	2.143.141,59	728.668,14
Aragón	747.142,09	254.028,31
Castilla-La Mancha	608.236,68	206.800,47
Canarias	791.013,98	268.944,75
Extremadura	303.655,67	103.242,93
Illes Balears	549.890,61	186.962,81
Madrid	5.400.254,83	1.836.086,64
Castilla y León	1.142.127,47	388.323,34
Total	22.040.873,89	7.493.897,12

Fuente: Elaboración propia.

CUADRO 12.8: **Porcentaje que la financiación adicional por cesión del 50% del IRPF supone respecto al Fondo de Suficiencia**

Comunidad autónoma	Porcentaje
Cataluña	89,86
Galicia	15,04
Andalucía	14,33
Asturias	26,141
Cantabria	20,69
La Rioja	23,56
Murcia	19,96
Com. Valenciana	39,44
Aragón	33,58
Castilla-La Mancha	12,43
Canarias	11,80
Extremadura	7,54
Illes Balears	—
Madrid	—
Castilla y León	18,04

Nota: Se han obviado de estos cálculos Madrid e Illes Balears, puesto que ambas presentan un Fondo de Suficiencia negativo, al ser los recursos de naturaleza tributaria suficientes para cubrir las necesidades de gasto determinadas en el año base del modelo.
Fuente: Elaboración propia.

dades autónomas por este impuesto pasaría de 12.919,647 millones de euros a 18.456,639 millones de euros, lo que supone un incremento en la financiación por este impuesto del 42,85% (v. cuadro 12.9).

En este caso, las diferencias en la financiación obtenida por las comunidades autónomas, como consecuencia del incremento en la cesión impositiva del IVA, son menores que las diferencias que se presentaban con el incremento en la cesión del IRPF. Esto pone de manifiesto que la base consumo presenta una distribución interterritorial más equilibrada que la base renta.

En el cuadro 12.10 aparecen reflejados los porcentajes que esta financiación adicional supondrían respecto a la cuantía del Fondo de Suficiencia de cada una de las comunidades autónomas.

En este caso, la financiación adicional que recibiría Cataluña, como consecuencia del incremento en la cesión impositiva del IVA, supondría un 55,82% de la cuantía del Fondo de Suficiencia para esta comunidad autónoma en el año 2002. La segunda comunidad autónoma más beneficiada sería la valenciana, puesto que su financiación adicional supondría un 33,45% de la cuantía de su Fondo de Suficiencia. Para Andalucía, este cambio en el porcentaje de cesión del IVA supondría una financiación adicional superior a la obtenida por el cambio en el incremento en la cesión del IRPF.

En segundo lugar, vamos a suponer que se incrementa, además de la participación en el IVA, la participación de las comunidades autónomas en los impuestos especiales hasta un 60%. En este caso, la financiación de las comunidades autónomas por este conjunto de impuestos pasaría de 20.982,748 millones de euros a 28.423,528 millones de euros. Esto supondría un incremento en la financiación por estos impuestos del 35,46% (cuadro 12.11).

La financiación adicional que cada una de las comunidades autónomas recibiría por este incremento en los porcentajes de cesión aparece reflejada en el cuadro 12.12. Las comunidades autónomas más beneficiadas por este incremento serían Cataluña, Andalucía y Madrid, mientras que las comunidades autónomas que experimentarían una financiación adicional más reducida serían Canarias, por su régimen especial de financiación, y La Rioja.

En el caso del porcentaje que esta financiación adicional supone respecto a la cuantía del Fondo de Suficiencia, hay que destacar que, para Cataluña, este incremento en la financiación supondría un 86,16% del Fondo de Suficiencia. Esto supone un porcentaje similar al obtenido con la variación que se produciría si se incrementase el porcentaje de cesión del IRPF.

Sin embargo, la financiación adicional que obtendrían el resto de comunidades autónomas como consecuencia del incremento en el porcentaje de cesión del IVA y de los impuestos especiales supondría, para todas las comunidades autónomas salvo Cataluña, un porcentaje mayor del Fondo de Suficiencia que el obtenido como consecuencia del aumento en la cesión del IRPF. Esto

CUADRO 12.9: **Supuesto de cesión del 50% del IVA. Año 2002**

(miles de euros)

Comunidad autónoma	**Índices Consumo**	**50% Cesión**
Cataluña	19,301155	3.562.344,60
Galicia	6,569662	1.212.538,83
Andalucía	17,192781	3.173.209,61
Asturias	3,038748	560.850,76
Cantabria	1,519434	280.436,46
La Rioja	0,726179	134.028,24
Murcia	2,769545	511.164,94
Com. Valenciana	11,162213	2.060.169,42
Aragón	3,352219	618.706,98
Castilla-La Mancha	3,673615	678.025,88
Canarias	0,000000	0,00
Extremadura	2,171284	400.746,06
Illes Balears	5,122690	945.476,43
Madrid	17,242928	3.182.465,06
Castilla y León	6,157547	1.136.476,25
Total	100,00	18.456.639,52
100% Recaudación líquida		36.913.279,03
35% Recaudación cedida a las comunidades autónomas		12.919.647,66
50% Recaudación cedida a las comunidades autónomas		18.456.639,52

Fuente: Elaboración propia.

implica que el incremento de los porcentajes de cesión en el IVA y en los impuestos especiales beneficiaría, en mayor medida, a todas las comunidades autónomas, puesto que se reduciría el Fondo de Suficiencia, incrementándose la financiación mediante recursos de naturaleza tributaria (cuadro 12.13).

Apéndice 3. Cambios en la financiación total

En los cuadros siguientes aparece la financiación total que recibiría cada una de las comunidades autónomas en cada uno de los supuestos establecidos. Se mantiene la misma recaudación por tributos cedidos, por el impuesto sobre ventas minoristas de

CUADRO 12.10: **Porcentaje que la financiación adicional por cesión del 50% del IVA supone respecto al Fondo de Suficiencia**

Comunidad autónoma	Porcentaje
Cataluña	55,82
Galicia	14,11
Andalucía	15,14
Asturias	21,87
Cantabria	17,20
La Rioja	17,37
Murcia	19,81
Com. Valenciana	33,45
Aragón	24,54
Castilla-La Mancha	12,23
Canarias	0,00
Extremadura	8,78
Castilla y León	15,84

Fuente: Elaboración propia.

CUADRO 12.11: **Impuestos especiales. Supuestos de cesión del 50% en IVA y 60% en impuestos especiales. Año 2002** (miles de euros)

Comunidad autónoma	IVA	Alcohol	Prod. Interm.	Cerveza	Tabaco	Hidrocarb.
Cataluña	3.562.344,60	95.378,67	1.940,36	21.824,22	555.143,27	1.068.142,39
Galicia	1.212.538,83	25.531,52	658,57	5.851,60	158.432,91	402.169,16
Andalucía	3.173.209,61	80.305,79	1.642,75	23.641,51	569.307,22	962.718,43
Asturias	560.850,76	14.050,70	327,50	3.006,68	73.491,46	129.032,72
Cantabria	280.436,46	9.001,95	199,74	1.925,73	41.872,04	85.237,38
La Rioja	134.028,24	3.552,13	75,80	763,57	19.835,46	47.921,44
Murcia	511.164,94	12.119,93	224,69	3.487,81	101.419,51	216.370,01
Com. Valenciana	2.060.169,42	53.724,20	1.046,02	13.840,43	405.776,28	650.467,77
Aragón	618.706,98	17.319,42	354,53	3.807,21	92.428,76	231.142,01
Castilla-La Mancha	678.025,88	17.148,18	368,58	4.858,72	126.587,53	390.125,50
Canarias	0,00	23.349,21	421,73	7.530,91	0,00	0,00
Extremadura	400.746,06	9.712,47	191,92	2.538,34	75.200,55	144.980,85
IllesBalears	945.476,43	17.921,20	359,53	4.472,66	145.260,33	157.932,08

CUADRO 12.11 *(cont.)*: **Impuestos Especiales. Supuestos de cesión del 50% en IVA y 60% en Impuestos Especiales. Año 2002** (miles de euros)

Comunidad autónoma	IVA	Alcohol	Prod. Interm.	Cerveza	Tabaco	Hidrocarb.
Madrid	3.182.465,06	75.751,33	1.621,14	20.086,82	419.227,53	727.340,88
Castilla y León	1.136.476,25	30.905,44	680,96	7.211,08	167.393,82	489.472,52
Total	18.456.639,52	485.772,13	10.113,83	124.847,30	2.951.376,66	5.703.053,13

Fuente: Elaboración propia.

hidrocarburos, por el Impuesto de determinados medios de transporte y la cuantía del Fondo de Suficiencia.

Como puede comprobarse en los cuadros 12.14 y 12.15 salvo Cataluña, el resto de comunidades autónomas obtendrían una

CUADRO 12.12: **Financiación adicional que recibirían las comunidades autónomas como consecuencia de cambios en los porcentajes de cesión del IVA y de los Impuestos Especiales**

Comunidad autónoma	IVA	Alcohol	Prod. Interm.	Cerveza	Tabaco	Hidrocarb.
Cataluña	1.068.703,38	31.792,89	646,78	7.274,74	185.047,76	356.047,47
Galicia	363.761,65	8.510,50	219,52	1.950,53	52.810,97	134.056,39
Andalucía	951.962,88	26.768,59	547,58	7.880,50	189.769,08	320.906,15
Asturias	168.255,23	4.683,57	109,17	1.002,22	24.497,15	43.010,91
Cantabria	84.130,94	3.000,65	66,58	641,91	13.957,35	28.412,46
La Rioja	40.208,47	1.184,04	25,27	254,52	6.611,82	15.973,81
Murcia	153.349,48	4.039,98	74,89	1.162,60	33.806,50	72.123,33
Com. Valenciana	618.050,83	17.908,07	348,67	4.613,48	135.258,76	216.822,59
Aragón	185.612,10	5.773,14	118,18	1.269,07	30.809,58	77.047,34
Castilla-La Mancha	203.407,77	5.716,06	122,86	1.619,57	42.195,85	130.041,83
Canarias	0,00	7.783,07	140,57	2.510,31	0,00	0,00
Extremadura	120.223,82	3.237,49	63,98	846,11	25.066,85	48.326,95
Illes Balears	283.642,93	5.973,73	119,84	1.490,89	48.420,11	52.644,02
Madrid	954.739,52	25.250,45	540,38	6.695,61	139.742,51	242.446,96
Castilla y León	340.942,87	10.301,81	226,99	2.403,70	55.797,94	163.157,51
Total	5.536.991,9	161.924,0	3.371,3	41.615,8	983.792,2	1.901.017,7

Fuente: Elaboración propia.

financiación superior en el caso de que se incrementase el porcentaje de cesión del IVA y de los impuestos especiales, frente al resto de supuestos.

Por lo tanto, el conjunto de comunidades autónomas se vería mayormente beneficiado si se produjese un incremento en los porcentajes de cesión del IVA y de los impuestos especiales. A Cataluña, sin embargo, le bastaría con incrementar el porcentaje de cesión del IRPF hasta el 50% para obtener prácticamente la misma financiación adicional que si se incrementan los porcentajes de cesión del IVA y de Especiales.

CUADRO 12.13: **Porcentajes que la financiación adicional por IRPF y por IVA e impuestos especiales representan respecto al Fondo de Suficiencia**

Comunidad autónoma	IVA-Impuestos especiales	IRPF
Cataluña	86,15855	89,858318
Galicia	21,77867	15,041231
Andalucía	23,81575	14,334956
Asturias	31,40207	26,135911
Cantabria	26,62214	20,685918
La Rioja	27,75926	23,563169
Murcia	34,18158	19,961839
Com. Valenciana	53,74658	39,4394
Aragón	39,74484	33,58392
Castilla-La Mancha	23,02748	12,430289
Canarias	0,457897	11,802732
Extremadura	14,44174	7,5392826
Castilla y León	26,61747	18,044046

Fuente: Elaboración propia.

CUADRO 12.14: **Financiación total. Cesión del 50% del IRPF**

Comunidad autónoma	Cedidos	IRPF	IVA	Impuestos especiales	Determinados medios de transporte	Ventas minoristas de hidrocarburos	Fondo de suficiencia	Financiación total
Cataluña	1.807.632,57	5.059.839,17	2.493.641,22	1.308.750,33	226.588,49	140.075,74	1.914.508,70	12.951.036,22
Galicia	433.699,26	1.140.185,59	848.777,18	450.458,01	59.301,92	50.166,74	2.577.336,32	5.559.925,02
Andalucía	1.160.920,96	2.651.655,09	2.221.246,73	1.190.575,71	181.387,64	124.894,13	6.289.260,39	13.819.940,66
Asturias	218.159,58	591.319,64	392.595,53	180.140,31	23.573,90	18.637,02	769.243,04	2.193.669,02
Cantabria	101.033,45	297.575,27	196.305,52	105.944,38	13.879,17	11.812,63	489.103,72	1.215.654,15
La Rioja	58.255,44	160.425,62	93.819,77	53.012,72	7.003,38	6.025,35	231.482,92	610.025,20
Murcia	157.534,99	454.410,59	357.815,46	243.525,39	35.612,27	28.666,30	773.974,77	2.051.539,77
C. Valenciana	1.017.990,11	2.143.141,59	1.442.118,59	828.229,20	140.867,62	87.188,98	1.847.563,96	7.507.100,05
Aragón	304.239,72	747.142,09	433.094,88	258.197,01	30.154,70	30.891,30	756.398,63	2.560.118,34
Castilla-La Mancha	233.286,38	608.236,68	474.618,11	392.662,93	37.237,52	51.581,91	1.663.681,89	3.461.305,43
Canarias	350.290,07	791.013,98	0,00	44.437,16	0,00	0,00	2.278.665,19	3.464.406,40
Extremadura	120.512,19	303.655,67	280.522,24	165.998,40	17.056,29	18.658,40	1.369.399,87	2.275.803,06
Illes Balears	186.815,43	549.890,61	661.833,50	232.862,14	32.416,55	18.306,61	-172.773,34	1.509.351,50
Madrid	1.863.343,19	5.400.254,83	2.227.725,54	915.181,59	330.654,62	98.671,41	-323.999,11	10.511.832,08
Castilla y León	457.259,50	1.142.127,47	795.533,38	504.207,31	53.184,06	67.400,98	2.152.085,79	5.171.798,49
Total	8.470.972,88	22.040.873,89	12.919.647,65	6.874.182,59	1.188.918,13	752.977,50	22.615.932,74	74.863.505,38

Fuente: Elaboración propia.

CUADRO 12.15: **Financiación total. Cesión del 50% del IVA**

Comunidad autónoma	Cedidos	IRPF	IVA	Impuestos especiales	Determinados medios de transporte	Ventas minoristas de hidrocarburos	Fondo de suficiencia	Financiación total
Cataluña	1.807.632,57	3.339.493,85	3.562.344,60	1.308.750,33	226.588,49	140.075,74	1.914.508,70	12.299.394,28
Galicia	433.699,26	752.522,49	1.212.538,83	450.458,01	59.301,92	50.166,74	2.577.336,32	5.536.023,57
Andalucía	1.160.920,96	1.750.092,36	3.173.209,61	1.190.575,71	181.387,64	124.894,13	6.289.260,39	13.870.340,81
Asturias	218.159,58	390.270,96	560.850,76	180.140,31	23.573,90	18.637,02	769.243,04	2.160.875,57
Cantabria	101.033,45	196.399,68	280.436,46	105.944,38	13.879,17	11.812,63	489.103,72	1.198.609,49
La Rioja	58.255,44	105.880,91	134.028,24	53.012,72	7.003,38	6.025,35	231.482,92	595.688,96
Murcia	157.534,99	299.910,99	511.164,94	243.525,39	35.612,27	28.666,30	773.974,77	2.050.389,65
C. Valenciana	1.017.990,11	1.414.473,45	2.060.169,42	828.229,20	140.867,62	87.188,98	1.847.563,96	7.396.482,74
Aragón	304.239,72	493.113,78	618.706,98	258.197,01	30.154,70	30.891,30	756.398,63	2.491.702,12
Castilla-La Mancha	233.286,38	401.436,21	678.025,88	392.662,93	37.237,52	51.581,91	1.663.681,89	3.457.912,72
Canarias	350.290,07	522.069,23	0,00	44.437,16	0,00	0,00	2.278.665,19	3.195.461,65
Extremadura	120.512,19	200.412,74	400.746,06	165.998,40	17.056,29	18.658,40	1.369.399,87	2.292.783,95
Illes Balears	186.815,43	362.927,80	945.476,43	232.862,14	32.416,55	18.306,61	–172.773,34	1.606.031,62
Madrid	1.863.343,19	3.564.168,19	3.182.465,06	915.181,59	330.654,62	98.671,41	–323.999,11	9.630.484,96
Castilla y León	457.259,50	753.804,13	1.136.476,25	504.207,31	53.184,06	67.400,98	2.152.085,79	5.124.418,03
Total	8.470.972,88	14.546.976,77	18.456.639,52	6.874.182,59	1.188.918,13	752.977,50	22.615.932,74	72.906.600,12

Fuente: Elaboración propia.

CUADRO 12.16: **Financiación total. Cesión del 50% del IVA, 60% de Impuestos especiales**

Comunidad autónoma	Cedidos	IRPF	IVA	Impuestos especiales	Determinados medios de transporte	Ventas minoristas de hidrocarburos	Fondo de suficiencia	Financiación total
Cataluña	1.807.632,57	3.339.493,85	3.562.344,60	1.889.559,96	226.588,49	140.075,74	1.914.508,70	12.880.203,91
Galicia	433.699,26	752.522,49	1.212.538,83	648.005,92	59.301,92	50.166,74	2.577.336,32	5.733.571,48
Andalucía	1.160.920,96	1.750.092,36	3.173.209,61	1.736.447,61	181.387,64	124.894,13	6.289.260,39	14.416.212,71
Asturias	218.159,58	390.270,96	560.850,76	253.443,33	23.573,90	18.637,02	769.243,04	2.234.178,60
Cantabria	101.033,45	196.399,68	280.436,46	152.023,32	13.879,17	11.812,63	489.103,72	1.244.688,43
La Rioja	58.255,44	105.880,91	134.028,24	77.062,20	7.003,38	6.025,35	231.482,92	619.738,44
Murcia	157.534,99	299.910,99	511.164,94	354.732,71	35.612,27	28.666,30	773.974,77	2.161.596,97
C. Valenciana	1.017.990,11	1.414.473,45	2.060.169,42	1.203.180,76	140.867,62	87.188,98	1.847.563,96	7.771.434,30
Aragón	304.239,72	493.113,78	618.706,98	373.214,32	30.154,70	30.891,30	756.398,63	2.606.719,43
Castilla-La Mancha	233.286,38	401.436,21	678.025,88	572.359,10	37.237,52	51.581,91	1.663.681,89	3.637.608,90
Canarias	350.290,07	522.069,23	0,00	54.871,11	0,00	0,00	2.278.665,19	3.205.895,60
Extremadura	120.512,19	200.412,74	400.746,06	243.539,77	17.056,29	18.658,40	1.369.399,87	2.370.325,33
Illes Balears	186.815,43	362.927,80	945.476,43	341.510,73	32.416,55	18.306,61	-172.773,34	1.714.680,21
Madrid	1.863.343,19	3.564.168,19	3.182.465,06	1.329.857,50	330.654,62	98.671,41	-323.999,11	10.045.160,86
Castilla y León	457.259,50	753.804,13	1.136.476,25	736.095,25	53.184,06	67.400,98	2.152.085,79	5.356.305,97
Total	8.470.972,88	14.546.976,77	18.456.639,52	9.965.903,60	1.188.918,13	752.977,50	22.615.932,74	75.998.321,13

Fuente: Elaboración propia.

CUADRO 12.17: **Financiación total en los distintos supuestos**

Comunidad autónoma	Situación real	50% IRPF	50% IVA	50% IVA-60% Imp. especiales
Cataluña	11.230.690,90	12.951.036,22	12.299.394,28	12.880.203,91
Galicia	5.172.261,92	5.559.925,02	5.536.023,57	5.733.571,48
Andalucía	12.918.377,92	13.819.940,66	13.870.340,81	14.416.212,71
Asturias	1.992.620,34	2.193.669,02	2.160.875,57	2.234.178,60
Cantabria	1.114.478,55	1.215.654,15	1.198.609,49	1.244.688,43
La Rioja	555.480,49	610.025,20	595.688,96	619.738,44
Murcia	1.897.040,17	2.051.539,77	2.050.389,65	2.161.596,97
C. Valenciana	6.778.431,91	7.507.100,05	7.396.482,74	7.771.434,30
Aragón	2.306.090,02	2.560.118,34	2.491.702,12	2.606.719,43
Castilla-La Mancha	3.254.504,95	3.461.305,43	3.457.912,72	3.637.608,90
Canarias	3.195.461,65	3.464.406,40	3.195.461,65	3.205.895,60
Extremadura	2.172.560,13	2.275.803,06	2.292.783,95	2.370.325,33
Illes Balears	1.322.388,69	1.509.351,50	1.606.031,62	1.714.680,21
Madrid	8.675.745,43	10.511.832,08	9.630.484,96	10.045.160,86
Castilla y León	4.783.475,15	5.171.798,49	5.124.418,03	5.356.305,97

Fuente: Elaboración propia.

CUADRO 12.18: **Porcentaje de incremento en la financiación total de cada uno de los supuestos respecto a la financiación real del año 2002**

Comunidad autónoma	IRPF	IVA	IVA-Impuestos especiales
Cataluña	15,32	9,52	14,69
Galicia	7,50	7,03	10,85
Andalucía	6,98	7,37	11,59
Asturias	10,09	8,44	12,12
Cantabria	9,08	7,55	11,68
La Rioja	9,82	7,24	11,57
Murcia	8,14	8,08	13,95
C. Valenciana	10,75	9,12	14,65
Aragón	11,02	8,05	13,04
Castilla-La Mancha	6,35	6,25	11,77
Canarias	8,42	0,00	0,33
Extremadura	4,75	5,53	9,10
Illes Balears	14,14	21,45	29,67
Madrid	21,16	11,00	15,78
Castilla y León	8,12	7,13	11,98

Fuente: Elaboración propia.

Bibiografía

FMI. «Spain: selected issues». IMF Country Report No. 5/57, Washington D.C., 2005.

GIMENO, J. A. y P. A. TAMAYO. «La suficiencia financiera del sistema público de salud». *Foro por la mejora del SNS. Por un nuevo contrato social en el sistema Nacional de Salud.* Madrid, 2004.

IGAE. «Informe del Grupo de Trabajo sobre Gasto Sanitario», 2005.

MINISTERIO DE ECONOMÍA Y HACIENDA. «Documento de la financiación autonómica en 2002». Madrid, 2004.

—. «Documento de la financiación de la sanidad 2005». Madrid, 2005.

MOLINA, C. «Análisis del proceso de descentralización de la asistencia sanitaria a las comunidades autónomas de régimen común: implicaciones del nuevo modelo de financiación autonómica». *Investigaciones* 6/04. Madrid: Instituto de Estudios Fiscales, 2004.

MOLINA, C. y J. SÁNCHEZ. *Las propuestas actuales de reforma en la asistencia sanitaria.* Sevilla: Fundación Estudios Andaluces, 2005.

RUIZ-HUERTA, J. y O. GRANADOS. «La sanidad en el nuevo modelo de financiación autonómica». Documento de trabajo 31/2003. Madrid: Fundación alternativas, 2003.

SÁNCHEZ, J. (dir.). «Los efectos financieros y económicos del IVA sobre la Hacienda y la economía andaluza». Mimeo. Junta de Andalucía, 1986.

SÁNCHEZ, J. y J. S. GÓMEZ. «La reforma de la financiación autonómica: la imposición sobre consumo y la financiación autonómica». *Papeles de Economía Española,* núm. 69 (1996), 1985.

URBANOS, R. M. «La financiación de la sanidad en España para las comunidades autónomas de régimen común: resultados del actual modelo y consideraciones para su reforma». Documento para el Grupo de Trabajo del Proyecto FBVVA. Madrid, 2005.

URBANOS, R. M. y A. UTRILLA. «El nuevo sistema de financiación sanitaria y sus implicaciones económicas en las comunidades autónomas». *Revista de Administración Sanitaria,* V (20), 2001.

13. El Fondo de Igualdad del Sistema Nacional de Salud (FISNS)

José Jesús Martín Martín
José Sánchez Campillo
Universidad de Granada

13.1. Introducción

La aprobación por parte del Consejo de Política Fiscal y Financiera (CPFF), en su reunión del 13 de septiembre de 2005, de un conjunto de medidas para afrontar el déficit generado en la financiación de la sanidad pública como conclusión de las medidas analizadas en la II Conferencia de Presidentes, es el último episodio de una historia recurrente de saneamientos financieros. Durante las últimas décadas, el gasto sanitario público ha crecido sistemáticamente por encima de la financiación establecida en los distintos modelos de financiación autonómica, obligando periódicamente al Estado a intervenir y aportar más recursos al sistema. Quizás lo más sorprendente en esta ocasión ha sido la rapidez y la envergadura en que el crecimiento del gasto ha superado el funcionamiento del modelo aprobado por unanimidad en el año 2001 y reflejado legislativamente por primera vez en una ley.

El acuerdo supone una importante inyección financiera para las comunidades autónomas y algunos cambios normativos y fiscales. Además, recoge algunas de las principales recomendaciones del informe del Grupo de Trabajo de Análisis del Gasto Sanitario Público (2005) orientadas hacia la racionalización y control del gasto sanitario.

Esta preocupación por las insuficiencias financieras ha desplazado de la agenda política los problemas de cohesión del SNS y desigualdad sanitaria, pasando a un segundo plano el principio de igualdad de acceso a un conjunto predeterminado de servicios en el conjunto del SNS para todos los ciudadanos, con independencia de la comunidad autónoma de residencia.

Sin embargo, estos problemas existen y pueden aumentar si se mantiene el actual marco normativo y legislativo. El acuerdo del CPFF del 13 de septiembre de 2005, aunque puede aliviar a corto plazo el déficit sanitario, ni supone una solución estable al problema de la suficiencia financiera, ni diseña instrumentos para afrontar los problemas de cohesión y desigualdad sanitaria. De hecho, tanto el Gobierno Central como los de las comunidades autónomas consideran el acuerdo de carácter transitorio (para los próximos dos años), válido mientras se reforma el actual sistema.

El objetivo de este texto es proponer en el marco del modelo de financiación autonómica un instrumento específico para garantizar la cohesión interterritorial y la corrección de las desigualdades del SNS financiado preferentemente mediante recursos fiscales de carácter finalista. Estrategias de este tipo han sido estudiadas y propuestas en otros países de fuerte tradición federal como es Canadá (Standing Senate Committee on Social Affairs, Science and Technology 2002). Este fondo, que denominaremos Fondo de Igualdad del Sistema Nacional de Salud (FISNS), permitiría disponer de un instrumento efectivo para desarrollar políticas de salud de ámbito estatal orientado a la coordinación y reducción de desigualdades de salud en el Sistema Nacional de Salud.

El FISNS no debe considerarse como sustituto o paliativo de los actuales problemas de suficiencia estática y dinámica que está planteando el actual sistema. Estos problemas deben ser abordados en el contexto del actual modelo. Este texto no entra específicamente en esta cuestión.

El documento se organiza en tres epígrafes. En el primero, se analizan las insuficiencias de los actuales mecanismos de cohesión y corrección de desigualdades; a continuación, en el segundo, se describe el Fondo de Igualdad propuesto y, en el último epígrafe, se reflejan las conclusiones.

13.2. Financiación autonómica y desigualdad

El marco normativo del Estado relativo al Sistema Nacional de Salud (SNS), en lo que se refiere a la cohesión e igualdad efectiva de prestaciones, viene configurado por la Constitución (artículos 41 y 43), la Ley General de Sanidad, el Real Decreto de Ordenación de Prestaciones Sanitarias del Sistema Nacional de Salud, y la Ley de Cohesión y Calidad del SNS. Un lugar común de todos estos textos jurídicos es considerar como principios rectores del SNS la garantía de igualdad efectiva en los servicios y en el acceso, y la orientación de las políticas de salud a la superación de los desequilibrios sociales y territoriales.

Sin embargo, el sistema de financiación perfilado en la Ley 21/2001 por el que se establece el nuevo modelo de financiación autonómico, debe ser mejorado si se aspira a garantizar razonablemente estos principios. El Acuerdo del Consejo de Política Fiscal y Financiera de 13 de septiembre de 2005 (Ministerio de Hacienda 2005), aunque apunta aspectos positivos en esta dirección, se orienta fundamentalmente a solucionar el problema del déficit de las comunidades autónomas.

El acuerdo supone, en primer lugar, repartir entre las comunidades autónomas con cargo a los Presupuestos Generales del Estado 1.677.000.000 euros. Se establecen transferencias a las comunidades autónomas de 500 millones de euros en el año 2006 y de 600 millones en el año 2007 que se repartirán siguiendo los criterios establecidos en la Ley de Financiación Autonómica de 2001: población protegida, población mayor de 65 años e insularidad, actualizando los datos que población a 2004. Se establece adicionalmente una aportación a Illes Balears y Canarias de 55 millones de euros para compensar las circunstancias del hecho insular.

Por otro lado, el Estado anticipa a las comunidades autónomas para ayudarles a la reducción de la deuda sanitaria acumulada, mediante una mejora del sistema de liquidación, la cantidad de 1.365 millones de euros durante cada uno de los ejercicios 2005 y 2006.

El acuerdo del Consejo de Política Fiscal y Financiera supone también la creación de un conjunto de fondos específicos. Se crea un fondo específico de hasta 500 millones de euros anuales para aquellas comunidades autónomas cuyos ingresos asignados a la sanidad evolucionen por debajo del crecimiento del PIB nominal. Este fondo permite prorrogar el criterio establecido por la Ley de 2001 que expiraba en el año 2005.

Se establece un fondo estimado de 200 millones de euros para compensar la asistencia a residentes extranjeros. Igualmente, se establece un fondo estimado de 100 millones de euros para compensar la atención por accidentes de trabajo y enfermedades profesionales no cubiertos por las mutuas. Se incrementa la dotación presupuestaria del Fondo de Cohesión Sanitaria por un total de 45 millones de euros. Finalmente, se establece un fondo para un Plan de Calidad del Sistema Nacional de Salud, dotado con 50 millones de euros, cuya gestión se realiza por el Ministerio de Sanidad y Consumo.

Por otro lado, se ha aprobado un incremento del impuesto sobre el alcohol y el tabaco, de un céntimo por litro de cerveza, 30 céntimos por el litro de alcohol de alta graduación y una media de 10 céntimos por cada cajetilla de tabaco. El Gobierno ha estimado que esta medida puede suponer un importe anual de 227 millones de euros para las comunidades autónomas (el 40% de lo recaudado) que se reparte como establece la Ley de 21/2001, en función de los índices de consumo para los diferentes productos calculados por el Instituto Nacional de Estadística para el año de que se trate.

Otras medidas fiscales acordadas fueron los aumentos en la capacidad normativa de las comunidades autónomas en relación con los impuestos Indirectos sobre hidrocarburos, matriculación de vehículos y electricidad.[1] El Gobierno Central ha estimado en 1.838 millones de euros los ingresos adicionales potenciales para las comunidades autónomas: 696,9 del aprovechamiento de la capacidad actual sobre carburantes y matriculación, y 1.141,2 de los nuevos recargos sobre las gasolinas y la electricidad.

[1] En el primero de ellos, la anterior posibilidad existente de cobrar 0,024 euros por litro de gasolina que sólo han aplicado, en parte, algunas comunidades autónomas (Madrid, Cataluña, Illes Balears, Galicia y la Comunidad Valenciana) se ha duplicado hasta los 0,048 euros por litro. En el impuesto indirecto sobre electricidad, se ha establecido la posibilidad de un recargo autonómico de hasta dos puntos, lo que supondría pasar de 4,864 al 6,864%.

El acuerdo establecido en la II Conferencia de Presidentes también ha indicado un conjunto de medidas orientadas al control y racionalización del gasto, así como a la cohesión del SNS, entre las que destacan:

— Definir la cartera básica de servicios prestados por el Sistema Nacional de Sanidad (SNS).
— Desarrollar más la atención primaria y la atención domiciliaria.
— Mejorar los sistemas de compras de productos sanitarios y la eficiencia en la prestación farmacéutica.
— Mejorar de forma sustancial los canales y sistemas de información a los pacientes.

El actual modelo de financiación autonómica de la sanidad, con los cambios anteriormente mencionados derivados del acuerdo del CPFF, sigue presentado al menos tres problemas fundamentales: definición arbitraria del criterio de necesidad, insuficiencia de los mecanismos de nivelación de servicios que garanticen un mínimo de igualdad, e importantes deficiencias en los mecanismos diseñados en la normativa actual para una coordinación efectiva de políticas sanitarias en el Sistema Nacional de Salud.

La definición del criterio de necesidad mediante ajustes arbitrarios por envejecimiento (mayores de 65 años en un 24,5%), la aplicación de la garantía de que nadie pierde, y las negociaciones bilaterales que se produjeron en el proceso de transferencias entre el Gobierno Central y determinadas comunidades autónomas para definir cuantitativamente los recursos iniciales al margen de las variables de necesidad establecidas en el modelo, convierte en poco plausible la pretensión de dotar de coherencia y racionalidad al concepto de necesidad sanitaria definida en el modelo.

El último acuerdo del CPFF de 13 de septiembre de 2005 ha mantenido como criterio de reparto entre las comunidades autónomas el establecido en la Ley 21/2001 para los 1.677.000.000 euros que el Estado va a transferir con cargo a los Presupuestos Generales del Estado.

Las deficiencias de los mecanismos de nivelación generales diseñados en el sistema se mantienen[2] después del acuerdo del CPFF, básicamente la obtención del Fondo de Suficiencia a partir de variables de necesidad cuestionables, y el mantenimiento y reforzamiento del conjunto de participaciones territorializadas en determinados ingresos del Estado. En general, como proclama la teoría ortodoxa del federalismo fiscal, las participaciones territorializadas de ingresos benefician relativamente más a los territorios ricos en detrimento de los territorios pobres. Además, se confunden con cierta frecuencia —interesadamente o no— con autonomía fiscal, cuando no son sino un tipo de transferencias o subvenciones generales del Estado a las comunidades autónomas.

Por su parte, los mecanismos específicos de nivelación aplicables al ámbito sanitario se han mostrado claramente insuficientes. Las asignaciones de nivelación tal como están configuradas en la Ley 21/2001 tienen, en la práctica, un carácter meramente retórico, y en cualquier caso, no conllevan obligatoriamente medidas correctoras. La exigencia establecida en la ley de un crecimiento de un 3% de la población por encima de crecimiento medio del resto de las comunidades autónomas vuelve irreal su aplicación, aunque, como se ha puesto de manifiesto en estos últimos años, existan diferencias importantes en el crecimiento demográfico de las distintas comunidades autónomas producidas fundamentalmente por el proceso migratorio.

Las insuficiencias del Fondo de Cohesión Sanitaria, tal y como está configurado, son evidentes. La Ley 21/2001, en su artículo 4, lo establece con el objetivo de financiar a las comunidades autónomas por las actividades que realicen en la atención sanitaria de enfermos desplazados desde otras comunidades y de los ciudadanos desplazados procedentes de la Unión Europea o de otros países con los que España haya suscrito convenios al respecto. El desarrollo específico de este apartado de la ley se ha establecido mediante el Real Decreto 1247/2002 que regula la gestión del Fondo de Cohesión de una forma muy restrictiva, no incluyendo

---

[2] Para un análisis más detallado, véase Cantarero (2002), Ruiz-Huerta y Granado (2003), Utrilla (2004), De la Fuente (2005) y Sevilla (2005).

la asistencia hospitalaria no programada, las consultas externas de atención primaria y especializada, las urgencias y la farmacia, entre otros.

Por otro lado, la Ley 16/2003 de Cohesión y Calidad del Sistema Nacional de Salud ha establecido objetivos adicionales, como son la cohesión sanitaria y la corrección de desigualdades, y el uso tutelado de técnicas de técnicas, tecnologías o procedimientos así como para la atención de un servicio de referencia.

El acuerdo del CPFF del 13 de septiembre del 2005, como se ha mencionado anteriormente, ha incrementado la dotación presupuestaria del Fondo de Cohesión Sanitaria en 45 millones de euros y ha creado un fondo específico para compensar la asistencia a residentes extranjeros en una cantidad estimada de 200 millones.

El incremento de la dotación presupuestaria del Fondo de Cohesión Sanitaria se ha de dedicar al incremento de la compensación económica de los procesos recogidos en el actual Real Decreto, a la actualización de la lista de procesos, a la compensación económica de los procesos por atender en los Servicios y Unidades de Referencia y a mejorar el funcionamiento de los sistemas de facturación de asistencia sanitaria realizada a los desplazados temporales de la Unión Europea.

Por su parte, el fondo específico para compensar la asistencia a residentes extranjeros se compone de dos partes: los importes recibidos de los organismos aseguradores extranjeros en concepto de atención a pensionistas y beneficiarios a su cargo que trasladan su residencia al Estado español, y el aumento de las cuantías correspondientes a extranjeros desplazados a España, en estancia temporal, a través del Fondo de Cohesión Sanitaria, llevadas del incremento de facturación.

Estas medidas mejoran y racionalizan, sobre todo, los aspectos referidos a la facturación a terceros, pero mantienen los problemas básicos del Fondo de Cohesión Sanitaria entendido como un mecanismo suficiente y efectivo de cohesión y corrección de desigualdades en el SNS. La multiplicidad de objetivos no sólo se mantiene sino que aumenta y, además, la dotación presupuestaria anual queda al albur del proceso de negociación presupuestaria, siendo previsible que el volumen de fondos para corregir desigualdades y fortalecer la cohesión del SNS sea magro y escaso.

La arquitectura institucional de coordinación del SNS precisa ser reforzada para hacer efectiva y tangible la coordinación del Sistema Sanitario, tal y como se estipula en la Ley de Calidad y Cohesión del Sistema Nacional de Salud (Rey 2003, 2004). En este sentido, la dotación de un fondo de 50 millones para un Plan de Calidad del SNS puede ser un primer paso positivo en este sentido, potenciando algunos aspectos claves para la cohesión del SNS como es la definición de una cartera básica de servicios del mismo y el desarrollo de un sistema de información integrado. Sin embargo, el esfuerzo es pequeño y coyuntural. El mantenimiento de la cohesión del SNS y el esfuerzo permanente y sostenido por corregir desigualdades y aspirar a sociedades más saludables pueden requerir instrumentos fiscales más específicos, como el Fondo de Igualdad del SNS que se propone a continuación.

13.3. El Fondo de Igualdad del SNS (FISNS)

El Fondo de Igualdad del SNS (FISNS) se define como «un fondo, de carácter estatal, cuyos recursos se utilizarían para financiar políticas de salud orientadas fundamentalmente a la corrección de las desigualdades mediante programas definidos y evaluables». Su fundamento legislativo, además de la Constitución y la Ley General de Sanidad, sería la propia Ley de Cohesión y Calidad, particularmente el artículo 64 y, especialmente, la disposición adicional quinta. Sus rasgos característicos son los siguientes:

- Ámbito estatal.
- Financiación mediante recursos fiscales de carácter finalista o, alternativamente, con un incremento interanual garantizado.
- De carácter plurianual.
- Orientado a financiar políticas de salud en todo el territorio estatal.
- Centrado, fundamentalmente, en la corrección de desigualdades de salud.
- Gestionado de forma autónoma y evaluado sistemáticamente.

El carácter estatal del FISNS supone un carácter centralizado, si bien esto no implica su gestión y control por parte del Ministerio de Sanidad. Al contrario, se propone que este fondo sea dirigido estratégicamente por representantes de todas las comunidades autónomas y el Estado (en el marco, por ejemplo, del Consejo Interterritorial de Salud), y gestionado operativamente por una agencia con cierto nivel de autonomía del poder político. Este carácter estatal es decisivo para superar la actual inexistencia de mecanismos efectivos a nivel de Estado para realizar políticas de salud de ámbito superior a la comunidad autónoma. Asimismo, supone un potente instrumento para afrontar correcciones de las desigualdades, bien de servicios sanitarios, bien de salud, entre distintos territorios.

El FISNS se financiaría, preferentemente, con recursos fiscales de carácter finalista. Este aspecto es importante, dado que permite garantizar un conjunto de recursos para políticas de salud orientadas a la corrección de desigualdades, generadas por la evolución dinámica del Sistema Nacional de Salud. Existen diversas ventajas asociadas al carácter finalista de los recursos fiscales:

— Es posible que los ciudadanos estén más dispuestos a pagar impuestos dedicados expresamente a sanidad, dado que conocen por anticipado la finalidad de esos recursos que se les reclaman. No debe olvidarse que la atención sanitaria es uno de los servicios públicos mejor valorados por los ciudadanos, y que diversas encuestas han señalado sistemáticamente que los ciudadanos estarían dispuestos a pagar más impuestos por mejorar la atención sanitaria.
— La afectación de recursos fiscales al FISNS garantiza estabilidad de recursos a lo largo del tiempo para el desarrollo de políticas de cohesión, que estarían, en este sentido, menos sujetas a los debates presupuestarios anuales, tal y como sucede actualmente con el Fondo de Cohesión Sanitaria.
— El Sistema Nacional de Salud dispondría de un instrumento con los recursos adecuados para desarrollar políticas sanitarias que abarquen todo el territorio nacional y no se limiten a una única comunidad autónoma. La situación actual muestra, en este sentido, una clara anorexia e inca-

pacidad por parte del Estado para desarrollar políticas sanitarias que tengan impacto en la salud de los ciudadanos españoles, con independencia de la comunidad autónoma donde recibirán.

— El carácter finalista de los recursos fiscales para dotar el FISNS mejora la posibilidad de que los ciudadanos exijan resultados concretos de esos recursos adicionales que aportan. Esta mayor *visibilidad* facilita, por tanto, la evaluación sistemática y la publicación de los resultados obtenidos con la utilización de los recursos existentes en el FRPS.

Pueden considerarse diversos mecanismos para dotar financieramente el FISNS. Inicialmente, pueden considerarse tres opciones básicas:

— Un porcentaje de la recaudación total del Impuesto sobre la renta de las personas físicas (IRPF).
— Un recargo sobre impuestos indirectos, bien impuestos especiales de naturaleza pigouviana que gravan el alcohol, el tabaco o los hidrocarburos, bien ceder uno o varios puntos del IVA, asignándolos a la financiación específica de este fondo.
— Garantizar el crecimiento interanual del fondo, vinculándolo a un indicador predefinido como puede ser el ITEn (Ingresos Tributarios del Estado) o el PIB nominal.

La utilización de recargos sobre impuestos indirectos, es considerada, generalmente, como más regresiva que su aplicación sobre impuestos directos del tipo del IRPF. Las personas con alto nivel de ingresos pagan proporcionalmente menos impuestos indirectos como porcentaje de su renta, aunque ellos paguen más en términos absolutos.

Por otro lado, la visibilidad del recargo impositivo es, a priori, mayor si se efectúa de forma adecuada en el IRPF que si se efectúa sobre algunos de los actuales impuestos especiales como los que gravan el alcohol o el tabaco, o se ceden algunos puntos del IVA. Alternativamente, se supone, en general, que los impuestos indirectos son preferibles en términos de crecimiento y eficiencia económica.

Centrándonos en la posibilidad que ofrece el IRPF, pueden considerarse, al menos, dos posibilidades: establecer de forma finalista un porcentaje de la recaudación de la cuota íntegra, tanto del tramo estatal como autonómico, o bien de forma más posibilista, sólo sobre el tramo estatal. Por cuestiones de equidad, parece más razonable considerar la aplicación de dicho porcentaje sobre la cuota íntegra antes que sobre la cuota líquida, si bien presenta mayores costes de gestión. Sin embargo, las dificultades de fuentes de información obligan, al menos por ahora, a un cálculo meramente ilustrativo sobre la cuota líquida.

La fuente utilizada es la última memoria de la Administración Tributaria, que realiza el Servicio de Auditoría Interna de la AEAT.[3] Según ésta, la Recaudación Tributaria Aplicada es una medida de los ingresos cuyo criterio de registro es el del periodo en el que dichos ingresos son contabilizados en el presupuesto. Esto significa que la recaudación aplicada de un periodo contiene la mayor parte de los ingresos pendientes de aplicación a fin del periodo anterior y no recoge los ingresos que quedan pendientes de aplicar al final del propio periodo. Se refiere tanto a los ingresos de presupuesto corriente como a los de cerrados. En la actualidad, en términos anuales, coincide con la recaudación realizada (cuota líquida es el término más próximo). Tanto las deducciones estatales como las autonómicas se aplican antes de obtener la Recaudación Tributaria Aplicada.

Al margen de que no todas las comunidades autónomas tienen el mismo sistema de financiación (País Vasco y Navarra mantienen unos regímenes de Concierto y Convenio Económico, respectivamente), y que las deducciones en la cuota autonómicas no son idénticas en todas las comunidades de régimen fiscal común, a partir de los datos de Recaudación Tributaria Aplicada de las comunidades autónomas se puede estimar la recaudación que se lograría al aplicar un determinado recargo sobre la cuota líquida estatal y/o autonómica de cada contribuyente. Así, la cuota líquida estatal puede estimarse aplicando a la Recaudación Tributaria Aplicada el porcentaje del IRPF no cedido a las comunidades autónomas de régimen común.

---

[3] Véase http://documentacion.minhac.es/doc/Inspgral/Memorias/mat2003ct.pdf.

Si se pretende estimar la recaudación que produciría, en el conjunto del país, el establecimiento de un recargo uniforme sobre la cuota líquida estatal del x por 100, bastaría con aplicarlo a dicha cuantía, anteriormente estimada.

El cuadro 13.1 refleja la estimación de ingresos que se obtendría al aplicar un recargo del 1, 2 y 3%, respectivamente, tanto a nivel estatal como autonómico.

Como se puede observar, el establecimiento de un porcentaje de un 1% sobre la recaudación total supondría unos ingresos

CUADRO 13.1: **Estimación de ingresos según la Recaudación Tributaria Aplicada**
(miles de euros)

Comunidad autónoma	2002	2003	2003-2002	1% recaudación 2003	2% recaudación 2003	3% recaudación 2003	Porcentaje recaudación
Andalucía	3.685.381	4.042.243	356.862	40.422,43	80.844,86	121.267,29	8,94
Aragón	1.208.376	1.207.210	–1.166	1.2072,1	2.4144,2	36.216,3	2,67
Asturias	890.152	807.434	–82.718	8.074,34	16.148,68	24.223,02	1,79
Balears (Illes)	973.165	988.736	15.571	9.887,36	19.774,72	29.662,08	2,19
Canarias	1.228.886	1.288.278	59.392	12.882,78	25.765,56	38.648,34	2,85
Cantabria	1.081.874	951.599	–130.275	9.515,99	19.031,98	28.547,97	2,10
Castilla y León	1.572.769	1.536.925	–35.844	15.369,25	3.0738,5	46.107,75	3,40
Castilla-La Mancha	792.008	833.392	41.384	8.333,92	16.667,84	25.001,76	1,84
Cataluña	9.971.558	9.992.035	20.477	99.920,35	19.9840,7	299.761,05	22,09
C. Valenciana	3.434.519	3.534.278	99.759	35.342,78	70.685,56	106.028,34	7,81
Extremadura	412.616	433.691	21.075	4.336,91	8.673,82	13.010,73	0,96
Galicia	1.863.593	1.787.521	–76.072	17.875,21	35.750,42	53.625,63	3,95
Madrid	13.968.776	15.773.337	1.804.561	157.733,37	315.466,74	473.200,11	34,88
Murcia	688.414	671.216	–17.198	6.712,16	13.424,32	20.136,48	1,48
Navarra	71.616	67.471	–4.145	674,71	1.349,42	2.024,13	0,15
País Vasco	1.021.067	1.041.379	20.312	10.413,79	20.827,58	31.241,37	2,30
Rioja (La)	241.679	226.034	–15.645	2.260,34	4.520,68	6.781,02	0,50
Ceuta	27.579	24.755	–2.824	247,55	495,1	742,65	0,05
Melilla	19.159	19.983	824	199,83	399,66	599,49	0,04
Total	43.153.187	45.227.517	2.074.330	452.275,17	904.550,34	1.356.825,51	100

Fuente: Memoria de la Administración Tributaria 2003. Elaboración propia.

anuales de 452.275.000 euros, un porcentaje del 2% supondría 904.550.000 euros y un 3% supondría 1.356.825.000 euros. Bajo la hipótesis de que la recaudación fuera la misma en un periodo de cuatro años, los recursos que utilizaría el fondo serían aproximadamente 1.809.000.000 euros, 3.618.000.000 euros y 5.427.000.000 euros.

Si optamos por aplicar dichos porcentajes únicamente al tramo estatal, la estimación de ingresos sería, sensiblemente menor, un recargo del 1% supondría aproximadamente 303.000.000 euros, un porcentaje del 2% supondría 606.000.000 euros y un 3% supondría 909.000.000 euros anuales.

Como se ha mencionado, puede resultar más razonable, por consideraciones de equidad, que dicho recargo se aplique a la cuota íntegra estatal, es decir, antes de las deducciones estatales. Esto significa que los anteriores cálculos subestimarían la recaudación, con relación a la magnitud real de las deducciones estatales en el ámbito de cada comunidad.

Otra alternativa sería establecer un recargo sobre cada uno de los tramos de renta establecidos en el IRPF. El cuadro 13.2 muestra un ejemplo hipotético con las actuales tarifas por tramos.

Una tercera opción para financiar el FISNS consiste en crearlo mediante una asignación presupuestaria y garantizar su crecimiento interanual, vinculándolo al crecimiento de algún indicador predefinido. Los dos principales candidatos serían el ITEn y el PIB nominal, que actualmente ejercen funciones similares en el actual modelo de financiación autonómica. Presenta como ventaja principal su carácter más ortodoxo y la menor dificultad técnica y política de su aplicación. Entre sus inconvenientes, cabe

CUADRO 13.2: **Ejemplo sobre tarifas por tramos**

Base liquidable	Porcentaje	Porcentaje de recargo
1-4.000	15	0
4.001-13.800	24	1
13.801-25800	28	2
25.801-45.000	37	3
Más de 45.000	45	3

señalar su mayor opacidad fiscal, y el carácter menos estratégico que con este diseño adquiriría este fondo.

El carácter plurianual del FISNS le permite, por un lado, acumular recursos y, por otro, utilizarlos en planes y políticas con un diseño temporal más dilatado. También favorece una evaluación sistemática de los programas que utilizaran los recursos del FISNS. Debe estudiarse más detenidamente el periodo durante el que se acumulan recursos, así como el momento en que se aprueban los programas de salud vinculados al fondo. Por ejemplo, si hacerlo coincidir en el tiempo con el momento de revisar periódicamente el modelo general de financiación, o bien, desestacionalizarlo respecto de éste.

Un objetivo básico del FISNS es el desarrollo de políticas de salud efectivas en todo el territorio del Estado, es decir, allí donde existan poblaciones o colectivos susceptibles de mejorar como consecuencia del desarrollo de programas de salud que puedan ser evaluados sistemáticamente en función de los objetivos planteados. Un ejemplo ilustrativo es el desarrollo y potenciación de programas de salud pública, de ámbito nacional, promoviendo medidas preventivas y de promoción de la salud que incidan particularmente en aquellos colectivos más vulnerables. Por ejemplo, políticas de salud antitabaco o políticas frente a la obesidad. Asimismo programas relativos a enfermedades crónicas y/o que generen dependencia y que no sean financiadas por el Sistema de Dependencia que se aspira a construir en las próximas décadas.

En un sentido más amplio y ambicioso, el FISNS puede favorecer políticas sanitarias seriamente comprometidas con la corrección de desigualdades en salud. Conviene señalar en este sentido la clara evidencia empírica sobre su existencia en España (Benach y Yasui 2001; Benach et al. 2001, 2003; Urbanos Garrido 2001), así como el amplio programa de investigación que vincula causalmente las desigualdades socioeconómicas con las desigualdades en salud (Wilkinson 1996; Marmot y Wilkinson 1999; Kawachi, Kennedy y Wilkinson 1999; Huisman, Kunst y Mackenbach 2003). La creación del FISNS y su utilización en el desarrollo de políticas de salud, en este sentido, supondría poner como elemento prioritario en la definición de la política sanitaria la corrección de desigualdades en salud.

A corto plazo, los recursos disponibles en el FISNS podrían ayudar a financiar otros aspectos vinculados a este objetivo general. Particularmente, la creación de un sistema de información sólido y transparente, que no sólo permita una evaluación de eficacia, eficiencia y calidad general relativa al uso de recurso, sino que sirva de soporte para planificar, y, posteriormente, evaluar los programas financiados por el FISNS. Existe una necesidad acuciante en el actual sistema sanitario extraordinariamente descentralizado para el desarrollo de un sistema de información sobre costes, recursos, productos intermedios y resultados en salud válido para el conjunto del Estado, siguiendo la estrategia que están desarrollando otros países, como Canadá, Australia, Escocia o Noruega que han desarrollado importantes experiencias en este sentido.

La creación del FISNS favorecería una solución eficiente en este sentido. En el momento actual, determinar, por ejemplo, las causas del crecimiento del gasto sanitario, y la naturaleza de las insuficiencias del actual modelo de financiación constituye una tarea compleja dada la opacidad del sistema, como han reflejado en su reciente informe el Grupo de Trabajo de Análisis del Gasto Sanitario Público (2005).

El FISNS también podría utilizarse para lograr una movilidad efectiva y real de los ciudadanos españoles en cualquier territorio del Estado de forma que, con la presentación de la tarjeta sanitaria, cualquier profesional autorizado pudiera acceder a la historia clínica del paciente con independencia de la comunidad autónoma donde resida. Que esto no sea posible, actualmente, señala los importantes costes que para el ciudadano entraña una autonomía de la gestión sanitaria sin mecanismos efectivos de coordinación.

Eventualmente, de forma coyuntural y para situaciones muy concretas, el FISNS podría utilizarse para cofinanciar procesos de cambios y reconversión del sector sanitario en aquellas comunidades autónomas que quieran realizar un esfuerzo de racionalización y mejora de eficiencia de su Servicio Regional de Salud.

La dirección y definición de prioridades del FISNS debe realizarse de forma conjunta entre las comunidades autónomas y el Estado, si bien su gestión puede ser realizada por una agencia con cierta autonomía del poder político, cuyos responsables no estén sometidos continuamente a presiones políticas.

Todos los programas y proyectos que financien el FISNS deben fijar a priori objetivos que puedan ser medidos y evaluados en cuanto a su grado de cumplimiento a nivel global y en cada comunidad autónoma donde se desarrollen. Esta tarea de evaluación puede ser encomendada a una Agencia de Calidad y Eficiencia de ámbito nacional que permita administrar la información sanitaria como el bien público puro que es. Esta agencia puede ser clave también a la hora de evaluar la evolución del Sistema de Financiación Autonómica para separar de forma rigurosa los crecimientos de gasto originado por factores exógenos al control de cada comunidad autónoma de aquellos otros factores bajo su responsabilidad.

Una última cuestión es el encaje legislativo de esta propuesta. Una opción sería modificar el Fondo de Cohesión Sanitaria y convertirlo en el FISNS propuesto. Un inconveniente de esta alternativa es la diversidad de objetivos que tiene que atender el Fondo de Cohesión y que puede diluir o convertir en marginales los recursos dedicados a los objetivos estratégicos de la corrección de las desigualdad y el reforzamiento de la cohesión interterritorial. La otra posibilidad, más coherente en términos de diseño, es dedicar a cada objetivo un instrumento diferente y específico: el actual Fondo de Cohesión Sanitaria se ocuparía de la compensación de desplazados y el FISNS se crearía como un nuevo instrumento para atender los objetivos mencionados. El inconveniente de esta opción es que implicaría, probablemente, mayores cambios legislativos.

En definitiva, tal y como está diseñado el actual modelo de financiación autonómica, determinadas comunidades autónomas tienen menos posibilidades de obtener recursos fiscales que otras. No parece, en este sentido, que el Fondo de Suficiencia, la participación territorializada de determinados tributos y los mecanismos de nivelación específicos del sector sanitario tal y como están diseñados puedan ser un mecanismo corrector de suficiente envergadura. El desarrollo de mecanismos como el FISNS y su integración en un nuevo modelo de financiación de la sanidad permitirían efectuar políticas efectivas de cohesión e igualdad en el SNS.

13.4. Conclusiones

Cualquier modelo descentralizado de financiación territorial, que otorgue importantes grados de autonomía de decisión a las unidades subcentrales, tiene que establecer un complejo equilibrio entre el binomio autonomía-igualdad. Existen razones para pensar que el actual modelo de financiación autonómico puede alterar progresivamente dicho equilibrio, renunciando de forma efectiva al mantenimiento de unos estándares mínimos de igualdad de acceso a los servicios públicos considerados fundamentales. El caso de la situación del sistema sanitario es, en este sentido, probablemente el más visible y acuciante, tanto por el déficit crónico financiero que arrastra históricamente como por la importancia que los ciudadanos otorgan a la prestación de dicho servicio público.

La propuesta de creación del FISNS intenta compensar este desequilibrio, y actuar como un mecanismo especifico de nivelación y cohesión interterritorial. Su carácter transversal, orientado a financiar programas sanitarios donde se concentre la necesidad epidemiológica, o donde mayores problemas de salud se detecten, supondría establecer un importante mecanismo de articulación del Sistema Nacional de Salud y visualizar, en la agenda política, la importancia de la igualdad entre los ciudadanos del Estado de un bien preferente tan importante como los servicios sanitarios.

Su financiación mediante impuestos finalistas o mediante su vinculación a un índice de crecimiento anual garantiza su crecimiento y lo protege del proceso anual de negociación presupuestaria.

Finalmente, su gestión mediante una Agencia de Calidad y Eficiencia con cierta autonomía del poder político le posibilita tanto la creación y gestión de un sistema de información de ámbito estatal como el desarrollo de políticas basadas en la evidencia.

Naturalmente, este fondo sería únicamente un instrumento parcial cuya bondad o necesidad vendrá condicionada por las reformas o modificaciones adicionales que, en su caso, se establezcan en el actual modelo, referidas tanto a la definición transparente del criterio de necesidad como a la caracterización de las transferencias de nivelación.

Es importante considerar que, con independencia del grado de descentralización territorial al que se aspire, el Estado español se fundamenta en un marco constitucional que aspira a garantizar, mediante el concepto de ciudadanía, un conjunto similar de obligaciones y derechos con independencia de la comunidad autónoma donde se viva. Desde esta perspectiva, no tiene sentido hablar de solidaridad entre territorios, sino de garantizar un mínimo de igualdad a cada ciudadano. El FISNS puede contribuir a este propósito.

Bibliografía

BENACH, J. y Y. YAUSI. «Geographical patterns of excess mortality in Spain explained by two indices of deprivation». *J Epidem Community Health* 53 (1999): 423-431.

BENACH, J., Y. YASUI, C. BORRELL, M. SÁEZ, y M.ª I. PASARÍN. «Material deprivation and leading causes of death: evidence from a nation-wide small area-study». *J Epidemiol Community Health* 55 (2001): 239-245.

BENACH, J., Y. YASUI, C. BORRELL, M.ª I. PASARÍN, J. M. MARTÍNEZ, y A. DAPONTE. «The Public Heath burden of material deprivation: excess mortality in leading causes of death in Spain». *Prev Med* 36 (2003): 300-308.

CANTARERO PRIETO, D. «Estimación del sistema actual de financiación autonómica: el caso de la integración de las competencias sanitarias». En J. Salinas Jiménez, dir. *El nuevo modelo de financiación autonómica (2002).* Madrid: Instituto de Estudios Fiscales, 2002: 111-160.

FUENTE, Á. DE LA. *Los mecanismos de cohesión territorial en España: un análisis y algunas propuestas.* Documento de trabajo 62. Madrid: Fundación Alternativas, 2005.

GRUPO DE TRABAJO DE ANÁLISIS DEL GASTO SANITARIO. *Informe del Grupo de Trabajo de Análisis del Gasto Sanitario. Diario Médico.com* (2005).

HUISMAN, M., A. E. KUNST, y J. P. MACKENBACH. «Socioeconomic inequalities in morbidity among the elderly; a European overview». *Social Science & Medicine* 57 (2003): 861-873.

KAWACHI, I., B. KENNEDY, y R. G. WILKINSON (eds.). *Income inequality and Health.The Society and population Health Reader,* 1. Nueva York: New Press, 1999.

MARMOT, M. G., y R. G. WILKINSON (eds.). *The social Determinants of Health.* Oxford: Oxford University Press, 1999.

MINISTERIO DE HACIENDA. *Clasificación de las medidas aprobadas por la Conferencia de Presidentes.* http://www.elmedicointeractivo.com/docs/documentos/cc.aadocumento.pdf?Medy=fb400f0ab0c6892132499137f53109df, Mimeo, 2005.

REY DEL CASTILLO, J. «Algunos comentarios para el análisis de la Ley de Cohesión y Calidad del Sistema Nacional de Salud». *Revista de Administración Sanitaria del siglo XXI,* vol. 1, núm. 3 (2003): 365-402.

—. *Arquitectura e instrumentos de cohesión en el Sistema Nacional de Salud,* Mimeo, 2004.

RUIZ-HUERTA CARBONELL, J., y O. GRANADO MARTÍNEZ. *La sanidad en el nuevo modelo de financiación autonómica.* Documento de trabajo 31. Madrid: Fundación Alternativas, 2003.

SERVICIO DE AUDITORÍA INTERNA DE LA AEAT. *Memoria de la Administración Tributaria.* Año 2003. http://documentacion.minhac.es/doc/Inspgral/Memorias/mat2003ct.pdf.

SEVILLA, J. V. *Las deficiencias del mercado de nivelación y el déficit sanitario.* Documento de trabajo. Madrid: Instituto de Estudios Fiscales, 2005. http://www.ief.es/Investigacion/Recursos/Seminarios/EconomiaPublica/2005_17Febrero.pdf.

STANDING SENATE COMMITTEE ON SOCIAL AFFAIRS, SCIENCE AND TECHNOLOGY. *The Health of Canadians-The Federal Role. Final Report on the state of the health care system in Canada.* Vol. 6, Recommendations for Reform, 2002. http://www.parl.gc.ca/37/2/parlbus/commbus/senate/com-e/soci-e/rep-e/repoct02vol6-e.htm

URBANOS GARRIDO, R. M. «Explaining Inequality in the Use of Public Health Care Services: Evidence from Spain». *Health Care Management Science* 4, núm. 2 (2001): 143-157.

UTRILLA DE LA HOZ, A. *Los sistemas de garantía en la financiación autonómica.* Worshop Centra. Mimeo. Sevilla, 2004.

WILKINSON, R. G. *Unhealthy Societies: the afflictions of inequality.* Londres: Routledge, 1996.

14. Sistemas de copago en los servicios sanitarios, excluyendo el sector farmacéutico

José Jesús Martín Martín
Universidad de Granada

14.1. Introducción

El presente texto analiza la posibilidad de introducir mecanismos de copago en los servicios sanitarios, centrando su interés, fundamentalmente, en los servicios y prestaciones no farmacéuticas. El primer epígrafe caracteriza los mecanismos de copago y las condiciones exigibles a los mismos desde la doble perspectiva de la eficiencia y la equidad. El segundo epígrafe revisa la evidencia empírica existente sobre los efectos de los copagos. Finalmente, se establecen unas breves conclusiones sobre la posibilidad de aplicación de sistemas de copago en los servicios sanitarios.

14.2. Sistemas de copago en los servicios sanitarios

Se puede definir el *copago* (precios o tiques moderadores) como «la participación directa del paciente en parte del coste de los servicios sanitarios en el momento de utilizarlos». Los mecanismos de copago suponen la introducción del *principio del beneficio* en la financiación pública, quien paga se beneficia del producto, y no quien financia el servicio a través de impuestos. Los objetivos básicos de los sistemas de copago en el sector sanitarios son:

1.º Visualización de parte del coste de oportunidad por el paciente.
2.º Reducción de consumo excesivo derivado de situaciones de riesgo moral.
3.º Moderación del crecimiento del gasto sanitario.

4.º Incremento de recaudación adicional para asegurar el mantenimiento de los servicios sanitarios.

El segundo y el cuarto objetivo son contradictorios entre sí. Si el objetivo fundamental es la reducción de demanda, los sistemas de copago deberían aplicarse a aquellos servicios sanitarios con una alta elasticidad demanda-precio. Sin embargo, si se aspira a aumentar la capacidad de recaudación, los copagos deberían focalizarse en los servicios de menor elasticidad de la demanda.

Los elementos más importantes de un sistema de copago en el coste del servicio sanitario son (López Casasnovas et al. 2003):

— *La contribución financiera del paciente.* Existen dos formas básicas: una cantidad fija por unidad consumida (por ejemplo un euro por visita a consultas externas), o bien un porcentaje del coste del servicio (por ejemplo, el 40% del precio de venta de un fármaco que actualmente pagan los trabajadores activos).
— *Las cantidades deducibles.* Esta modalidad supone que los pacientes pagan el gasto total de los primeros servicios sanitarios consumidos y, a partir de un determinado nivel del asegurador, se hace cargo de la totalidad de los gastos.
— *El importe máximo que puede pagar el paciente.* Se establece con la finalidad de reducir el riesgo financiero transferido a enfermos crónicos o a enfermos agudos de altos costes concentrados en un periodo corto de tiempo.

Otros elementos que deben ser considerados en el diseño de un mecanismo de copago son la definición de un catálogo de prestaciones aseguradas y la posibilidad legal de un reaseguramiento que permita a los individuos comprar un seguro que les cubra de los riesgos financieros que les traslada el sistema de copago (Murillo y Misericordia 1999). La exclusión de prestaciones mediante la definición de un catálogo equivale a un copago del 100% sobre el servicio excluido. Por otro lado, la suscripción de un seguro de cobertura del copago dificulta sobremanera la consecución de alguno de los objetivos básicos mencionados anteriormente, en especial, la disminución del consumo excesivo.

López Casasnovas et al. (2003) han sintetizado los aspectos que deben ser considerados explícitamente para evaluar la eficiencia de los sistemas de copago en los sistemas sanitarios desde una perspectiva coste-beneficio:

— ¿En qué medida la introducción del copago modifica la utilización del propio servicio y la de otros servicios? Es decir, ¿cuál es la elasticidad precio y el efecto sustitución, respectivamente?
— ¿Cuál es el efecto del copago sobre la utilización de servicios? ¿Qué incentivos introduce en el comportamiento de los proveedores?
— ¿En qué medida la respuesta de la utilización a la introducción del copago genera diferencias importantes entre grupos de población según su estatus económico? Es decir, ¿cuáles son los patrones de la elasticidad precio por niveles de renta y de necesidad?
— ¿Cuál es la contribución marginal de los copago a la mejora del estado de salud de la población (efectividad clínica), y cuál es la pérdida de utilidad percibida por los individuos?
— ¿Cuál es el nivel de permanencia de los efectos del copago a medio y largo plazo?
— ¿Cuáles son los costes de transacción que supone el establecimiento y gestión del copago?
— ¿Existe otro instrumento de política sanitaria que permita tener la misma mejora en el bienestar que el copago, con un coste menor?

14.3. Resultados empíricos sobre los efectos de los copagos

Existe una importante literatura relativa a las medidas empíricas de los efectos de los mecanismos de copago (Zweifel y Manning 2000; Rice 1998; López Casasnovas, Ortún y Murillo 1999; Gené et al. 1999; López Casasnovas et al. 2003) que revisan exhaustivamente los distintos estudios científicos. La evidencia empírica se puede clasificar en tres grupos, en función del tipo de diseño del estudio: los experimentos naturales, los estudios observacionales que comparan individuos o datos agregados, y los ensayos aleatorios sobre el efecto de los seguros.

De acuerdo con lo que predice la teoría económica, la mayoría de los estudios señalan que un aumento en el nivel de copago se traduce en una menor utilización por parte de los usuarios. Aunque, la evidencia empírica es clara en este sentido, los resultados muestran un amplio rango de variación en la estimación de la elasticidad precio. El principal estudio con ensayo aleatorio realizado, que permite superar algunas de las limitaciones de los otros dos tipos estudios, es el *Health Insurance Experiment*, realizado por la Rand Corporation en las décadas de los setenta y ochenta del siglo XX. Este estudio, no obstante, no está exento de problemas metodológicos (Rice 1998). Los resultados del estudio señalan (López Casasnovas et al. 2003) que las elasticidades precio son similares para todos los servicios con las siguientes excepciones: a) la demanda de hospitalización infantil; b) los cuidados dentales son mucho más elásticos a corto que a largo plazo; c) la atención psiquiátrica extrahospitalaria es más sensible al precio que el resto de la atención extrahospitalaria, y d) la atención muy urgente muestra menor sensibilidad al copago que otros servicios.

Uno de los problemas más importantes identificados tanto en el estudio de la Rand Corporation (Lohr et al. 1986) como en otros es el hecho de que los copagos reducen la utilización tanto de los servicios sanitarios necesarios (efectivos) como de los innecesarios (poco y muy escasamente efectivos), es decir, el copago no tiene efecto selectivo entre servicios clínicos apropiados e inapropiados (Simon et al. 1996; O'Grady et al. 1985; Soumerai et al. 1987, 1991 y 1994). Este efecto puede ser especialmente grave en el caso de servicios de urgencia o en determinadas prestaciones preventivas (Cherkin, Grothaus y Wagner 1990; Selby, Fireman y Swain 1996; Kiefe et al. 1994; Simon et al. 1996) como, por ejemplo, la reducción de las inmunizaciones infantiles (Lurie et al. 1987).

Esta incapacidad de los sistemas de copago de concentrar la reducción de la utilización en los servicios innecesarios o poco efectivos se ha identificado también en los servicios preventivos recibidos por la población femenina (Woolhandler y Himmelstein 1989); por ejemplo, el copago indujo a una menor utilización de la mamografía por parte de las mujeres que tienen que pagar por el servicio (Kiefe et al. 1994).

El análisis económico sugiere que los copagos deben ser más reducidos para aquellos servicios de demanda más inelástica, sin embargo, desde el punto de vista de la efectividad clínica, los copagos deberían ser menores para los servicios de mayor efectividad. No resulta fácil de forma generalizada hacer coincidir ambos criterios en el sector sanitario, caracterizado por la incertidumbre sobre la efectividad de muchas actividades y procesos, y las asimetrías de información favorables al proveedor médico.

Algunos estudios señalan que la utilización de servicios inducida por profesionales, como la derivación a especialistas, no parece reducirse por el copago (Cherkin, Grothaus y Wagner 1989). Tampoco se altera ni la duración de los episodios ni el número de servicios proporcionados a las personas que entran en el sistema de cuidados médicos (Lohr et al. 1986). Estos resultados son, por otro lado, coherentes con la hipótesis de demanda inducida por el proveedor médico, dadas las fuertes asimetrías de información que caracterizan a las transacciones sanitarias. Cuando el médico es quien decide el tipo de servicios que debe recibir el paciente, el mecanismo de copago resultará poco eficiente. Ellis y McGuire (1993) han señalado cómo, con sistemas de pago mixto a los proveedores, se pueden conseguir resultados similares a los obtenidos por el sistema de copago.

Un problema característico de los sistemas de copago es la posibilidad de que aumente el nivel de inequidad en el acceso a los servicios sanitarios. Si se paga una cuota fija, es evidente que resulta más difícil de pagar al que tiene menos recursos económicos como señalan diversos estudios (Lohr et al. 1986; Kupor et al. 1995). Si establecemos un copago en función del nivel de renta o riqueza del usuario, se han de afrontar diversos problemas. En primer lugar, si suponemos una correlación entre problemas de salud y menor renta, como señalan diversos estudios; aunque ajustemos adecuadamente el copago en función de la renta, éste seguirá recayendo mayoritariamente en la población con menos recursos económicos. Por otro lado, el ajuste del copago función del nivel de renta introduce importantes problemas de gestión y organización que pueden aumentar considerablemente los costos de transacción implicados en el diseño y gestión del sistema. En este sentido, conviene tener en cuenta que el actual impuesto sobre la renta vigente en el Estado español sería un instrumento muy inadecuado para determinar el nivel de copago de los usuarios, dado que se ha ido convirtiendo progresivamente en un impuesto que grava fundamentalmente salarios y no refleja sino de forma muy distorsionada el nivel de riqueza de los ciudadanos.

El problema de la inequidad se puede agravar si se permite el reaseguro del copago por parte de los colectivos con mayores niveles de renta.

Existe escasa evidencia sobre el impacto de los copagos sobre el estado de salud de la población. El estudio de la Rand Corporation, aunque no muestra evidencia de efectos negativos sobre el estado de salud del usuario promedio, sí identifica efectos negativos para los individuos de menor renta (Brook et al. 1983). Los autores estiman el efecto protector de un plan asistencial de libre acceso (sin copago) en 10,5 muertes evitadas en los cinco años siguientes de su participación por cada 1.000 varones de 50 años de *alto riesgo* incluidos en él.

En principio, la preocupación por la igualdad de acceso supone una importante limitación al papel que pueden jugar los sistemas de copago en el Sistema Nacional de Salud. No obstante, las presiones para encontrar mecanismos que limiten el crecimiento del gasto sanitario y la búsqueda de fuentes de ingresos adicionales han propiciado el incremento relativo de esta fórmula en la mayor parte de los países europeos.

Existen diversos trabajos que describen y analizan la evolución del copago tanto en los países de la OCDE como en los países de la Unión Europea (Mossialos y Le Grand 1999; López Casasnovas, Ortún y Murillo 1999; Docteur y Oxley 2003). En este mismo libro, los profesores Urbanos et al. realizan una excelente síntesis al respecto.

14.4. Conclusiones

El establecimiento de copagos en los servicios sanitarios se enfrenta a varios problemas importantes. En primer lugar, los sistemas de copago, aunque reducen la utilización, son poco selectivos y afectan tanto a los servicios necesarios y efectivos como a los no necesarios e inefectivos. Como señala la evidencia empírica revisada, su implantación tanto en atención primaria como en urgencias puede conllevar resultados en salud indeseables. Por otro lado, el establecimiento de sistemas de copago en consultas externas u hospitalización presiona al paciente cuando el que decide normalmente es el médico. No es probable que la reducción de demanda sea importante y, además, el coste penalizaría proporcionalmente más a los grupos de población más desfavorecidos.

El establecimiento de mecanismos de copago no es fácilmente compatible con el principio de igualdad de acceso en aquellas comunidades autónomas con importantes segmentos poblacionales de niveles de renta bajos. Un sistema de copago uniforme dañaría inevitablemente el principio de equidad y penalizaría más que proporcionalmente a los grupos poblacionales más desfavorecidos, donde las necesidades sanitarias son mayores. Un sistema de copago que ajustara por renta o riqueza implicaría una notable complejidad en su gestión y control. Podría generalizarse la práctica del oportunista *(free rider)* dada la inexistencia de fuentes fiables que determinen la riqueza de los ciudadanos.

En cualquier caso, el desarrollo de un sistema de copagos exigiría el desarrollo de un sistema de gestión y control complejo así como el desarrollo de toda una casuística relativa a afrontar los problemas derivados de su implantación. Esto redundaría, probablemente, en una merma de la recaudación y en un periodo de conflicto, tanto con los usuarios como con los profesionales.

Finalmente, conviene resaltar que, aunque el sistema de copagos redujera la utilización de los servicios, por ejemplo, en urgencias o atención primaria, de ello no se deriva automáticamente una mejor atención a la población que accede a los mismos. La calidad de la atención es, fundamentalmente, un problema de incentivos y motivación de los profesionales. Una menor demanda puede permitir una mejor calidad de la atención o, alternativamente, un mayor relajo u holganza en el desempeño del trabajo, dependiendo del conjunto de incentivos a que estén sujetos los trabajadores.

En general, la eficacia de los sistemas de copago es bastante dudosa, a menos que se afecte de forma sustantiva el principio de equidad característico del Sistema Nacional de Salud. Por un lado, los sistemas de copago, en general, no son sensibles a la demanda innecesaria. Por otro lado, como mecanismo de recaudación, puede verse afectado de forma importante por los costes de transacción y de gestión del sistema. Sin embargo, existe, probablemente, mayor posibilidad de introducir sistemas de copago en el sector farmacéutico que mejoren el actual sistema sin afectar negativamente al principio de equidad, tal y como ha señalado recientemente Puig-Junoy (2004).

Bibliografía

BROOK ROBERT, H., J. E. WARE y W. H. ROGERS et al. «Does free care improve adults' health? Results from a randomized controlled trial». *N Engl J Med* 309 (1983): 26-34.

CHERKIN DANIEL, C., L. GROTHAUS, y E. H. WAGNER. «The effect of office visit co-payment on utilization in a health maintenance organization». *Med Care* 27 (1989): 669- 679.

—. «The effect of visit co-payments on preventive care services in an HMO». *Inquiry* 27 (1990): 24-38.

DOCTEUR, E. y H. OXLEY. «Health-care systems: lesson from the reform experience». *OECD Health Working Papers*, 2003.

ELLIS RANDALL, P. y T. G. MCGUIRE. «Supply-side and demand-side cost sharing in health care». *Journal of Economic Perspectives* 7 (1993): 135-151.

GENÉ, J., A. PLANES, I. BERRAONDO, A. GORROÑOGOITIA, J. J. PALACIOS, E. SEVILLA y M. SÁEZ. «Copago y accesibilidad a los servicios sanitarios». *Documentos Semfyc* (Sociedad Española de Medicina de Familia y Comunitaria), Documento 14, 1999.

KIEFE, C. I., S. V. MCKAY, A. HAIEVY, y B. A. BRODY. «Is cost a barrier to screening mammography for low-income women receiving Medicare benefits? A randomized trial». *Arch Intern Med* 154 (1994): 1217-1224.

KUPOR, S. A., Y. C. LIU, J. LEE y A. YOSHIKAWA. «The effect of co-payments and income on the utilization of medical care by subscribers to japans National Health Insurance System». *Int. J Health Ser.* 25 (1995): 295-312.

LOHR, K. N., R. H. BROOK, C. J. KAMBERG et al. «Use of medical care in the rand health insurance experiment: diagnosis and service-specific analyses in a randomized controlled trial». *Med Care* 24 (suppl) (1986): S1-S87.

LÓPEZ CASASNOVAS, G., V. ORTÚN y C. MURILLO. *El sistema sanitario español: informe de una década.* Bilbao: Fundación BBVA, 1999.

LÓPEZ CASASNOVAS, G., J. PUIG-JUNOY, J. J. GANUZA e I. PLANAS. «Los nuevos instrumentos de la gestión pública». *Colección Estudios Económicos* 31. Caja de Ahorros y Pensiones de Barcelona La Caixa, 2003.

LURIE, N., V. V. G. MANNING, C. PETERSON, G. A. GOIDBERG, C. A. PHEIPS, y L. LILLARD. «Preventive care: Do we practice what we preach?» *Am J Public Health* 77 (1987): 801-804.

MOSSIALOS, E., y J. LE GRAND. «Cost containment in the EU: an overview». En E. Mossialos y J. le Grand, eds. *Health care and cost containment in the European Union.* Ashgate: Aldreshot, 1999: 1-154.

MURILLO, C., y C. MISERICORDIA. *Diseño de indicadores de capacidad adquisitiva de los usuarios para mejorar la racionalidad y la equidad en la financiación sanitaria.* Madrid: Ministerio de Sanidad y Consumo y CRES, 1999.

O'GRADY, K. F., W. G. MANNING, J. P. NEWHOUSE, y R. H. BROOK. «The impact of cost sharing on emergency department use». *N Engl J Med* 313 (1985): 484-90.

PUIG-JUNOY, Jaume. «La contribución del usuario en la financiación de los medicamentos: elementos para un debate (informado)». *Gestión clínica y sanitaria* 6 (2004).

RICE, Thomas. *The economics of health reconsidered.* Chicago: Health Administration Press, 1998.

SELBY, J. V., B. H. FIREMAN y B. E. SWAIN. «Effect of a co-payment on use of the emergency department in a health maintenance organization». *N Engl J Med* 334 (1996): 635-641.

SIMON, G. E., L. GROTHAUS, M. L. DURHAM, M. VON KORFF y C. PABINIAK. «Impact of visit co-payments on outpatient mental health utilization by members of a health maintenance organization». *Am J Psychiatry* 153 (1996): 331-338.

SOUMERAI, S. B., J. AYORN, D. ROSS-DEGAN y S. GARTMAKER. «Payment restrictions for prescription drug under Medicaid». *N Engl J Med* 317 (1987): 550-556.

SOUMERAI, S. B., D. ROSS-DEGAN, J. AYORN, T. J. MELAUGHIIN y L CHOODNOVSKIY, «Effects of Medicaid drug-payment limits on admission to hospitals and nursing homes». *N Engl J Med* 325 (1991): 1072-1077.

SOUMERAI, S. B., T. J. MCLAUGHIIN, D. ROSS-DEGAN, C. S. CASTERIS y R. BOLILINI. «Effects of limiting Medicaid drug-reimbursement benefits on the use of psychotropic agents and acute mental health services by patients with schizophrenia». *N Engl J Med* 331 (1994): 650-655.

WOOLHANDLER, S., y D. U. HIMMELSTEIN. «Reverse targeting of preventive care due to lack of health insurance». *JAMA* 259 (1989): 2872-2874.

ZWEIFEL, P., y W. G. MANNING. «Moral hazard and consumer incentives in health care». En *Handbook of Health Economics,* A. J. Culver y J. Newhouse (eds.). North-Holland, 2000.

Índice de cuadros

Índice de gráficos

Índice alfabético

Nota sobre los autores

JUAN MANUEL CABASÉS HITA es doctor en Ciencias Económicas por la Universidad del País Vasco. En la actualidad, es vicerrector de Planificación y Prospectiva de la Universidad Pública de Navarra y catedrático de Economía Aplicada en esa misma universidad, donde desarrolla su actividad docente en las áreas de economía del sector público y economía de la salud. Ha sido investigador visitante en las universidades de Newcastle y York (Reino Unido). Ha presidido la Asociación de Economía de la Salud y la Sociedad Española de Salud Pública y Administración Sanitaria (SESPAS). Ha sido miembro de la Junta Directiva de la European Public Health Association (EUPHA), así como director general del Departamento de Salud del Gobierno de Navarra, y de Información Sanitaria del Departamento de Sanidad del Gobierno Vasco. Ha sido asesor de la Organización Mundial de la Salud (OMS) y del Banco Interamericano de Desarrollo (BID). Tiene múltiples publicaciones en su haber, tanto libros como artículos en revistas científicas de gran prestigio, en áreas como la economía de la salud, evaluación económica de tecnologías sanitarias, financiación sanitaria, economía de la atención a la salud mental y equidad en salud y sanidad.

DAVID CANTARERO PRIETO es doctor en Economía por la Universidad de Cantabria (2003). Profesor de Economía Pública de la misma universidad desde 1997 y colaborador externo del Instituto de Estudios Fiscales (Ministerio de Hacienda) desde 2001, ha sido investigador visitante en el Centre for Health Economics de la Universidad de York y en el Institute for Social and Economic Research de la Universidad de Essex (Reino Unido). Ha recibido diversos premios de investigación por sus estudios en economía pública, economía de la salud y federalismo fiscal, sobre los que ha publicado diversos artículos en libros y revistas especializadas, tanto nacionales como internacionales.

Jesús Salvador Gómez Sala se doctoró en Ciencias Económicas y Empresariales por la Universidad de Málaga, en la que ejerce como profesor titular de Economía Aplicada (Hacienda Pública). En la actualidad es miembro del consejo rector de la Agencia Andaluza de Evaluación y director de la revista *Cuadernos de Ciencias Económicas y Empresariales.* Sus trabajos de investigación para el Instituto de Estudios Fiscales, la Fundación BBVA, el Centro de Estudios Andaluces y diversas Consejerías de la Junta de Andalucía le han hecho merecedor del premio «Trabajo y Seguridad Social 1986» del Ministerio de Trabajo y Seguridad Social, del «Andalucía de Economía y Hacienda Autonómica 1991», en la modalidad de trabajos de investigación, y accésit del mismo en la modalidad de revistas especializadas en 1992. Es autor de varios libros sobre hacienda autonómica y local, economía de la Seguridad Social y gasto público, así como de numerosos artículos publicados en revistas especializadas.

Juan de Dios Jiménez Aguilera es catedrático y director del Departamento de Economía Aplicada de la Universidad de Granada. Ha sido decano de la Facultad de Ciencias Económicas y Empresariales (1993-2001) de la misma universidad. Su campo de investigación se centra en la economía pública (fundamentalmente la Administración tributaria, economía de la salud y economía de la educación), áreas sobre las que ha publicado más de una veintena de libros, tanto propios como en colaboración, así como artículos en revistas especializadas, tales como *Revista de Educación, Hacienda Pública Española, Higher Education* y *Papeles de Economía Española.* En la actualidad, es investigador principal del proyecto «Mecanismos de coordinación y solidaridad en el actual modelo de financiación autonómica del sistema nacional de salud», financiado por el Plan Nacional I+D+I del Ministerio de Educación y Ciencia.

Fernando Lera López es doctor en Ciencias Económicas y Empresariales (1997) por la Universidad de Navarra. Profesor del Departamento de Economía de la Universidad Pública de Navarra desde 1996, también ha impartido docencia en otras universidades y centros, como la Universitat International de Catalunya, la UNED y ESIC. Ha sido investigador visitante en la Sheffield Hallam University-SIRC (Reino Unido) y la Université de Limoges-CDES (Francia). Autor y co-autor de diversos estudios y publicaciones en revistas científicas, ha dirigido y participado en distintos proyectos de investigación nacionales e internacionales, financiados por Fundación

BBVA, Ministerio de Educación y Ciencia y Ministerio de Fomento, entre otros.

José Jesús Martín Martín es doctor en Economía por la Universidad de Málaga. Ha sido técnico del Servicio Andaluz de Salud en el Área de Economía y Estadística y profesor de Economía de la Salud y Gestión Sanitaria en la Escuela Andaluza de Salud Pública, desempeñando durante varios años el cargo de Coordinador de Docencia del Área de Gestión. Ha sido miembro de la junta de dirección y presidente de la Asociación de Economía de la Salud. En la actualidad es profesor titular del Departamento de Economía Aplicada de la Universidad de Granada y vocal de su junta de dirección. Asimismo, es profesor asociado de la Escuela Andaluza de Salud Pública y director del máster en Economía de la Salud y Dirección de Organizaciones Sanitarias. Sus áreas de interés en el campo de la investigación se focalizan en la distribución territorial de recursos sanitarios, con énfasis en la relación entre desigualdades y salud, las reformas institucionales y organizativas y la teoría económica de motivación de incentivos en sanidad.

María del Carmen Molina Garrido es doctora en Economía (2003) por la Universidad de Málaga, donde recibió el premio extraordinario de doctorado de la Facultad de Ciencias Económicas y Empresariales, además del premio de la Cámara de Cuentas de Andalucía a tesis doctoral leída. Es profesora ayudante del Departamento de Economía Aplicada (Hacienda Pública) de la Universidad de Málaga y forma parte del Grupo Andaluz de Hacienda Pública del Programa Andaluz de Investigación. Es autora y co-autora de más de una docena de artículos sobre diferentes aspectos del gasto público, economía de la salud, federalismo fiscal, etc., publicados en revistas especializadas.

Roberto Montero Granados es doctor en Economía y licenciado en Administración y Dirección de Empresas por la Universidad de Granada. Profesor asociado del Departamento de Economía Aplicada de la Universidad de Granada, su campo de investigación se centra en la economía pública (economía del gasto público, hacienda pública, economía de la salud, etc.). En la actualidad colabora en varios proyectos de investigación y grupos de trabajo sobre los mecanismos de financiación de las haciendas subcentrales.

Pedro Pascual Arzoz es doctor en Economía y profesor titular de Economía Aplicada en la Universidad Pública de Navarra. Entre 1999 y 2004 fue decano de la Facultad de Ciencias Económicas y Empresariales. Su actividad docente y su labor investigadora se enmarcan en el campo de la economía pública, centrándose en el análisis económico de la desigualdad regional, la distribución de fondos, el capital público y la hacienda local. Ha publicado diversos artículos en revistas especializadas como *Applied Economics, European Urban and Regional Studies, International Regional Science Review, The Annals of Regional Science, Tijdschrift voor Economische en Sociale Geografie, Urban Studies, Hacienda Pública Española* o *Papeles de Economía Española,* entre otras.

Rosa María Urbanos Garrido, doctora en Economía (1999) por la Universidad Complutense de Madrid, es profesora titular del Departamento de Economía Aplicada VI de dicha universidad y secretaria de la junta directiva de la Asociación de Economía de la Salud. Ha desempeñado el puesto de subdirectora general del Observatorio del Sistema Nacional de Salud del Ministerio de Sanidad y Consumo, y en la actualidad forma parte del gabinete asesor de la ministra de Sanidad y Consumo. Su experiencia docente en cursos de postgrado de economía pública y economía de la salud, así como su participación como ponente o conferenciante invitada en más de 30 cursos y seminarios, avalan su labor investigadora en proyectos financiados por FUNCAS, Ministerio de Educación y Ciencia, IEF, Fundación BBVA o Ministerio de Economía y Ministerio de Sanidad y Consumo, que se han traducido en más de 40 publicaciones de carácter científico.

Alfonso Utrilla de la Hoz es doctor (1990) en Ciencias Económicas y Empresariales por la Universidad Complutense de Madrid y profesor titular de la misma. Ha sido economista en el Banco Hipotecario de España y en Telefónica, así como secretario técnico del Centro sobre Estudios de Economía Pública de la Fundación BBVA. En la actualidad es responsable del Observatorio de Financiación Autonómica y Políticas Públicas del IEF. Ha colaborado en trabajos de investigación y asesoramiento para la FUNCAS, IEF, Fundación BBVA, Secretaría de Estado de Hacienda, Ministerio de Educación y Ciencia, Comisión Europea y Ministerio de Sanidad y Consumo, entre otros, desarrollando su trabajo como investigador en el ámbito del sector público español, la financiación autonómica y la Unión Europea, impartiendo cursos de especialización en estas materias, dirigiendo distintos equipos de investigación y tesis doctorales y publicando más de 15 libros y 90 artículos en revistas nacionales y extranjeras especializadas.

José Sánchez Campillo es doctor en Ciencias Económicas y profesor titular del Departamento de Economía Aplicada de la Universidad de Granada. Actualmente es vicepresidente de la Asociación Española de Economía de la Educación. Sus principales líneas de investigación son la economía de la educación, la financiación de los diversos componentes del gasto social y sus efectos redistributivos. Ha publicado numerosos trabajos sobre estos temas en libros y revistas de carácter académico.

José Sánchez Maldonado es catedrático y director del Departamento de Hacienda Pública de la Universidad de Málaga. Miembro del CES Andalucía por el cupo de expertos designados por el Gobierno andaluz, es director del Grupo Andaluz de Hacienda Pública del Programa Andaluz de Investigación. Asimismo, forma parte del consejo de redacción de las revistas *Hacienda Pública Española-Revista de Economía Publica* y *Revista de Estudios Regionales.* Es autor y coautor de más de un centenar de libros y artículos sobre diferentes aspectos de la imposición, gasto público, federalismo fiscal, economía de la salud, etc., publicados en revistas especializadas como *Spanish Economic Review, Social Indicators Research, Public Finance-Finance Publique, Revista Española de Economía* y *Revista de Economía Pública,* entre otras.